国家卫生健康委员会"十三五"规划教材

全国中医住院医师规范化培训教材

中医临床思维

第 2 版

U0207784

主　编　顾军花

主　审　陈湘君

副主编　于小勇　王彦刚　孙景波　丛慧芳

编　委　（按姓氏笔画排序）

于小勇（陕西省中医医院）

王　雨（首都医科大学附属北京中医医院）

王彦刚（河北省中医院）

丛慧芳（黑龙江中医药大学附属第二医院）

孙景波（广东省中医院）

杨丽珍（黑龙江中医药大学附属第一医院）

沈　琳（上海中医药大学附属龙华医院）

张守琳（长春中医药大学附属医院）

郑景辉（广西中医药大学附属瑞康医院）

顾军花（上海中医药大学附属龙华医院）

秘　书　张璐芸（上海中医药大学附属龙华医院）

人民卫生出版社

图书在版编目（CIP）数据

中医临床思维 / 顾军花主编 . — 2 版 . —北京：
人民卫生出版社，2020
ISBN 978-7-117-29606-9

Ⅰ. ①中… Ⅱ. ①顾… Ⅲ. ①中医临床 – 职业培训 –
教材 Ⅳ. ①R24

中国版本图书馆 CIP 数据核字（2020）第 057224 号

人卫智网	www.ipmph.com	医学教育、学术、考试、健康，购书智慧智能综合服务平台
人卫官网	www.pmph.com	人卫官方资讯发布平台

中医临床思维
第 2 版

主　　编：顾军花
出版发行：人民卫生出版社（中继线 010-59780011）
地　　址：北京市朝阳区潘家园南里 19 号
邮　　编：100021
E - mail：pmph @ pmph.com
购书热线：010-59787592　010-59787584　010-65264830
印　　刷：中农印务有限公司
经　　销：新华书店
开　　本：787×1092　1/16　　印张：18
字　　数：404 千字
版　　次：2015 年 5 月第 1 版　　2020 年 5 月第 2 版
　　　　　2022 年 11 月第 2 版第 3 次印刷（总第 7 次印刷）
标准书号：ISBN 978-7-117-29606-9
定　　价：62.00 元
打击盗版举报电话：010-59787491　E-mail：WQ @ pmph.com
质量问题联系电话：010-59787234　E-mail：zhiliang @ pmph.com

数字增值服务编委会

修 订 说 明

为适应中医住院医师规范化培训快速发展和教材建设的需要,进一步贯彻落实《国务院关于建立全科医生制度的指导意见》《医药卫生中长期人才发展规划(2011—2020年)》和《国家卫生计生委等7部门关于建立住院医师规范化培训制度的指导意见》,按照《国务院关于扶持和促进中医药事业发展的若干意见》要求,规范中医住院医师规范化培训工作,培养合格的中医临床医师队伍,经过对首版教材使用情况的深入调研和充分论证,人民卫生出版社全面启动全国中医住院医师规范化培训第二轮规划教材(国家卫生健康委员会"十三五"规划教材)的修订编写工作。

为做好本套教材的出版工作,人民卫生出版社根据新时代国家对医疗卫生人才培养的要求,成立国家卫生健康委员会第二届全国中医住院医师规范化培训教材评审委员会,以指导和组织教材的修订编写和评审工作,确保教材质量;教材主编、副主编和编委的遴选按照公开、公平、公正的原则,在全国60余家医疗机构近1000位专家和学者申报的基础上,经教材评审委员会审定批准,有500余位专家被聘任为主审、主编、副主编、编委。

本套教材始终贯彻"早临床、多临床、反复临床",处理好"与院校教育、专科医生培训、执业医师资格考试"的对接,实现了"基本理论转变为临床思维、基本知识转变为临床路径、基本技能转变为解决问题的能力"的转变,注重培养医学生解决问题、科研、传承和创新能力,造就医学生"职业素质、道德素质、人文素质",帮助医学生树立"医病、医身、医心"的理念,以适应"医学生"向"临床医生"的顺利转变。

根据该指导思想,本套教材在上版教材的基础上,汲取成果,改进不足,针对目前中医住院医师规范化培训教学工作实际需要,进一步更新知识,创新编写模式,将近几年中医住院医师规范化培训工作的成果充分融入,同时注重中医药特色优势,体现中医思维能力和临床技能的培养,体现医考结合,体现中医药新进展、新方法、新趋势等,并进一步精简教材内容,增加数字资源内容,使教材具有更好的思想性、实用性、新颖性。

本套教材具有以下特色:

1. **定位准确,科学规划** 本套教材共25种。在充分调研全国近200家医疗机构及规范化培训基地的基础上,先后召开多次会议深入调研首版教材的使用情况,并广泛听取了长期从事规培工作人员的意见和建议,围绕中医住院医师规范化培训的目标,分为临床学科(16种)、公共课程(9种)两类。本套教材结合中医临床实际情况,充分考虑各学科内亚专科的培训特点,能够满足不同地区、不同层次的培训要求。

2. **突出技能,注重实用** 本套教材紧扣《中医住院医师规范化培训标准(试行)》要求,将培训标准规定掌握的以及编者认为在临床实践中应该掌握的技能与操作采用"传统"模式编写,重在实用,可操作性强,强调临床技术能力的训练和提高,重点体现中医住院医师规范化培训教育特色。

3. **问题导向,贴近临床** 本套教材的编写模式不同于本科院校教材的传统模式,采用问题导向和案例分析模式,以案例提示各种临床情境,通过问题与思路逐层、逐步分解临床诊疗流程和临证辨治思维,并适时引入、扩展相关的知识点。教材编写注重情境教学方法,根据诊治流程和实际工作中的需要,将相关的医学知识运用到临床,转化为"胜任力",重在培养学员中医临床思维能力和独立的临证思辨能力,为下一阶段专科医师培训打下坚实的基础。

4. **诊疗导图,强化思维** 本套教材设置各病种"诊疗流程图"以归纳总结临床诊疗流程及临证辨治思维,设置"临证要点"以提示学员临床实际工作中的关键点、注意事项等,强化中医临床思维,提高实践能力,体现中医住院医师规范化培训教育特色。

5. **纸数融合,创新形式** 本套教材以纸质教材为载体,设置随文二维码,通过书内二维码融入数字内容,增加视频/微课资源、拓展资料及习题等,使读者阅读纸书时即可学习数字资源,充分发挥富媒体优势和数字化便捷优势,为读者提供优质适用的融合教材。教材编写与教学要求匹配、与岗位需求对接,与中医住院医师规范化培训考核及执业考试接轨,实现了纸数内容融合、服务融合。

6. **规范标准,打造精品** 本套教材以《中医住院医师规范化培训实施办法(试行)》《中医住院医师规范化培训标准(试行)》为编写依据,强调"规范化"和"普适性",力争实现培训过程与内容的统一标准与规范化。其临床流程、思维与诊治均按照各学科临床诊疗指南、临床路径、专家共识及编写专家组一致认可的诊疗规范进行编写。在编写过程中,病种与案例的选择,紧扣标准,体现中医住院医师规范化培训期间分层螺旋、递进上升的培训模式。教材修订出版始终坚持质量控制体系,争取打造一流的、核心的、标准的中医住院医师规范化培训教材。

人民卫生出版社医药卫生规划教材经过长时间的实践和积累,其优良传统在本轮教材修订中得到了很好的传承。在国家卫生健康委员会第二届全国中医住院医师规范化培训教材评审委员会指导下,经过调研会议、论证会议、主编人会议、各专业教材编写会议和审定稿会议,编写人员认真履行编写职责,确保了教材的科学性、先进性和实用性。参编本套教材的各位专家从事中医临床教育工作多年,业务精纯,见解独到。谨此,向有关单位和个人表示衷心的感谢!希望各院校及培训基地在教材使用过程中,及时提出宝贵意见或建议,以便不断修订和完善,为下一轮教材的修订工作奠定坚实的基础。

人民卫生出版社有限公司

2020 年 3 月

国家卫生健康委员会"十三五"规划教材
全国中医住院医师规范化培训
第二轮规划教材书目

序号	教材名称	主编		
1	卫生法规(第2版)	周 嘉	信 彬	
2	全科医学(第2版)	顾 勤	梁永华	
3	医患沟通技巧(第2版)	张 捷	高祥福	
4	中医临床经典概要(第2版)	赵进喜		
5	中医临床思维(第2版)	顾军花		
6	中医内科学·呼吸分册	王玉光	史锁芳	
7	中医内科学·心血管分册	方祝元	吴 伟	
8	中医内科学·消化分册	高月求	黄穗平	
9	中医内科学·肾病与内分泌分册	倪 青	邓跃毅	
10	中医内科学·神经内科分册	高 颖	杨文明	
11	中医内科学·肿瘤分册	李和根	吴万垠	
12	中医内科学·风湿分册	刘 维	茅建春	
13	中医内科学·急诊分册	方邦江	张忠德	
14	中医外科学(第2版)	刘 胜		
15	中医皮肤科学	陈达灿	曲剑华	
16	中医妇科学(第2版)	梁雪芳	徐莲薇	刘雁峰
17	中医儿科学(第2版)	许 华	肖 臻	李新民
18	中医五官科学(第2版)	彭清华	忻耀杰	
19	中医骨伤科学(第2版)	詹红生	冷向阳	谭明生
20	针灸学	赵吉平	符文彬	
21	推拿学	房 敏		
22	传染病防治(第2版)	周 华	徐春军	
23	临床综合诊断技术(第2版)	王肖龙	赵 萍	
24	临床综合基本技能(第2版)	李 雁	潘 涛	
25	临床常用方剂与中成药	翟华强	王燕平	

国家卫生健康委员会
第二届全国中医住院医师规范化培训教材
评审委员会名单

前　言

　　《中医临床思维》第 1 版于 2015 年 5 月出版,经各规范化培训单位使用后,反响较好。本次在国家卫生健康委员会中医住院医师规范化培训教材评审委员会、人民卫生出版社有限公司的统一规划、指导下,组织近 10 家中医院校和医院共同完成第 2 版的重新编写,以期内容上更符合现行规范化培训需求及新的规范化培训大纲。

　　本教材的编写是以《关于建立住院医师规范化培训制度的指导意见》为指导,拟在规范中医、中西医结合住院医师规范化培训工作,培养合格的中医临床医师队伍。本教材在中医临床各学科的基础上,结合中医基础理论和四诊技能,将理论知识应用于临床,力求建立良好的辨证思维方法,解决理论与临床衔接不紧密,临证辨治能力薄弱的弊端,帮助培训医师掌握中医基础理论知识及临床各科常见病证的临床辨证思路,提高临床辨证能力。

　　本教材分上篇、下篇和附篇三部分。上篇结合中医学的特点阐明中医临床思维的主要内容及中医临床诊断技能的综合运用技巧和治疗策略思路。下篇在继承传统中医临床各科理论知识的基础上,重点突出如何建立临床辨证思维,从各系统病证的生理与病理特点出发,阐述常见辨证思维方法,并采用图表结构的形式逐层分析,确立认识病证、辨析病证的思维模式,同时通过 PPT 形式展示案例,示范辨证思维程序的形式,模拟临床辨治过程,使理论方法与实际操作相结合,便于培训医师通过临床实际辨证过程的展示而更好更直观地掌握辨证思维方法。附篇选择了在辨证思维方面有独特建树的古代、近现代代表性医家,简要阐述其辨证思维特点,并通过医家案例展示其辨治思路。

　　本次修订还增加了各章节的数字化内容,主要包括每章节的 PPT 课件、自测题目及复习思考题,方便学生预习、复习,以及自我评价学习掌握度。

　　本教材主要针对刚进入临床进行规范化培训的住院医师而编写,同时对中医院校实习医师、临床专业研究生也有一定的指导作用;适用于培养临床医师建立良好的辨证思维,锻炼临证能力。

　　本教材的编写分工为:绪言由郑景辉编写;第一章由孙景波、顾军花、王彦刚编写;第二章由丛慧芳编写;第三章由沈琳编写;第四章由孙景波、郑景辉、顾军花、王彦刚、于小勇编写;第五章由王雨编写;第六章由丛慧芳编写;第七章由杨丽珍编写;第八章由张守琳编写;第九章由王彦刚编写;附篇由于小勇编写。全书由上海中医药大学附属龙华医院陈湘君教授主审,由学术秘书张璐芸统稿与校对。本书以第 1 版《中医临床思维》为蓝本,是对第 1

版教材的充实、完善与补充,因此也感谢第 1 版全体编委的辛苦付出。

　　虽然本教材编委成员均来自临床一线中医教研室的资深教师及医师,但由于中医思维浩瀚无边,中医知识与学习永无止境,故经我们编写组的共同努力,虽编写时力求体现临床辨证思维与方法,然时间仓促,水平有限,难免有不周全和纰漏之处,有待今后不断加以补充和完善,并由衷希望广大同道和学习者批评指正。

《中医临床思维》编委会

2020 年 3 月

目　录

上篇　总　论

下篇　中医各科临床思维

附篇　经典名家临床思维介绍

绪　言

一、中医临床思维的概念

中医临床思维是研究中医师在诊治疾病时,运用中医理论知识和自身的实践经验来获取疾病信息,探索病因、证候与病机,并确定治则、治法和方药等过程中的思维活动的一门学科。

中医临床思维主要包括诊断思维、辨证思维和治疗思维。

中医诊断时,通过望闻问切四诊获取患者在活动状态下表现于外的征象及患者的自我感觉症状而形成一定的症,这些症具有宏观性、形象性、动态性特点。四诊的过程不是纯粹的医师的感知活动,而是需要医师有感同身受的理解、比较、辨别和判断的活动。中医辨证的过程是对患者病情分析判断的过程,是依据中医四诊获得的症,根据中医传统辨证方法如阴阳气血辨证、八纲辨证、脏腑辨证等追溯病因、归纳病机,再对病机高度概括的表述称之为证。辨证是中医临床思维的核心环节,是中医临床的特色。中医治疗过程中强调病、证、方、药为一个整体。在诊疗疾病过程中无论选取何种辨证方法,最终的落脚点依然是从整体上把握疾病的病因病机,不能单纯强调辨病或辨证,而忽视整体的辨证思维。治疗时针对在辨证过程中确定的病因病机,根据病机的发展趋势,确定治则,因势利导,精心选药组方,随证治之,使机体阴阳之气归于和谐的生理状态。此外,中医治疗还需依据治疗的效果,反思诊治思维是否正确,不断调整治疗的精准度,一旦发生误诊误治则需及时补救,这样才能保证疾病向愈。

二、中医临床思维的发展概况

中医临床思维是伴随着中华民族长期生存、生活以及与疾病作斗争的过程中逐渐萌发并发展成熟的。

原始的巫医时期是中医临床思维萌芽阶段,人们主要从感知食物的味道作用以及食用后的一些副反应等,逐渐掌握了食物的一些功能,并且有意识地针对某些症状进行治疗。再就是根据日常生活的经验如热熨、砭石等可以缓解某些不适的症状,开始作为一种治疗手段。其次是结合当时人们的信仰祈求神灵的保护或者宽恕,"祝由"

就是当时心理治疗的形式。这个阶段特点在于思维活动主要感知与疾病和治病有关的个别现象,具有直观性的特点。

从春秋战国到秦汉时期,是中医理论体系形成完善的阶段,也是中医临床思维模式形成的阶段。以《黄帝内经》和《伤寒杂病论》的成书作为标志,形成了较为完善的中医临床思维体系。这个阶段的特点受当时哲学思想的影响,主要是在象数思维的指导下,有形象比较、倒果求因、类推、分析与综合等思维方法。

晋代至清代是中医临床思维发展的充实、发扬阶段。这一阶段是中医各家学说兴盛时期。随着中医学的发展,中医分科逐渐展开,诸多医家在大量实践的基础上,结合各地的具体情况及不同时代疾病谱的变化,出现了各家学说,比如医经学派、经方学派、河间学派、易水学派、伤寒学派、温热学派和汇通学派。这一时期,中医临床思维的特点更注重逻辑性。

民国时期至今是中医临床思维受到西医学冲击进一步发扬的阶段。这一时期内,由于西医学的传入,使得人们面对着两种不同思维模式的医学体系,这也给中医临床思维体系带来了极大的挑战与机遇。在充分传承发扬的基础上,这个时期形成衷中参西、中西医结合、中西医合作、中西医融合、循证中医学等思维。这个时期的思维特点充分借鉴了西医学还原论的"形而下学"思维,更强调实证和证据。

三、学习中医临床思维的意义

唐代孙思邈在《千金翼方》中指出:"医者意也,善于用意,即为良医。""意"指的就是临床思维。中医之博大精深,经历了数千年的临床实践,其灵魂就是独特的思维方式。尤其是当前,中医受到西医学的冲击,加上中医学生的培养模式不完善及中医学习氛围的缺乏,目前大多数中医医师缺乏系统的中医思维模式,在独立处理疾病时对中医药的认知存在一定问题。为了传承和创新中医,更好地突出中医诊疗疾病的优势,建立有效的中医思维模式及能力具有重要意义。中医临床思维可以揭示中国传统哲学、科学、文化以及中医临床思维的本质、特点和规律。培养中医临床思维有助于正确理解中医理论的内涵,有助于帮助学生遵循中医临床思维的规律而学习,有助于分辨中西医学思维的本质区别,从而激发学习中医的热情,提高学习的效率。

四、学习中医临床思维的方法

读经典,学原著。中医临床思维是两千多年来无数先哲们智慧的结晶,需要大量阅读古籍文献来丰富知识储备,在此基础上,才能建立深刻的中医临床思维。多读、多悟是成为一名合格中医接班人的基础。

多跟师、多临床,是坚持师承学习,把握中医药传承的捷径。名师指导不仅能感受导师注重济世、活人、仁爱等高尚的医德,并且好的导师能根据学生个人素质,因材施教,通过朝夕临诊、言传身教、启蒙解惑,指导学生在学习中不断观察、体验感受,增强悟性,提高理论水平和临床能力。临床实践既是创新发展的源泉,又是检验临床思维的试金石,所有的思维必须回归临床。

转变思维范式。参加住院医师规范化培训的学生经过大学阶段的中医系统学习,初步具备了中医临床思维,但同时又受到西医学思维模式的干扰。中医和西医建立在不同哲学思想、科学理论和研究方法基础上,其思维方式有着本质的区别。中医是宏观调控思维,注重整体;西医是微观思维,注重局部。所以,中医临床思维的培养也截然不同于西医。在规范化培训阶段必须形成独立的中医临床思维范式,避免用现代的医学理论指导中医实践,当然也不能形成排斥西医的思维,应充分汲取西医学的优势和特点,中西医互补,让患者获得最大受益。

(郑景辉)

上　篇

总　论

第一章

中医临床思维的主要内容

引　言

在知晓中医临床思维之前,首先应该了解一般思维特点、中西医思维区别及中医病、证、症的区别。

一、一般思维特点

思维是人们在认识客观世界的实践中,通过概念、判断、推理等形式,认识客观事物本质属性和运动规律的一种心理活动。人的思维活动有三种基本形式——抽象思维、形象思维和灵感思维。抽象思维亦称逻辑思维,是借助思维工具而进行的由此及彼、由表及里的逻辑推断;形象思维是在经验基础上,借助于客观事物的各种形象之间的固有联系而进行的由此及彼、由表及里的直感推断;灵感思维亦称顿悟思维,是形象思维的扩展,是由直感的显意识扩展到灵感的潜意识,借助于人的潜在悟解力对事物状况的顿悟。

形象思维是人类最基本的思维形式。人类思维发展史表明,在人类文明的早期,人们的思维活动主要表现为形象思维。形象思维广泛存在于人们的各种实践活动中,比抽象思维的应用更为普遍。抽象思维是依据一定的系统知识,遵循特有的逻辑程序,运用一系列的抽象概念进行判断、推理,从而达到揭示事物本质和规律。其基本特征就是高度的抽象性和概括性,严密的逻辑性和系统性。这些基本的特征说明抽象思维是人类重要的高级思维类型。

人们在解决具体问题的思维活动中,往往是既要借助抽象化的概念进行分析和判断,又要借助于形象化的客观印象去认识事物的本质和规律。即,人们的思维活动,往往是结合抽象思维、形象思维及灵感思维的灵活应用,这三种基本思维方式在同一思维活动中相互作用。

人们在解决具体问题的思维活动中,不仅要借助抽象思维、形象思维和灵感思维,更要借助已有的知识对眼前对象进行新的认知。因此,在中医临床思维过程中,要打好坚实的中医理论功底,再练就良好的中医临床思维方式,两者完美结合,才能更好地解决临床实际问题。在中医临床思维过程中,中医师面对患者时,首先是围绕患者的主诉进行诊断思维,是一种病证? 还是要用多种病证才能解释? 再结合患者病史、舌脉、病因等因素进行辨证思维,根据辨证情况进行处方用药,或结合其他治疗手段。在这一思维过程中,中医师要充分应用自己的专业知识和临床经验对面前的患者进行病证相关信息的收集、归纳、分析,并作出相应的诊断和辨证,再结合自己的专业知识和临床经验为面前的患者进行相应治疗。在这一思维过程中,中医师不但要使用抽象思维应用各种病证的概念、诊断要点、舌诊、脉诊定义等对患者病证进行归纳、分析、判断,也要应用形象思维对患者的病证进行分析和判断,如出现在人体上部的症状多考虑风邪因素,因风性清扬趋上,而出现在人体下部的症状则多考虑湿邪因素,因湿性重浊趋下。这些充分证明,在中医临床思维活动中,不仅要用抽象思维,而且要用形象思维,两者结合才能更好地解决临床实际问题。

中医临床思维是中医师们在临床诊疗活动中,认识疾病,把握疾病的本质和变化规律,形成防治疾病的指导思想和诊治方案这一系列过程中所表现出的思维活动。它是中医临床诊疗活动的核心,不但决定着中医临床诊疗水平的高低,并且,为中医学理论的不断发展提供实践基础。因此,深入学习和研究中医临床思维规律对广大中医临床工作者有重要意义。

二、中西医思维区别

无论中医还是西医,临床思维过程贯穿于疾病诊治的全过程。临床思维泛指运用医学知识,结合人文社会科学和行为科学及其他自然科学知识,通过对患者问询和诊察,结合必要的实验室检查,得到第一手资料,结合患者的家庭和人文背景及其他可利用的证据和信息,进行分析、综合、类比、判断和鉴别,形成诊断、治疗、康复和预防的个性化方案,并予以执行和修正的思维过程和思维活动。

中医学是形成于中国古代社会,然后经过历代不断发展逐步完善的一门生命学科,在中国古代特定的社会和经济条件下,它以天人合一、阴阳五行等理论为基础,研究人体五脏六腑、气血津液、肢体经络的运行规律和病理变化,运用中药、针灸、推拿等多种治疗手段防治疾病。其显著特征为借鉴中国哲学朴素的唯物论和辩证法思想,大量运用取象比类的归纳推理方法阐释疾病的本质和防治思路。例如,中医诊治头痛一证,临床思维过程中,就会结合阴阳五行学说,因头部处于人体最上部,属于阳位,对比自然界类似的情形,就会得出"巅顶之上,唯风可到""火性炎上""肝阳上亢"等病因上的考虑,而在治疗上,也相应地会采用祛风、清热、平肝等治疗措施。

西医学临床思维的特点是运用组织解剖学、生理学、病理学等医学知识,和自然科学如数理化及人文社会科学等知识,通过对患者问诊、体格检查和实验室检查等,得到第一手资料,结合患者的家庭和人文背景及其他可利用的证据和信息,进行分析、综合、判断和鉴别,形成对患者的诊断、治疗、康复和预防的个性化方案。

西医学临床思维过程是一个严密的逻辑推理过程,对照疾病的诊断标准,寻找患者符合这一诊断标准的证据,再结合患者的具体情况,制订出该患者的个体化诊疗方案。例如:临床对于一个高血压患者,医师会分析高血压形成的原因,根据患者血压升高的程度、血压升高类型、靶器官损害程度等等,分析判断该患者属于原发性高血压还是继发性高血压,属于一级高血压、二级高血压还是三级高血压,属于中低危、高危或极高危的高血压等等,再结合患者年龄、合并症情况制订出具体治疗方案。而中医面对这位高血压患者,在进行上述临床思维的同时,还要结合望闻问切诊察患者的证候,判断该患者属于肝阳上亢证、阴虚阳亢证或心脉瘀阻证等等,从而采取相应的辨证论治措施。

中医和西医是两种不同的理论体系,形成于不同的文化背景。中医形成于中国古代农耕文明这一文化背景,遵循天人合一的理念,借用阴阳五行这一中国古代朴素的唯物论和辩证法思想,形成了自己的阴阳五行学说、脏腑经络学说等理论体系。受限于当时的科学技术水平,中医学无法对人体的精细结构进行深入了解,而是把着眼点放在机体的功能层面,更关注人体的脏腑功能如何协调运作,气血津液如何正常运行和保持平衡。更难能可贵的是,中医学在与疾病长期斗争过程中,根据整体观与象思维理念发展成熟了天然药物的四气五味、升降沉浮等中药学理论,以及针灸、推拿、导引等调节脏腑功能和经脉运行的经络学说和针灸理论。这些独特的中医学理论和治疗方法与西医学原子结构理念下产生的抗原抗体理论和治疗方法存在很大的差异。中医以人为中心的调治理念与西医以病为中心的抵御理念也存在较大差异。

当代中医临床工作者绝大多数是院校毕业生,在系统学习中医专业知识的同时,也较系统地学习了西医学知识。并且,在现代中医临床工作中,也是中西医两套知识体系并用的。这就容易给当代中医临床工作者带来一定的困惑,如面对患者时,既要用中医临床思维方法对患者进行辨证论治,又要用西医学临床思维方法对患者进行明确的诊断和相应的西医学处置。两者之间不可能完全一致。譬如用中医临床思维方法进行西医疾病的诊断,就可能出现或诊断比较宽泛;或用西医临床思维方法对中医病证进行辨证论治,就容易产生将病和证画等号,见到高血压就简单地认为是肝阳上亢证,见到冠心病就是心脉瘀阻证,完全不仔细辨别患者的体质状况、脏腑功能状况、气血盛衰与阴阳平衡状况,这样开出的中药或针灸处方往往千人一面,疗效亦会大打折扣。

解决这一问题的关键还是要培养好中医师自己的临床思维模式。中医辨证论治一定要坚持中医临床思维模式,同时使用西医学临床思维模式对疾病作出准确诊断,采取相应治疗方案。两者可以互相参考,各自按各自的思维方法拟定治疗方案并注意扬长避短,也可以根据患者需求以中医为主、西医为辅或西医为主、中医为辅给予结合运用,千万不能任意选用,胡乱结合。目前,中医临床突出问题是往往用西医临床思维模式干扰中医临床思维模式,这在年轻中医师中表现尤为突出,如果不能很好地培养他们正确的中医临床思维模式,中医辨证论治体系就形同虚设,中医临床疗效也就可想而知,中医学术发展就真正成了空中楼阁。

三、中医病、证、症的区别

病、证、症是中医对疾病认识过程中形成的三个不同的概念。病即疾病,证即证候,症即症状。症状是疾病和证候所呈现出的一组临床表现,是组成疾病和证候的临床要素,要辨识疾病和证候,必须首先从症状入手进行分析判断。病与证是中医疾病结构中的两个重要层次,是中医对疾病本质属性和矛盾运动的概括。其中,病是对疾病发生发展过程中基本矛盾和一般规律的概括,证是对疾病发展过程中当前阶段的主要矛盾和规律的概括。病和证的关系是过程与阶段、共性与个性的辩证统一。一种病可以包括几种不同的证，即同病异证；而不同的病在其发展过程中可出现相同的证，即异病同证。

必须指出的是：①目前中医临床所言的"病"主要为西医学概念之病，而非古代中医所言之六经病、杂病。②病和证在用作病名时是同义的，如喘病亦可称喘证，颤病亦可称颤证，郁病亦可称郁证等等。只有当证用作具体的证候时，病和证各自具有不同的内涵。中医临床特点是大量的疾病都是以症状命名的，如头痛、胃痛、腹痛、腰痛、咳嗽、呕吐、泄泻、水肿等等，当以症状命名某一疾病时，这时的症状就被赋予了疾病的全部内涵。例如，当头痛作为症状使用时，它只是多种疾病均可出现的一个临床表现，而当头痛作为疾病的病名使用时，这时它就包含了疾病的病因、病机、临床症状、舌象、脉象、证候表现等特定的内涵。因此，在临床中要严格区分病、证、症这三种概念。

在中医临床中，对病、证、症这三种概念进行辨证思维时注意采用包括类比、归纳、演绎、反证以及模糊判断等基本方法。

1. 比较法　指通过区分患者的某些临床症状之间或某些证候之间的相同点或不同点，进一步确定证的性质、部位和所处阶段。例如，当患者主诉为胃脘痛时，这时的胃脘痛就不是一个简单的症状，而是胃脘痛病。就要根据胃脘痛的诱因、缓解因素及其具体症状特点、伴随症状、舌脉表现等进行辨证。胃脘痛得食则甚多为实证，而胃脘痛得食即缓则多为虚证；胃脘痛伴口苦、便秘、苔黄为热证，而胃脘痛伴口淡、便溏、苔白为寒证。比较法在证候鉴别诊断中是较为重要的方法。

2. 类比法　指通过对已知和未知间的类比而达到明确诊断和辨证的思维方法，在逻辑学上称为"类比推理"。例如，湿性重浊，其性黏滞，因此湿邪为病，病势多缠绵，容易阻滞气机、困遏清阳，于是把具有困重、酸楚、腻浊为主要表现的证候称"湿证"。类比法具有迅速、简捷的特点，当病情不复杂而表现又很典型时，运用类比法即可迅速作出诊断。

3. 归纳法　指对复杂病情通过归纳分析而达到明确诊断的思维方法。归纳法在逻辑学上称为"归纳推理"，是以个别知识为前提，推论出一般知识的推理方法。例如，每一个具体的证候都具有病因、病位、病性、病势等内容，于是得出病因、病位、病性、病势是疾病证候基本要素的结论。通过病机对临床资料进行概括也是一种归纳推理，如患者心悸不安、失眠健忘，知其为心血亏虚，不能奉养心神；又见头晕、面色无华、倦怠乏力、纳呆食少，知其还有脾气虚弱，不能上荣；同时患者动则症状加剧，舌淡，苔薄白，脉细弱，知其为气血不足之证，运用中医理论进行分析，即得出心脾两虚、气血不足的结论。当病情资料很多或者比较复杂时，最宜采用归纳法，可以对复杂病情进行有效的分析，或根据症状而进行病机归类，从而认识疾病的本质。

4. 演绎法　指对病情进行由浅入深、由粗到精的层层深入分析，直至明确诊断的思维方法。演绎法在逻辑学上即有名的"三段论"和关系推理。例如，表证的特点是恶寒发热、脉浮，风热袭表时见恶寒轻发热甚、脉浮数，而邪热犯肺表现为高热不恶寒、咳痰黄稠、苔黄、脉数。如患者发病1周，始病时寒轻热甚、咳嗽痰黄、脉浮数，近4天来高热不恶寒、咳痰黄稠、苔黄、脉数，故其为风热袭表已入里犯肺。

5. 反证法　指从反面寻找不属于某证的依据，通过否定而达到确定诊断的目的，即通过否定而达到确定诊断的思维方法。反证法在病证鉴别方面具有重要意义，在逻辑学上则属于演绎法之假言推理。例如《伤寒论》第61条："下之后，复发汗，昼日烦躁不得眠。夜而安静，不呕、不渴，无表证，脉沉微，身无大热者，干姜附子汤主之。"张仲景用"不呕"否定了少阳病证，用"不渴"否定其为阳明病证，用"无表证"又排除太阳病证，结合"脉沉微，身无大热"则诊断为少阴病证。

6. 模糊判断法　指对多种不够精确、并非特征性的信息进行模糊的综合评判而达到明确诊断的思维方法。在临床上，大量的资料如疼痛、眩晕、疲倦、痞满、口干、口苦、舌红或淡红、苔薄白或薄黄、脉有力或无力等均缺乏客观及定量依据，即具有很大的模糊性和不确定性，因此其所主病证也不能简单直接地进行是否判断，而必须综合各方面的资料综合分析，求得病证诊断的"近似值"。因此有人称中医诊断在有些情况下是一个模糊运算的过程。

在中医临床思维过程中，既要严格区分病、证、症三者的不同含义，又要结合病、证、症三者之间的内在联系，对疾病作出准确的诊断，对证候作出精确的辨证，对症状作出严格的区分，是作为病证名的症状，还是病证的一个临床表现。

（孙景波）

第一节　整体观与象思维

 培训目标

1. 掌握整体观、象思维的基本内容。
2. 熟悉整体观、象思维的临床应用方法。
3. 了解气一元论、形神合一论的基本内容与临床应用方法。

一、整体观及其临床应用

整体观作为一个基础理念和重要方法论思想贯穿于中医理论和临床诊治中。其基本理念是天人合一、形神合一的时空一体观思想和方法学。在此观念指导下的中医临床，必须全面考察内外部环境对人的影响因素，各脏腑结构之间的相互作用与相互影响，并综合运用"望、闻、问、切"四种诊察手段，观察表现于外的症状及一切相关的时空因素以揭示疾病发生的原因，全面把握机体与外界、机体内部各部分之间的相互联系进行辨证论治，着眼于当前主要矛盾与矛盾的主要方面即"对证下药"以改善症状，最终使疾病向愈，机体结构与功能趋向正常。

（一）整体观概念及特征

中医的整体观是指医师在观察、认识、分析和处理有关生命、健康和疾病等问题时，注重人自身的完整性及人与自然、社会环境的统一性。人自身的完整性主要体现在人体各个脏腑官窍之间生理上相互联系，结构上不可分割，功能上相互协调，病理上相互影响；人与自然、社会的统一性则体现在人与时间、空间及他人之间的关系（包括不同政治经济地位及宗教信仰)等对人体生理、病理变化的影响,俗称"天时、地利、人和",三方面协调才能身心安康。因此,相应的整体观的特征涵盖了时间整体观、空间整体观和时空整体观三个方面。

1. 时间整体观　中医整体观的"时间整体观"以时间疾病观为核心内容,用阴阳五行原则指导下的五运六气等推演模式将年、月、日、时与道、运、气等相结合,用普遍联系的观点将各种时空概念融合成一个有机整体。《素问·四气调神大论》提出的"四气调神"论,即应顺应自然界四时气候的变化,调摄精神活动,以适合自然界春生、夏长、长夏化、秋收、冬藏的规律,从而达到养生防病的目的。《素问·脏气法时论》强调"脏气法时"之论,即五脏之气的生理与病理活动应效法天地四时五行的运行规律去把握和诊治。对于发病,《素问·生气通天论》有"平旦人气生,日中而阳气隆,日西而阳气已虚,气门乃闭。是故暮而收拒,无扰筋骨,无见雾露,反此三时,形乃困薄"之说,强调收敛阳气、避免过劳和避免非时之气才能减少疾病的发生。除《黄帝内经》外,在中医的其他经典中,也有同样的论述。如《伤寒论》中三阳三阴即"六经"的时序、传变以及辨证施治等,都与时间不可分割;《金匮要略》的总论中,则用"先后病"作篇名,且设立四时加减法。中医整体观的"时间整体观"将各种不可见的时间概念普遍联系成一个有机整体,这个"有机"表现在时间上便是"有序"性。《素问·六节藏象论》所云"谨候其时,气可与期""五日谓之候,三候谓之气,六气谓之时,四时谓之岁,而各从其主治焉……时立气布,如环无端",说明了"岁""时""候""气"的不可分割性以及有序性直接决定了人体疾病的发生发展转归也有时序性,故在临床论治时首先关注疾病发生的"岁""时""候""气"则体现了中医临证思维的时间整体观。

2. 空间整体观　中医整体观的"空间整体观"指的是人与境(包括自然环境和社会环境)以及人、境之间都是一个互相联系的有机整体。空间整体观在中医学上可以分为人一体观、人境一体观两大类。人一体观包括身一体观(或称五脏一体观)、身心一体观、身心灵一体观(或称形神一体观)。在形态结构上,中医学认为人是以五脏为中心,通过经络系统把六腑、五体、五官、九窍、四肢百骸等全身组织器官联络成一个有机整体,并通过精、气、血、津液的作用,完成机体统一的生命活动。可见,就人之"形"而言,中医持"身一体观"。由于以五脏为中心,又可称为五脏一体观。

身心一体观的"心",特指"情志",即"五志"(怒、喜、思、悲、恐)、"七情"(怒、喜、思、悲、忧、恐、惊)。中医认为,五志过极可直接导致五脏病变,即"怒伤肝""喜伤心""悲伤肺""思伤脾""恐伤肾"。《素问·举痛论》云:"怒则气上,喜则气缓,悲则气消,恐则气下,寒则气收,炅则气泄,惊则气乱。"即情志失常可以导致人体气机的紊乱。《灵枢·口问》曰:"悲哀愁忧则心动,心动则五脏六腑皆摇。"认为情志首先损害的是"心"。以上都是中医"身心一体观"的具体表现。

身心灵一体观的"灵",在中医中包括于"神"的概念中,因此身心灵一体观又可称为形神一体观。广义的"神"也包括"情志",但这里主要论述与形相依相凭的"灵明神气"。《黄帝内经》认为"神气舍心"才有人的生命,"形与神俱"才能长寿。形神一体观又包括三个具体内容:一是形为神之舍,所谓"五脏皆虚,神气皆去,形骸独居而终矣"(《灵枢·天年》);二是神为形之主,所谓"无神则形不可活""神去离形谓之死"(《类经·针刺类》);三是形神之间不可分割,所谓"形与神俱,而尽终其天年"(《素问·上古天真论》）。

人境一体观中的境指环境，包括社会环境和自然环境两种。中医学很早就注意到人的社会属性，认为社会环境的优劣或变化等因素会影响到人体健康。《素问·疏五过论》所云"故贵脱势，虽不中邪，精神内伤，身必败亡。始富后贫，虽不伤邪，皮焦筋屈，痿躄为挛"，提示社会和经济地位的变化可以导致病症。明代李中梓对社会环境引起的生理病理变化及不同治法有一段精辟论述："大抵富贵之人多劳心，贫贱之人多劳力；富贵者膏粱自奉，贫贱者藜藿苟充；富贵者曲房广厦，贫贱者陋巷茅茨。劳心则中虚而筋柔骨脆，劳力则中实而骨劲筋强；膏粱自奉者脏腑恒娇，藜藿苟充者脏腑恒固；曲房广厦者玄府疏而六淫易客，茅茨陋巷者腠理密而外邪难干。故富贵之疾，宜于补正；贫贱之疾，利于攻邪。"（《医宗必读·富贵贫贱治病有别论》）上段论述强调了因社会地位、经济状况的不同，造成人身心功能上的众多差异，故临床治疗要充分考虑这些因素。

除社会环境外，中医学还十分重视自然环境对人体的影响，即在不同的地理环境，人的生理现象也是有差异的。如江南地区多湿热，西北地区多燥寒等，故南北之人的体质也有差异。若易地而居，初期许多人都会感到不太适应，即所谓"水土不服"。这个"水土不服"反映的就是空间地域对人的影响。宋代周守忠所云"积水沉之可生病，沟渠通浚，屋宇清洁无秽气，不生瘟疫病"（《养生类纂》卷二)，则说明了注意环境卫生对健康的积极作用。

3. 时空整体观 时空整体观是对时间连续性与空间广延性的科学概括与反映，即把物之存在与时间、空间作为一个有机整体来把握。时空整体观是中医的一大特色，也是中医最基本的认识论和方法论。如在对脉象的认识上，《素问·平人气象论》提出了春微弦而有胃气为平脉，弦多胃气少为肝病，其他在有胃气前提下的平脉如夏对微钩，长夏对微软（弱)，秋对微毛（浮)，冬对微石（沉)，如无胃气而呈钩、软、毛、石之脉则分别提示出现了心病、脾病、肺病、肾病，强调了脉的胃气及随季节不同的变化而变化的时空整体观来把握脉象。在对天地季节对人体津液的影响上，《灵枢·五癃津液别》提出"天暑衣厚则腠理开，故汗出……天寒则腠理闭，气湿不行，水下留于膀胱，则为溺与气。"在对天地季节对人体阴阳之气的影响上，《灵枢·营卫生会》提出"夜半为阴陇，夜半后而为阴衰，平旦阴尽而阳受气矣。日中为阳陇，日西而阳衰，日入阳尽而阴受气矣"。这些都是以时空整体观为认识论和方法论才得出的结论。除四季之外，"以一日分为四时，朝则为春，日中为夏，日入为秋，夜半为冬"（《灵枢·顺气一日分为四时》)，这些论述中同样也蕴涵着时空整体观的内涵。

中医的辨证论治，"证"即是"病机"，此"病机"又首先指"时机"。所以中医把病分为很多证型，而这些证型的分类，突出体现了时机和病变的结合，即根据时空整体观来辨证论治。如伤寒之病，分为六经之证，其时间规律非常明显。太阳病欲解时，从已至未上；阳明病欲解时，从申至戌上；少阳病欲解时，从寅至辰上；太阴病欲解时，从亥至丑上；少阴病欲解时，从子至寅上；厥阴病欲解时，从丑至卯上。这个"时"提示人体正气运行到该时段时，病情向愈，如果在该时服药，将得"天时"之助，而促使疾病由"欲解"到病解。例如：寅至辰时，为凌晨3—7点，此时天地阴气退尽，阳气渐长而未隆，人体少阳是阳气之生发枢纽，故少阳病欲解时，从寅至辰上，治疗时以小柴胡汤疏利气机,和解少阳。可以说,《伤寒论》的"六经辨证论治"是中医时空整体观的典型代表。

在中医学中,时间整体、空间整体可能是通过"气""气机"等概念而联系成时空整体的,因为中医认为人体经脉之气的运行具有方向性和时间性,这个有方向性的运行即是"气机",也就是气的升降出入运动。在不同时间,人体气机是不一样的,如人体十二经脉配十二时辰歌诀:肺寅大卯胃辰宫,脾巳心午小肠未,膀申肾酉心包戌,三亥胆子肝丑循。针灸治疗常根据此经脉气血时辰涨落变化以补虚泻实。李东垣在《脾胃论·用药宜禁论》中说:"凡治病服药,必知时禁。夫时禁者,必本四时升降之理,汗、下、吐、利之宜。"春升、夏浮、秋降、冬沉,这八个字充分说明了四时变化对人体气机的影响是确切的,时间变化对空间变化的影响是明显的。反之亦然,如北方之春升可能是南方之夏浮,南方之冬沉可能是北方之春升,可见空间对时间的影响亦是明显的。从这个角度说,时间和空间也存在相互转化的关系,因此,时空整体观还表现为时间、空间的彼此影响、互相转化,这是中医时空整体观的重要内涵之一。中医的时空整体观,决定了中医所谓之五脏与西医所谓之五脏有本质的不同。诚如恽铁樵在《群经见智录》中所云:"《内经》之五脏,非血肉的五脏,乃四时的五脏。《内经》之五脏,非解剖的五脏,乃气化的五脏……如心热病者,先不乐,数日乃热,热争则卒心痛,烦闷,善呕,头痛面赤,无汗。此其为病亦非解剖心脏而知之病,乃从四时五行推断而得之病。故下文云:壬癸甚,丙丁大汗,气逆则壬癸死。此其推断死期,亦非解剖的心脏。与干支之壬癸丙丁有何关系? 乃气化的心脏,与壬癸丙丁生关系也。"可见中医之心脏,有深刻的时空内涵,是一个"天人合一"的小天地;肝、脾、肺、肾与之同理,且五脏又存在五行的生克乘侮关系,如此构建了中医的五脏一体观。据此,五脏一体观应作时空整体看。中医的五脏仅仅是代表某类功能密切相关的组织器官的一个符号,和西医解剖意义上的五脏根本不同,这是由中医整体观的认识论和方法论所决定的。若机械地拿系统论来"套"中医整体观,试问:用实验的方法,造出了空间整体的模型,但时间整体和时空整体如何去造? "造"不出来就能说明中医不科学吗? ——仅此一端,即可见中医之"玄",正是因为用现代实验方法难以复制或无法复制中医之真,才导致中医被误解误读,乃至被以讹传讹。

中医的时间整体观决定了中医整体观是运动的整体,空间整体观决定了中医整体观是相对静止的整体,如此中医整体观又是动静合一的时空整体观。中医整体观决定的"整体思维""顺势因时"等思维方式,还要求人类本身的"内省",通过人类本身行为的调整来维护整体和谐,这些都是中医整体观给予人类的启发。

(二) 整体观的基本内容及在中医临床思维中的具体运用

在中医整体观指导下形成了多种中医理论及思维,具体包括天人合一说、运气学说、气一元论、形神合一论、三因制宜论、阴阳五行学说、气血津液理论等。其中与中医临床运用较为密切的主要是天人合一说、阴阳五行学说、气血津液理论;其次为气一元论、三因制宜论及形神合一论;阴阳五行学说和气血津液理论因后文有专篇论述,此处不予展开。

1. 天人合一论及运气学说

(1) 天人合一学说:《老子》云:"人法地,地法天,天法道,道法自然。""天人合一"

思想也是中医时空整体观的基本思想之一,表现为"天人一体"与"天人相应"两种形式。

"天人一体"思想主要表现为以下几方面:首先,人与天地同源,且与天地同道,均是由天地四时之气而生成并遵循天地四时的运行法则。如《灵枢·顺气一日分为四时》云:"夫百病者,多以旦慧、昼安、夕加、夜甚。"《素问·厥论》云:"春夏则阳气多而阴气少,秋冬则阴气盛而阳气衰。"其次,人与天地同构,均本于阴阳五行。《灵枢·邪客》称:"天有五音,人有五脏。天有六律,人有六腑。天有冬夏,人有寒热。"因此,在中医辨证上,应考虑人之生理节律与天地运行相应,且人身疾病的病理过程也受天地运行规律之影响;在中医治疗上,医师常根据天地运行规律而施治;在中医养生上,亦须顺应天地阴阳变化而合理起居,以达到益寿延年的目的。因此,天与人同禀宇宙间阴阳之气的运化而生生不息,天地万物同源于气,同类相感,彼此之间建立了广泛的联系。

(2) 运气学说:主要是五运六气学说。五运六气,简称"运气"。"运"指木、火、土、金、水五个阶段的相互推移;"气"指风、火、热、湿、燥、寒六种气候的转变。运气学说是中国古代研究气候变化及其与人体健康和疾病关系的学说,在中医学中占有比较重要的地位,是中医学与历法、天文、气象、物候等学科交叉的产物。运气学说的基本内容,是在中医整体观念的指导下,以阴阳五行学说为基础,运用天干地支等符号作为演绎工具,来推论气候变化规律及其对人体健康和疾病的影响的。运气学说涉及天文、地理、历法、医学等各方面的知识。在现存中医书籍中,最先论述运气学说的见于《黄帝内经》的《天元纪大论》等七篇。他如《六节藏象论》和《黄帝内经素问》遗篇的《刺法论》《本病论》等也有论述,具体内容在此不再赘述。

由于每年的气候变化是不大相同的,所以人体作为自然界的万物之一必然也会随之出现相应变化。运气学说指导医者要考虑五运六气变化对人体的影响,同时在疾病的治疗中应有相应变化。《黄帝内经》依据天人合一的规律,提出了"法天则地""和于阴阳""顺四时而适寒暑""合人形以法四时五行而治"等一系列原则。具体运用如下:

1) 可以根据患者出生年月推导其胎孕时期天地之五运六气对其先天体质的影响,主要从其出生年月日之岁运、主运、客运、主气、客气及客主加临情况结合其平素症状及发病特点判断,以指导临床用药。如果先天体质已经存在阴阳平衡失调状态,如五脏阳盛或五脏阴虚,那在遇到热性不良刺激后,其发病出现阳热亢盛的可能性就大,如果提前滋阴抑阳、补偏纠弊,就会起到很好的预防作用,反之五脏阴盛、五脏阳虚也会出现偏寒的变化。医者应该根据个体差异,予以调摄养生而预防疾病,如阳气素虚者,易被风寒所伤;阴液不足者,易于起火伤阴;脾虚者,易致纳呆、腹胀、泄泻、乏力;肝盛者,易于动怒胁痛,风阳上干。诊察分析具体个体疾病时,不足者益之,过盛者损之,阳盛者抑阳扶阴,阴盛者抑阴扶阳,体内多湿者温燥之,素有抑郁者疏发之,这样就可使偏颇者得到调整,使正气内存,而防止一些易发疾病的发生。不过还应注意的是,在分析运气影响先天体质中,不可拘泥死板,千篇一律,因为还有父母亲各自体质因素,父母所在地气候,父母生活习惯,以及孕育过程中种种因素的影响。所以,即使同年、同月、同日、同时形成的胎孕,也会有着各种各样的不同体质。一切以其临床表现为主,综合判断才行。

2) 根据患者发病时期的五运六气情况推导其可能的气候影响因素以指导临床用药。患者的发病时间相对固定或有明确发病日期的疾病均可根据该日期的运气情况推断可能的天地六淫及运气影响造成的可能病机。如水肿发生在甲己年时,往往要考虑土湿的影响;发作性精神类疾患遇厥阴风木司天或在泉的年份,及主气或客气为厥阴风木的季节时往往发病率高等等。

3) 根据当年或近年的五运六气情况判断和预测今后的五运六气对患者正在发生的疾病和将要发生的疾病作出合理决断,以指导临床用药。一般而言,若该年时至气至,冷暖有序,气候平和,则不易发病,相反,若时至而气不至,时未至而气至,时去而气不去,其或发生疾风酷雨、燥戾暴疠,那各种疫病流行的可能性就会很大,医者可以根据当年的运气情况予以防患可能的流行疫病及预先调养存在先天体质缺陷的容易受影响的患者。运气有太过、有不及、有胜气、有复气,气候就有过热、过寒、过燥、过湿,甚至乖戾疫毒之气,这些非时异常之气就会导致一些疾病发生,以至于流行。如果提前预知,提前预防,就可大大减少疾病的发生,《黄帝内经》对此有详细的论述。对已经发生的疾病或沉疴宿疾,在良性气候环境中病情可能向好的方面发展,而在恶劣的气候环境中,则可能进一步加剧恶化,向不良方面转化。如素体阴虚之虚劳或肺痨,在岁火太过之年就会加剧,在金、土平气之年就可好转;若素体阴盛阳衰、脾胃虚寒、心肾阳虚之类的疾病,在岁水太过之年、太阳寒水之气中,病情就可能加重恶化,而至火、土平气之岁,则病可峰回路转。若能够洞察病情,熟练掌握各年份运气特点,将病情和运气二者综合分析,明确其病易于恶化或好转的契机,提前进行预防性治疗的话,就能有效地阻断疾病的发展与演变,或尽快地使病情好转而趋向痊愈。同时,医者还可根据当年或近年的五运六气情况判断和预测一些外感疫病及内伤流行病的发生,在每一年的疾病谱中,几乎八成以上都与运气有关,尤其如春温、疟痢、暑风、湿温、烂喉痧、大头瘟、麻疹等一些外感流行病和黄疸、肺痨、血膨、水臌等一些内伤性流行病更是这样。运气的最佳状态莫过于平气,凡太过、不及皆易造成气候失常,从而为疾病发生创造条件,提供可乘之机。医者知此,则可提前预防疾病发生。如《素问·六元正纪大论》所说:"必折其郁气,先资其化源,抑其运气,扶其不胜,无使暴过而生其疾……用寒远寒,用凉远凉,用温远温,用热远热。"

在对运气学说的运用中,要随机应变,灵活掌握,不得按图索骥,拘泥常规。喻嘉言云:"冬有非时之温,夏有非时之寒,春有非时之燥,秋有非时之热。"此乃四时不正之气,不可拘泥于春温、夏热、秋凉、冬寒的气候规律。再则,人之禀赋有偏颇,后天调养有差异,所居方域有寒暖,其对自然界气候变化的耐受力、适应力都不相同,大寒之岁不伤阳盛之人,大燥之季不碍多湿之辈,只有相机识宜,才能真正掌握运气的应用方法。临床实际运用时均需结合病情具体表现及充分掌握五运六气的运用方法才能进行,切勿走入僵化推演的模式,以中医活的阴阳观、恒动观、平衡观运用五运六气方法才能事半功倍。

2. 气一元论与形神合一论

(1)"气一元论":又称"元气论"或"原气论",此说将世界统一于气,认为气是天地万物的本源。其大体又可分为"元气论"和"精气论"。

元气论是中医学思维的起点,并决定了中医理论具有超越形态结构和实证方法的特性。元气论认为气是无形的、连续性的物质;其内部没有空隙,外部没有边界,"其小无内,其大无外";元气就是阴阳混一之气,而阴阳两气之间也无"毫发断处";各种有形的具体事物,都是"气聚成形";无形的虚空亦充满着气,"虚空即气";有形之物并无不可入性,气还可渗入其间,使各自分立的万物通过气的中介而成为具有连续性的整体。因此,根据元气论观点,中医认为万物的连续性不仅表现在分立的万物被气联结成一个息息相通的整体,而且表现为有形之物能复归为无形的、连续的气,人体结构也是一种活的、动态的"气化结构"。气是人体的物质基础和人体生成的条件,"气聚则形存,气散则形亡"。人体的生理活动和病理变化都可以气的运动变化来解释,气的升降、出入运动平衡协调则能维持人体正常的生理功能;如果一旦气化失常,出现气滞、气逆等症,则会导致疾病的发生。世界除肉眼可见的有形的物体外,大量为功能的、过程的、无形的,人体也是如此,如藏象、经络、三焦、命门等均为功能性的"气化结构",而非形态解剖结构。由于气是一个连续的、不可分割的整体,因此,在元气论的引导下,必然遵循整体论思维方式探讨疾病。

精气论是元气论的补充,元气在《难经》中又称原气。而元气的生成来源是肾中所藏的先天之精,与生俱来。《难经·三十六难》有云:"命门者,诸神精之所舍,原气之所系也。"这说明了先天之精化生的元气生于命门,同时命门之元气也是五脏精气之根源。元气存于命门,通过三焦,分发于五脏。而《黄帝内经》在讨论生命、脏腑、经络、营卫气血等话题时也随处可见"精气论"的影子,如《素问·上古天真论》:"男不过尽八八,女不过尽七七,而天地之精气皆竭矣。"《素问·五脏别论》:"所谓五脏者,藏精气而不泻也。"等等。因此,元气论解释了万物的生成包括人体的生成,精气论则解释了精气在维持人体生命功能活动、构成人体结构及推动人体自我更新方面的重要作用,而精气也体现为人体抗病之正气,由先天父母给予的元阴元阳形成的先天元精、后天脾胃受纳的水谷精微及肺呼吸的大气之清气形成的后天精气糅合而成。一般先天之精气储藏于肾中,后天之精气则贮藏于脏腑之中并以气血津液等形式灌注于人体各部。精气为人体之功能提供最原始的能量物质基础。

(2)"形神合一论":是中医学中重要的学术思想之一,也是整体观的内涵之一。中医学认为,生命必须包括形和神两个方面。在中医学中,形指的是物质、形体。一是指存在于自然界中的一切有形实体,正如《素问·阴阳应象大论》曰:"阳化气,阴成形。"《素问·六节藏象论》曰:"气合而有形,因变以正名。"《素问·天元纪大论》曰:"在天为气,在地成形。"等等。二是指人的形体,包括脏腑、经络、气血、津液、精、骨、肉、筋、脉、髓等。如《素问·宝命全形论》曰:"人生有形,不离阴阳。"《素问·阴阳应象大论》曰:"喜怒伤气,寒暑伤形。"另外,张景岳说:"形者,迹也。"高士宗言:"形者,血气之立于外者也。"均提示有迹可寻则为形。

"神"就是指精神、功能、作用。一是指自然界的神,也就是使自然界物质产生运动变化的力量和规律。如《素问·天元纪大论》曰:"物生谓之化,物极谓之变,阴阳不测谓之神。"《素问·阴阳应象大论》曰:"阴阳者,天地之道也,万物之纲纪,变化之父母,生杀之本始,神明之府也。"此外,《素问·天元纪大论》中还有"神在天为风"等说法。二是指人之神,广义的神是指整个人体生命活动,狭义的神是指心所主的神志,也就是指人的精神、意识、思维活动。如《灵枢·天年》曰:"失神者死,得神者生也。"《素问·宣明五气》曰:"心藏神。"《灵枢·邪客》曰:"心者,五脏六腑之大主也,精神之所舍也。"《素问·灵兰秘典论》曰:"心者,君主之官也,神明出焉。"说明神主要是由心所藏和主宰。

"形神合一论"认为:形是神的物质基础,神是形的主宰。两者对立统一于人体,相互影响,相互制约。正如张景岳在《类经》中所说:"形者神之质,神者形之用。无形则神无以生,无神则形无以活。""形神合一"理论大约包含以下三方面内容:其一,"形神合一"是物质与运动的统一。一方面,有形万物皆有"动"与"化",这种"动"与"化"是"神"的表现;另一方面,"神"又会化生万物,引起万物的变化转换。如《素问·天元纪大论》:"故物生谓之化,物极谓之变,阴阳不测谓之神,神用无方谓之圣。夫变化之为用也,在天为玄,在人为道,在地为化,化生五味,道生智,玄生神。神在天为风,在地为木,在天为热,在地为火,在天为湿,在地为土,在天为燥,在地为金,在天为寒,在地为水,故在天为气,在地成形,形气相感而化生万物矣。"其二,"形神合一"是形体与功能的统一。《黄帝内经》认为,人形体的强弱与功能的盛衰是相辅相成的。如《素问·上古天真论》:"上古之人,其知道者,法于阴阳,和于术数,食饮有节,起居有常,不妄作劳,故能形与神俱,而尽终其天年,度百岁乃去。"其三,"形神合一"是肉体与精神的统一。《黄帝内经》认为,人肉体的健康疾病与精神状态的好坏是相互影响的。如《素问·上古天真论》:"其次有圣人者,处天地之和,从八风之理,适嗜欲于世俗之间,无恚嗔之心,行不欲离于世,被服章,举不欲观于俗,外不劳形于事,内无思想之患,以恬愉为务,以自得为功,形体不敝,精神不散,亦可以百数。"《素问·汤液醪醴论》:"帝曰:形弊血尽而功不立者何? 岐伯曰:神不使也。帝曰:何谓神不使? 岐伯曰:针石,道也。精神不进,志意不治,故病不可愈。"提示调养心神与临床治病之效密切相关。

在临床运用中,作为医者,治病之时必须留意元气,并把元气提升到诊断的首要因素当中。通过审察患者的神气可以了解元气是否足够。患者的元气是否受损直接影响到疾病的发生、发展和预后。徐灵胎谓:"疾病之人,若元气不伤,虽病甚不死;元气或伤,虽病轻亦死。而其中又有辨焉。有先伤元气而病者,此不可治者也;有因伤病而伤元气者,此不可不预防者。"因而徐灵胎认为:"诊病决死生者,不视病之轻重,而视元气之存亡,则百不失一矣。"

人体生命来自于精,生命活动的维持依赖于气,生命活动的体现及主宰即是神。精、气、神为人身之"三宝"。如《类证治裁·内景综要》说:"一身所宝,惟精气神。神生于气,气生于精,精化气,气化神。故精者身之本,气者神之主,形者神之宅也。""神"体现了元气充实与否和人的生命活动,所以《灵枢·天年》曰:"失神者死,得神者生也。"因此,望神察元气为临床诊断疾病轻重提供了重要的依据。望神可以了解精气的盈亏,而通过对人体的望、闻、问、切,即可辨别其元气的盛衰。医者诊治患者的时候也要时刻注意顾护元气。保护元气要结合辨证论治,进退有度,遣方用药,各司其职,切忌犯虚虚实实之戒,损不足益有余。同时顾护元气不仅仅在补益,还有攻伐。邪气急时祛邪可以安正,正气衰时扶正可以祛邪,若不懂标本缓急,法无所依,则再良好的药物,在不适当的时机运用,也全无用武之地,反受其害,纵使邪气已去,若元气也在抗邪之中消耗殆尽,则病虽愈而生命之火也不能维系多久。

除元气论外,医者还要学会用形神合一论观点诊治疾病。具体运用如下:

1) 形神合一论对人体生理关系的认识:中医学认为,形神互根,神本于形,即"神"必须依附于形体才能存在,神的功能必须在形体健康时才能正常发挥出来。范缜《神灭论》说:"神即形也,形即神也,是以形存则神存,形谢则神灭。"同时,神为主宰,神能役形,人体的生命活动以五脏为中心,以经络为联系通路,以精、气血、津液为物质基础,但均需神之役使才能实现器官与功能的统一。张介宾称:"虽神由精气而生,然所以统驭精气而为运用之主者,则又在吾心之神。"刘完素《素问玄机原病式·六气为病》谓:"神能御其形。"人之衰老亦是神与形离的结果,形衰则神无所主,神乱则形有所伤。因此,医者临证既要注重形体的调养,又要注意心神的调摄,在重病危症时维护患者的精神意志力尤为重要。

2) 形神合一论对人体病理关系的认识

六淫致病,伤形伤神:历来有"六淫多伤形"之说,其实六淫致病,既能伤形,又能伤神。如寒邪客于筋肉肢节,则见手足厥冷、关节疼痛,客于少阴则见恶寒蜷卧、精神萎靡;再如火热之邪入于营血,易生风动血而致斑疹、疮疡,易耗伤津液而致口渴喜饮、溺涩便秘,易扰心神而致心烦失眠、狂躁不安、神昏谵语等。六淫所以能致病及致病的严重程度,则主要取决于形神的虚实状态。

七情内伤,神病伤形:中医学极其重视内伤七情对人体生理、病理的影响,作为"神"的活动范畴的"七情",若发生太过或持久发生,既可以引起烦躁失眠、善太息、神志恍惚、哭笑无常等精神症状(神病),也可以导致心悸、胁痛、脘腹胀满、癥瘕积聚等功能性症状或器质性病变(伤形)。如《素问·调经论》云:"神有余则笑不休,神不足则悲。"《灵枢·百病始生》曰:"喜怒不节则伤脏。"《素问·疏五过论》曰:"暴乐暴苦,始乐后苦,皆伤精气,精气竭绝,形体毁沮。"这些论述其实是从病理学角度解释了"神病伤形"。

形为神宅,形病伤神:形是神的物质基础,躯体疾病可以导致心理活动异常。如《灵枢·本神》曰:"心气虚则悲。"《素问·脏气法时论》曰:"肝病者,两胁下痛引少腹,令人善怒。"《灵枢·经脉》曰:"气不足则善恐,心惕惕如人将捕之。"说明当五脏发生虚实盛衰(形病)的变化时,会直接影响人的情志活动变化(伤神)。如肝肾不足、脾气虚弱、痰浊、瘀血等"伤形",都会出现失眠、健忘或狂躁、暴怒等精神症状。再如心绞痛发作引起恐怖、焦虑,脑卒中后发生的抑郁症状,都说明形体疾病发生后,会引起情志异常。

3) 形神合一论对临床诊治的指导作用:"形神合一"理论提示许多临床病证要考虑心理情绪的影响,这和西医学倡导身心医学一致。如不寐、梅核气、奔豚气、郁证、胃脘痛、胁痛、脏躁、癫证、狂证、痫证、阳痿等,都是中医学所研究的"身心疾病",往往需要"形神共治"。方法不外乎"养神"与"养形",即"守神全形"和"保形全神"。主要包括:

守神全形以调神为第一要务:人的生命活动是非常复杂的,脏腑的生理活动及相应的精神活动(意识、思维、情感等)的协调统一,都是在"心神"主导作用下完成的。神明则形安,所以临床以"调神"为第一要务。调神可以从多方面入手。例如清静养神是使情志保持淡泊宁静的状态,减少物欲,调畅情志,协调七情活动,使之平和不过极;四气调神是顺应一年四季阴阳之变化,调养精神,使精神活动和五脏四时阴阳关系相协调;气功养神是通过对身、心、息的调节,对精神、脏腑进行锻炼;节欲养神是说纵欲过度会伤精耗神,节欲可以保精全神;修性怡神是指通过有意义的活动,如绘画、练书法、听音乐等,让精神有所寄托,并能陶冶情操,起到怡情养性强身的作用。

保形全神重在保养精血:形体是生命赖以存在的基础,有生命才能产生精神活动以及生理功能。《景岳全书》所说"精血即形也,形即精血""形伤则神气为之消",强调神依附形而存在,形盛则神盛,形衰则神衰,若形体衰亡,生命自然终了。人的形体要不断地从自然界中获取生存的物质,进行新陈代谢,以维持人体生命活动。"保形"的重点是保养精血。《素问·阴阳应象大论》指出:"形不足者,温之以气;精不足者,补之以味。"若阳气虚损,就要温补阳气;阴气不足,就要滋养精血。保养身体必须遵循自然规律,生活要有规律,饮食要有节,劳逸要适度,要避免外邪侵袭,坚持适度的体育锻炼等,才能有效地增强体质,促进身体健康。药养、食养也是保养形体的方式,不可偏废。

适当运用情志疗法:中医学十分重视情志疗法,强调"先治其心,而后医其身"。《素问·阴阳应象大论》在五行制约理论的基础上,根据脏腑之间相互依存和相互制约的关系而创建了情志相胜的心理治疗原则,即"悲胜怒""怒胜思""思胜恐""恐胜喜""喜胜忧"。

以调理气血及脏腑为原则进行"形神共治":中医学在运用方药和针灸辨证施治身心疾病方面积累了丰富的经验。历代治疗身心疾病的方剂,疏肝解郁如柴胡疏肝散、逍遥散等,重镇安神如朱砂安神丸、磁朱丸、生铁落饮等,养心安神如酸枣仁汤、天王补心丹、归脾汤、养心汤、甘麦大枣汤等,清热泻火如栀子豉汤、龙胆泻肝汤等,补益如四君子汤、肾气丸等,祛痰如二陈汤、温胆汤、涤痰汤、半夏厚朴汤等,祛瘀如桃仁承气汤、血府逐瘀汤、癫狂梦醒汤等,都具有确切疗效。针灸腧穴中,同样具有调理气机、脏腑的功效,按经脉论,主要集中在督脉、任脉、心经、心包经、肾经、膀胱经上;按部位论,主要集中在头面部、背部、四肢远端。《针灸甲乙经》不仅总结了大量针灸治疗身心疾病的处方,还开创了针药并用治疗身心疾病的先河。如《针灸甲乙经·阳厥大惊发狂痫》曰:"病在诸阳脉,且寒且热。诸分且寒且热,名曰狂,刺之虚脉,视分尽热,病已止。病初发,岁一发,不治月一发,不治月四五发,名曰癫疾。刺诸分,其脉尤寒者,以针补之。……使人服以生铁落,为后饭。夫生铁落者,下气疾也。"

重视医患沟通:对于身心疾病,除以药物和针灸及情志疗法进行形神共治外,还要重视保持良好的医患沟通。一方面,向患者解释疾病发生的原因、发展的过程和预后,消除其焦虑不安的情绪和心理;另一方面,向患者解释治疗方法和治疗目的,使患者予以配合;最后,再针对患者的性格特征给予其他情志疏导,达到调神以调形而形神共治的目的。

3. 三因制宜说 三因制宜,即因时、因地、因人制宜。它将时间、空间与人体的内部生理、病理相联系,将天、地、人三者融为一体,是中医整体观在中医临床辨治思维中的体现,也是中医重要的治疗原则之一。此部分内容详见后文治疗策略中。

二、象思维及其临床运用

在天人合一整体观、元气学说以及对时空一体观的认识等中国传统文化思想的影响下,中医选择了以象为核心的不分割、不破坏整体的认知思维方式,即象思维。因此,象思维构成了中医临床思维最重要的要素,也是中医药文化的灵魂。治未病、个体化、综合干预等是中医诊疗的特点,而在不破坏人体结构的自然状态下整体观察人体外在征象的改变也是中医疗效评价的最适指标。可以说,象思维是系统科学类的基本思维,也是中医学的重要思维方式。

（一）象思维的概念及内容

1. 象思维的概念　象的本意是指古代南越地区的一种大兽,因为比较罕见,古人只能从甲骨文“象”字的图案和形状来想象大象的样子。引申为凡是和图案、形象、外形、相貌、意想有关联的都叫作“象”。象,是客观事物自然显现于外的征象。象思维就是以客观事物的外象为依据,运用直觉、比喻、象征、联想、类推等方法,对客观事物的本质、规律及事物之间的联系进行把握和表达。象思维将宇宙自然的规律看成是合一的、相应的、类似的、互动的,中医借助太极图、阴阳五行、八卦、六十四卦、河图洛书、天干地支等象数符号、图式构建万事万物的宇宙模型,具有鲜明的整体性、全息性。中医的象思维以物象为基础,从意象出发类推事物规律,以“象”为思维模型解说、推衍、模拟宇宙万物的存在形式、结构形态、运动变化规律,对宇宙、生命做宏观的、整合的、动态的研究,具有很大的普适性、包容性。象思维在中医中又称为司外揣内、取类比象,即围绕“象”为主体,采取抽象、相似、类比、联想、推类等方法进行思维,从一个已知的事物或规律,高度地概括、提取出它的“象”,来理解、记忆、推演一个未知的事物或规律,两个事物或规律之间必须在某一个局部或层次具有相同的“象”,从而反映事物普遍联系及其规律性的一种思维方法。根据近年来的文献记载,大体上有“取象思维”“意象思维”“形象思维”“象征思维”“象数思维”“形象逻辑思维”等称谓。

“象思维”的优势就在于能够把相类似的事物,以“象”的形式归为同一类,从而便于记忆、推演,一定程度上反映事物的本质,加强同“象”事物的内在联系。中医学中有各种基本的象,重要的如“阴”“阳”的“象”、五行的“象”、六气的“象”、十二经络的“象”等,在说明人体的生理病理规律方面起了重要的作用,以至于《黄帝内经》中设有《阴阳应象大论》专篇论述。

2. 中医药学常用象思维的内容　中医药学是中国传统文化的重要组成部分,其中包含了众多象思维的应用,其中主要的象思维内容包括以下几个方面:

（1）形象思维:形象思维是在对形象信息传递的客观形象体系进行感受、储存的基础上结合主观的认识和情感进行识别,并用一定的形式、手段和工具创造和描述形象的一种基本的思维形式。其取象的主体是事物的外形、形状、样子、相貌,是静态的,是人类最直观的视觉感受,觉得两个事物外在形貌相像。比如,中医讲究以形补形,很多豆类或植物种子与人体肾脏形状很相似,故认为其有补肾作用。

（2）意象思维:“意”指主体的思想意识、主观意念、主观情意、精神意志等,即主体的思想、思维、认识情感活动,属主观范畴;“象”即自然、社会中的客观形象与现象,是认识的对象、客体,属客观范畴。客观存在之“象”,一旦被觉察,就与主体的“意”结合而成为“意象”,再以意象为材料进一步展开系列思辨活动,这就是所谓的“意象思维”。意象思维取象的主体不再是或不仅是事物的外在形象或外形,而是事物内在的属性和运行规律,是动态的,是经过主观的意识抽取、分析加工的。比如,阴阳,它抛开事物的表象,高度概括了事物的内在属性,凡是具有向上、积极、躁动等属性的,其象均属于阳;凡是具有向下、滋润、宁静属性的,其象均属于阴。

(3) 象数思维:如果说形象是象的表面,意象是象的内在属性,那么象数就是象的最高度概括。上古时期,从《河图》《洛书》到伏羲制八卦都是在力求把世界的事物以象的形式分类,以数的形式记录和推演,可以说数是象的再次抽象。《易经》所载"天一生水,地六成之;地二生火,天七成之;天三生木,地八成之;地四生金,天九成之;天五生土,地十成之"将数与五行结合匹配起来,据此再与五脏结合,从而在临床用药对脏腑进行补泻的时候,药味之数、药量之数便可参考五脏之数来考量。又如五运六气,将干支纪年之数与五运(木火土金水)、六气(风寒暑湿燥火)相结合,进行推演,得出一年一季的气候特点与人体脏腑的关系,可以进行临床疾病发生的预测和指导临床因时用药等,均是象数思维的反映。

(二) 象思维在中医诊治中的运用

1. 在中医理论中的运用

(1) 阴阳学说:阴阳学说是中医学的重要理论。如前文所述,阴阳是意象思维的典型代表,它抛却了事物的表象,抓住事物内在属性。《素问·阴阳应象大论》详细列举了具有阴阳之象的事物,如"天地者,万物之上下也;阴阳者,血气之男女也;左右者,阴阳之道路也;水火者,阴阳之征兆也;阴阳者,万物之能始也"。同时,将阴阳原理合于脏腑阴阳、药性味阴阳、病性阴阳等。正如马蒔《黄帝内经素问注证发微》所云:"此篇以天地之阴阳,万物之阴阳,合于人身之阴阳,其象相应。"

(2) 五行学说:五行本身,就是象思维的结果。它是一个象的系统。五行"木火土金水",并不是指"木火土金水"5种物质,而是5种属性。《尚书·洪范》曰:"五行:一曰水,二曰火,三曰木,四曰金,五曰土。水曰润下,火曰炎上,木曰曲直,金曰从革,土爰稼穑。"凡具有润下的象的就属于水,具有炎上的象的就属于火,依此类推,此为意象思维的方法。此外,五行也包含了象数思维,五行各有其数,其数也就包含了五行的属性。大五行系统,以五行的象为基础,五行配五方、五脏、五味、五志、五音、五液,再按照五行生克乘侮的原则形成一个大的动态平衡的五行系统,具体可以参见阴阳五行学说部分。

(3) 藏象学说:藏象学说也是意象思维运用的典型代表。"藏"通"脏",是指藏于体内的具有一定形态的组织器官;象,是指机体表现于外的各种生理功能活动的现象。藏象理论既有对机体组织器官生理功能的体察,同时也包含组织器官之间的内在联系和活动规律,既有解剖学的结构基础,也有古代哲学思想和象思维的渗透。比如"六腑者,传化物而不藏""六腑以通为用",既有对消化道解剖的认识,也有对于消化道传导食物、动态运动这一象的体察。又如,木性可曲可直,枝叶条达,有升发的特性;而肝喜条达恶抑郁,具有疏泄的功能,故肝属木。又如《素问·灵兰秘典论》所载"心者,君主之官也,神明出焉。肺者,相傅之官,治节出焉。肝者,将军之官,谋虑出焉。胆者,中正之官,决断出焉……",用社会学政府官职之象来论述脏腑生理功能,这又是和五行意象不一样的另外一种意象,用以说明心主神明和在十二脏中的主宰地位,强调"主明则下安""主不明则十二官危"的重要作用。

2. 在中医四诊及辨证中的运用　　中医的辨证论治过程可概括为"以象为素、以素为候、以候为证,据证言病,病症结合,方证相应的临床诊疗路径与模式,其核心与根本仍然是象思维"。即先采集患者的症状、体征信息(象)作为基本素材(素),再将同时出现的症状、体征联系在一起归纳成比较系统的认识(候),最后基于中医理论及医者个人的学识经验参悟出形成此候的病因病机(证)。这一过程体现着象思维过程的 3 个不同阶段。第一阶段为"观物取象",即物象阶段,中医通过类推脉象、面相、声音之象、形体之象、华彩色泽之象等得到藏象、证象,来说明人体内在的脏腑气机和病理变化。中医学通过表现于外、能够被人们直观观察到的"物象",如五脏开窍于五官之象、脉象、舌象、声象、针灸感传之象等,比类概括出有限的几种"意象",如阴阳之象、五行之象、藏象、证象、六经传变之象、四气五味之象、五运六气之象、九宫八风之象等,这是观察者借助于感官直接感知的未经思维加工的、最朴素的"象"。中医通过望、闻、问、切采集的各种症状、体征,都是通过患者的体验或医师的感知而直接获得的最朴素的"物象",都是患者在各种外来影响与自身调节综合作用下的整体自然呈现。中医学将之称为"症"。第二阶段为"归纳取象",即通过归纳和比较患者的各种不同物象(症状、体征)之间的联系,使散乱的物象群变成一组组相对条理的物象类,这些物象类就是具象。这种对物象的分类不是逻辑性的,只是对联系紧密的、总是相伴出现的物象的初步归纳。这种归纳具有直感性特点,即与患者呈现的"象"有直接联系,中医学又将之称为"证候"。当具象日渐积累变成经验时,人们开始有意识地对具象发生的原因或机制进行深入研究。这种研究常常是将被研究对象置于其本来所处的环境中,从被研究对象内外关系的变化引起的物象或具象的变化中获得全新的认识。于是研究者的学识经验,甚至人格情感等因素都不可避免地融入到研究结果中,形成的具有物我合一、现象与本质相融、自然、整体、动态时序的概念就是意象。这里的"意"是观察者对物象、具象的感受、体悟而形成的升华,常是观察者对于被研究对象的运动规律及其妙用和韵味的把握。它不离于"象",但高于"象",常使得观察者"得'意'而忘'象'",并最终达到"大象无形"的境界。例如恶寒发热、头项强痛、脉浮紧是一个以肌肤反应为主的具象,常因受凉引发,于是联系自然界寒性收引的特点,将这一病理过程归纳为"寒邪袭表"的意象(证)。大便黏液、排便不畅、里急后重常发生于潮湿的季夏,于是联系自然界湿性黏滞的特点,将这一病理过程归纳为"湿阻下焦"的意象(证)。由各种证进一步升华,形成的藏象经络、精气神、气血津液、六淫疫疠、痰饮瘀血等中医理论应是"大象无形"境界中的概念。这就是象思维的第三个阶段,即辨证阶段。中医学通过象数模型取象而得出的概念多为意象性的概念,与西医学纯抽象概念相比,既包含某种客观的象征含义即理性归类的成分,又渗透着某种主观的感性划分的成分,具有全息性、功能性、形象性、简明性、灵活性等特性。

3. 在中医治法中的运用

(1) 在中医治则中的运用:《素问·阴阳应象大论》对中医治则也作了取类比象的高度概括,如"其高者,因而越之;其下者,引而竭之;中满者,泻之于内;其有邪者,渍形以为汗;其在皮者,汗而发之;其慓悍者,按而收之;其实者,散而泻之。审其阴阳,以别柔刚,阳病治阴,阴病治阳",是以阴阳之象来统属病邪的位置,根据上下、表里、虚实采取相应的治法。后世程钟龄《医学心悟》又将治疗大法总结为"八法"——温、清、消、补、汗、和、下、吐。而在中医临床实际运用的治法上更不乏意象思维的广泛运用。如治疗阳明腑实证之高热，以大承气汤治之，谓之"釜底抽薪"。"扬汤止沸，不若釜底抽薪"，此处"扬汤止沸"与辛凉解表相类比，而"釜底抽薪"则是与通腑泻下相类比。又如用增液汤治疗肠燥津亏之便秘，谓之"增水行舟"。又如用开宣肺气之法治疗气机不畅引起的小便不利，谓之"提壶揭盖"；用人参败毒散治疗风寒感冒初期兼有泄泻症状，谓之"逆流挽舟"等等。诸如此类的意象思维不胜枚举。其特点是来源于日常生活中常见的意象，以便理解与记忆；其次，这些治法首先是临床行之有效，有治疗效果，再在现实生活中寻找相似的意象来类比解释，反之，也可以在医者苦苦思索治疗方法时，在外界事物的意象上面，得到启示，产生新的治法。现代的中医，在学习了西医学的解剖学、病理生理学、细胞学、免疫学等现代西医学知识后，也能取西医学之象，与中医传统的意象相结合，创造新的治法，或者将已有的治法应用于新的疾病，达到圆机活法。

（2）在方剂学中的运用：很多中医经典名方的创制均灵活运用象思维。比如交泰丸，是一首治疗心肾不交的著名中药方剂，来源于《韩氏医通》，主治心火偏亢，心肾不交，而见怔忡、失眠等症。《易经》中有"否""泰"两卦，"否"之卦象，乾卦在上，坤卦在下，阳上阴下，则阳主升而天气向上，阴主降而地气向下，其象为阴阳背离，天地不交之象；"泰"之卦象，坤卦在上，乾卦在下，阴上阳下，天气下降，地气上升，阴阳和合谓之"天地交泰"。明代的易医学家韩懋精于易。他观《易》曰："天一，地二；天三，地四；天五，地六；天七，地八；天九，地十。"悟到：黄连苦寒，入少阴心经；肉桂辛热，入少阴肾经。取肉桂一钱，以应"天一"之数；取黄连六钱，以应"地六"之数。意在天一生水，地六成之。一改否卦为泰，使天气下降，地气上升，天地交泰，故曰交泰丸。阴阳失乖，水火不济，人病失眠，可与交泰丸。交泰丸，交济水火，药方取黄连苦寒，入少阴心经，降心火，不使其炎上；取肉桂辛热，入少阴肾经，暖水脏，不使其润下；寒热并用，如此可得水火既济。临床运用，黄连与肉桂的比例亦不可忽视。可见，交泰丸是意象思维与象数思维灵活运用的经典范例。其他如伤寒论中的小青龙汤、白虎汤、真武汤等均有意象思维存在。

（3）在中药学中的运用

1）中药的命名：中药学中很多药物的功效与命名均与形象思维相关。如人参这味药，"参"字本来就象形于人参的多须的根茎，而"人"字因人参的芦、膀、体、艼、须，与人的头、肩、身体、胳膊、腿对应且相似。其次，人参叶子由五枚复叶组成，靠其获取能量，维持生长，与人手的五指和作用相同；人参的红色果实形状与人的肾脏形状相同，且果实内有两粒种子，种子的数量、形状与男性的睾丸相同。人参种子自然传播过程中，从脱落到次年破土发芽的时间为270多天，与女人孕育胎儿的时间相同。故名为"人参"，且认为越像人形的人参，其功效越好，具有大补人体元气的功效。此外，中医认为很多藤类植物，绕木攀援，屈曲而生，取其入药，善走经络，有舒筋活络、祛风除湿之效。如《本草便读》所云："凡藤蔓之属，皆可通经入络。盖藤者缠绕蔓延，犹如网络，纵横交错，无所不至，其形如络脉。"临床常用如青风藤、络石藤、忍冬藤、鸡血藤等。

2）中药的功效：有很多中药的功效是由五行学说的意象相关而来。以五色而论，比如色白味辛的药物归肺经，主治肺系疾病，如桑白皮、贝母；色红的药物入血分，如红花、丹参、朱砂;色黄的药物补脾胃,如黄芪、黄精。以五味而论,味辛的药物多归肺经,有宣散之功效;味甘的药物多入脾胃经,有补虚之功效;味咸的药物,入肾经,有补肾的作用。

有很多药物由其生长环境的意象来推导其功效。如蛇类药材,因蛇多居于潮湿之地,故都具有祛风湿的功效;又如石韦,因生长在山野岩石之上,能破石碎石,因而用于治疗结石。

有许多药物由其自身结构特点的意象来推导其功效。如很多茎干中空的药物,具有利尿的作用,如白茅根、芦根、麻黄等;很多植物种子类药物因其本身就是植物繁衍的种子部分,故有补肾精种子的功效,如菟丝子、枸杞子、覆盆子、车前子、五味子等。

另有许多药物因其采摘的时令所含的意象而有其独特的功效。如霜桑叶,10—11月间霜后采收为最佳,得秋寒之气,疏散风热的效果最好。又如半夏,因古人将夏至分为三候,即"一候鹿角解,二候蝉始鸣,三候半夏生",而半夏性喜阴,夏至一阴生,阴气开始发动,天地之间不再是纯阳用事,故而仲夏时节半夏这种喜阴的植物才在沼泽地或水田中出生。半夏长于重阳转阴的时节即夏季之半,且喜欢生长在潮湿之地,因此古人通过取类比象来推论半夏具有降阳气的作用。《黄帝内经》中记载半夏秫米汤治疗失眠,其中主要用半夏之降阳化湿之功能,治疗中焦痰饮、阳气不降导致阳不入阴的失眠。

4. 在针灸中的运用 "象思维"在中医针灸起源、中医针灸形成、中医针灸发展中,具有重要作用。

(1)"象思维"与经络理论:"象思维"与经络的发现密切相关,如牙齿和手阳明大肠经具有密切的关系,手阳明经"入下齿中",因为人体牙齿排列外形和人体结肠袋外形相像。牙齿和结肠均属阳明,鹅、鸭、鸡等家禽口齿中没有牙齿,这些脊索动物门家禽的腹腔里有大小肠和胃,但是大肠仅仅有一条较短的直肠和两条盲肠,缺少结肠。家畜口腔里面存在牙齿,家畜大肠里有结肠。因此,可以说有结肠者便有牙齿,牙齿属于结肠的外象。在临床中,牙齿和结肠之间的关系主要体现在:有些患者睡觉时会磨牙,因为患者肠腑里面有蛔虫,患者入睡以后,蛔虫会对肠壁产生刺激,进而导致患者出现磨牙现象,这从根本上说明了结肠和牙齿之间存在密切的对应关系。

(2)"象思维"与针刺手法:临床治疗实热性病症时,操作上点刺出血,并且快速出针不留针。如由于邪热在表或热闭清窍而导致患者昏厥,应该浅刺疾出,运用三棱针在患者十二井穴或大椎穴进行点刺出血,能够起到开窍醒神和清泄热毒的效果。针刺治疗实热性疾病的过程中,就好像将手放置到沸水里,必须要快进快出,因此进行浅刺出血即可。在日常生活中,冬季天气寒冷,早上人们不愿意起床,都愿意在温暖的被子中多待几分钟。因此,在治疗寒性疾病的过程中,针刺应深刺,并且久留针。这也是"象思维"在针刺手法中的具体体现。

(3)"象思维"与腧穴理论:在中医临床针灸中,对五官和五官周围腧穴进行刺激,能够对人体五脏产生影响,进而促使其发挥治疗作用。如鼻下与人体两肺间纵隔类似,纵隔里有心。人中沟和人体心外形比较相似,同样都是上窄下宽,故针刺人中穴可以治疗心神昏迷的急症。"十指连心"虽是一句俗语,但恰恰反映了"象思维"和四肢腧穴的关系。人的大脑皮质功能中,手足的代表区最大。因此,临床针灸过程中,对人体手指端穴位进行刺激,能够醒脑开窍。而足趾端穴位所具有的开窍醒脑作用就比手指端穴位弱,原因就在于手指属于人的大脑外象。此外,人体中被称之为"心"或"头"部的腧穴,大多数具有开窍醒脑和安神宁心的重要作用,能够在临床中对神志病进行治疗。如刺激位于鼻头上的素髎(准头)穴能够有效治疗新生儿窒息、惊厥、休克以及昏迷;刺激足趾或手指端的井穴、十宣能够对小儿惊风、昏厥、昏迷、中风进行治疗等。其他如古人运用象思维从"法天""法地""法人"三才思想来认识腧穴的命名、位置、气血流注、功用等,从"穴象"来解读穴性,对腧穴理论及临床应用都有很好指导价值。

　　总之,象思维是传统中医药的一大特色。从中医基础理论、中医诊断,到中医治法、方药,无处不有象思维的运用。象思维能够高度概括很多不同事物的共同特征属性,有利于医者理解、记忆、归类、推演中医学的病理生理现象,方便记忆理解中药功效,启迪临床治法。但"象思维"也有一定的局限性。首先,象思维只能辅助医者从一个已知了解的事物来推演一个未知的事物,便于我们记忆、理解、储存信息,如果两个事物都是未知的则无法采用象思维;其次,象思维只能部分地、一定程度上,或是某一方面反映事物的本质,而不能反映事物本质的全部,且当取象不正确的时候还会导致错误的结果;第三,"象思维"具有极大的主观性,没有一个执行的标准程序或评价体系,很容易仁者见仁,智者见智;第四,运用象思维时,特别是运用象思维进行推演的时候,被取象的事物如果不足够被了解或研究透彻,那么比象的事物也不能被足够了解。因此,临床实际运用象思维时一定要立足临床实际,否则容易陷入想当然的错误方向。

(顾军花)

第二节　阴阳观与五行学说

培训目标

1. 掌握阴阳观与五行学说的基本内容。
2. 熟悉阴阳观与五行学说的临床应用方法。

　　阴阳观和五行学说是中医学的理论核心,也是中医学绵延数千年而长盛不衰的根源所在。阴阳本是中国古代哲学概念,是古人认识自然和解释自然的世界观和方法论。阴阳的最初本义是指物体向着太阳的部分为阳、背着太阳的部分为阴,从而引申为所有事物性质正反两个方面,如动为阳、静为阴,雄为阳、雌为阴,上为阳、下为阴,热为阳、寒为阴等等,用以解释自然界这种相互对立、相互依存且相互消长的物质运动形式。如《素问·阴阳应象大论》曰:"天地者,万物之上下也;阴阳者,血气之男女也;左右者;阴阳之道路也;水火者,阴阳之征兆也;阴阳者,万物之能始也。"阴阳观认为阴阳的对立、互根、消长平衡和相互转化是自然界的基本规律。中医学把阴阳观引入医学领域,用以阐释机体生理功能和病理变化,把人体具有推动、温煦、兴奋等作用的物质和功能,归属于阳;把人体具有凝聚、滋润、抑制等作用的物质和功能,归属于阴。如气为阳,血为阴;舌红苔黄属热属阳,舌淡苔白属寒属阴等等。如果阴阳失衡,"阴胜则阳病,阳胜则阴病。阳胜则热,阴胜则寒""阳虚则外寒,阴虚则内热"(《素问·阴阳应象大论》)。

五行,即木、火、土、金、水五种物质及其运动规律。古人在长期生活和生产实践中,认识到木、火、土、金、水是组成自然界的最基本物质,并进一步引申为世界上的一切事物,都是由木、火、土、金、水五种基本物质之间的运动变化而生成的。五行之间相互依存、相互制约,构成自然界最基本的运动形式。五行学说就是古人对木、火、土、金、水五种物质基本属性进行抽象化而形成的理论概念,用木、火、土、金、水这五种物质的属性来概括世界万物,分析各种事物的五行属性及其相互联系(表 1-1)。五行学说并不是静止地、孤立地将事物的属性归属于五行,而是以五行之间动态的相生相克关系来阐释事物之间相互联系、相互制约的协调平衡关系,以五行之间的相乘相侮关系阐释事物之间的协调平衡被破坏后的相互影响,这即是五行生克乘侮的主要意义。中医学引入五行学说用以阐释脏腑生理功能和病理变化,五脏配五行,肝主升发疏泄属木,心主温煦属火,脾主运化属土,肺主肃降属金,肾主水液代谢属水。五行之间的生克乘侮关系反映了脏腑生理功能的协调、制约关系和病理上的相互影响。

表 1-1 阴阳五行系统主要物类表

五方	东方	南方	中央	西方	北方
五季	春季	夏季	四季之末月	秋季	冬季
五行	木	火	土	金	水
五(天)气	风	暑(火)	湿	燥	寒
五(地)气	温	热	湿	凉	寒
五应	生	长	化	收	藏
五味	酸	苦	甘	辛	咸
五色	苍/青	赤/红	黄	白	蓝/黑
五音	角	徵	宫	商	羽
五性	仁	礼	信	义	智
五志	怒	思	喜	悲	恐
五脏	肝	心	脾	肺	肾
五腑	胆	小肠	胃	大肠	膀胱
五体	筋	(血)脉	(肌)肉	皮(肤)	骨(髓)
五窍	目	舌	口	鼻	耳/二阴
五液	泪	汗	涎	涕	唾
五华	爪甲	面	唇	皮毛	发
五声	呼	笑	歌	哭	呻
五种变动	握(抽搐/拘挛)	忧(言语吞吐)	哕	咳	栗
五形(质)	各种木本、藤本、草本植物及其制品	各种琥珀、聚酯、漆器、石化制品等	各种玉石、玛瑙、陶瓷等	各种金属制品	各种玻璃、琉璃、水晶等

五行相生关系,旨在说明一事物对另一事物具有促进、助长和资生的作用;五行相克关系,旨在说明一事物对另一事物的生长和功能具有抑制和制约的作用。五行学说认为相生相克是自然界的普遍规律,也是人体正常的生理现象。正是因为事物之间存在着相生相克联系关系,自然界才能维持生态平衡,人体才能维持生理平衡,即"制则生化"。

五行相生:肝木生心火,心火生脾土,脾土生肺金,肺金生肾水,肾水生肝木。五行相克:肝木克脾土,脾土克肾水,肾水克心火,心火克肺金,肺金克肝木。这样依次相生,依次相克,如环无端,生化不息,维持着事物之间的动态平衡。正如《类经图翼》所说:"造化之机,不可无生,亦不可无制。无生则发育无由,无制则亢而为害。"当五行相生相克关系失衡时,则出现克制太过的相乘和克制不足被反克的相侮现象,两者均为病理现象。相乘使被克的脏腑过于虚弱,相侮使被克的脏腑亢盛太过而无制。

在中医临床中,广泛应用五行生克乘侮关系治疗疾病和控制疾病的传变。太过者,泻之;不及者,补之。即所谓"虚则补其母,实则泻其子"。如肾水不足,不能滋养肝木,而致肝阴不足者,称为水不涵木。治疗时不直接治肝,而补肾阴之虚。又如肺气虚弱可用补脾气以益肺气的方法治疗。如肝脏有病,可通过生克乘侮规律影响到心、脾、肺、肾,又可因心、脾、肺、肾的疾病进一步影响肝脏。若肝气太过,木旺乘土,此时应先健脾胃以防其传变,脾胃不伤,则病不传,易于痊愈,即"见肝之病,知肝传脾,当先实脾"。疾病能否传变,取决于脏腑的功能状态,即一般五脏有虚则传,实则不传。所以仲景说:"见肝之病,知肝传脾,当先实脾。四季脾王不受邪,即勿补之。"

用阴阳观和五行学说阐释人体生理功能和病理变化,具体体现在中医学的天人合一理念,看待事物的平衡观、恒动观和辨证观。中医学认为,人和自然是融为一体的,天地间自然界的运行规律必然反映于人体,人之身心活动必然受外界物质世界的影响。

一、平衡观

平衡是事物发展的普遍现象,是阴阳两种对立面保持相对协调、稳定运动的有序状态,是自然界万物保持生存和健康发展的客观规律。中医理论所讲的平衡是相对的平衡,不是绝对的平衡,如人与自然、社会之间的平衡,脏腑的平衡,气血津液的平衡,阴阳的平衡,处方用药的平衡,养生保健的平衡等等。

(一) 生理上的平衡观

人体是一个有机的整体,正常情况下,脏腑功能通过相生相克关系保持相对平衡状态。脏腑功能正常,气血津液化生有源,运行有常,开合有度,即可达到人体阴阳平衡,脏腑协调,气血调和,这样一种阴平阳秘的最佳状态。这种生理上的平衡观还表现在人体与外界自然环境的和谐平衡,人要顺应四时,人体脏腑阴阳气血顺应自然界气候变化而变化,春生、夏长、秋收、冬藏。人体脏腑阴阳气血平衡,就会从精气神三方面表现出来,具体体现在气血旺盛,精力充沛,炯炯有神。气、血、津液是机体的物质基础。气、血、津液互生互化,互相制约,且在一定水平上维持着有效的动态平衡,从而维持和保证了人体正常的生命活动。

(二) 病理上的平衡观

人体的气、血、津液平衡系统一旦破坏,就会寻求新的平衡并暂时维持相对稳定,形成实证的病理基础和虚证的病理基础。在转换过程中若由于外邪侵袭、内伤情志或气、血、津液自身病理产物的出现,便形成虚实夹杂的病机。"失常之气"就是致病因素,包括气虚、气滞、气陷、气逆、气闭、气脱六个方面。"气有余便是火",可见"火"也是"气"导致的病理产物现象。血的病理产物现象包括血虚、血瘀、血热、血寒四个方面;"津液"的病理产物现象可以归纳为水湿、痰饮、精瘀、精亏四个方面。而多种病理产物相互胶结则使得病情更为复杂、变化多端、难以治疗。

总之,气、血、津液的平衡系统一旦被破坏则必然表现为气血运行失常,津液代谢紊乱,加之病理产物"火""痰""瘀""水""气"等又作为新致病因素的参与,从而使临床证情复杂,变证丛生。

(三)治则中的平衡观

凡是能够影响机体平衡,促进机体内环境恢复稳定的因素,都可以成为中医的治疗手段。所以中医的治疗手段多种多样,不仅仅包括中药和针灸,其他还有推拿、熏洗、艾灸、导引、食疗、敷贴等。当然,如果不以恢复机体内外平衡为治疗目的,即使应用的是传统中医治疗手段,也不能属于中医的治疗。

中医学对机体健康的认识为"阴平阳秘",治疗总则为"调整阴阳,以平为期"。治病即是使用药物或针灸等非药物治疗手段之后,纠偏救弊,使机体恢复"阴平阳秘"的状态。协调阴阳五行气血津液,求得重新的平衡,是最基本的治疗原则。"壮水之主,以制阳光。益火之源,以消阴翳"即表达了这种治疗大法。平衡观既强调矛盾双方对立的一面,因而有"寒则热之,热则寒之",扶正祛邪,"补不足而损有余"等治则;又强调矛盾双方依存的一面,所谓"扶阳以配阴""育阴以涵阳",使五脏得养,精气两益,以达阴平阳秘之目的。协调五行关系也是恢复平衡的途径,正如历代医家所提出的"补母泻子""培土抑木""滋水涵木""培土生金"等都体现了协调五行,使之归于平衡的原理。调和气血同样是协调机体使之处于平衡状态的手段,由于临床病情复杂多变,根据平衡观的辨证施治又有正治和反治等法则。例如某些腹水患者,屡服附桂类温阳利水剂,但病情每况愈下,虽温阳利尿是正治之法,但病程日久,阳损及阴,故服干姜、附桂不利,温阳及利水过甚又均可能伤阴,故采取滋阴清利之变法而获效。辨证必须正确对待阴阳变化,处方用药更当慎重掌握矛盾平衡,熟练运用表里兼治、寒热并用、攻补兼施诸法,同时考虑人体气机的升降平衡。再如对于慢性肾功能不全的患者,考虑其病程日久,肾阳式微,肾阴亏耗,治本不只治肾,尚需注意脾胃,以免湿浊上泛,脾胃升降功能失调,须阴阳兼补,相须相济,防止阴阳离决。但浊气不降,清气难升,故要通腑泄浊兼芳香化浊。平衡观在肝病的方药组合上有着明显的体现。治肝之法,由于肝体阴而用阳,故疏肝不可太过,补脾不可太壅;养阴不可太腻,祛湿不可太燥,祛瘀不可太破。治肝之病,凡肝气郁结之证,疏肝理气的同时,更伍以重剂白芍以养肝血,使气畅而血和。遇肝阴不足之证,除以白芍、当归等滋阴养肝外,常配以柴胡疏理肝气,以期血充而气达。

以恢复机体平衡为最终目标的中医治疗观对疗法的疗效评价不同于西医。比如,治疗感染性疾病,西医的方法就是找到杀灭病原体的药物;中医学的治疗方法是调节机体恢复平衡,不直接针对细菌、病毒等病原体。很多人用中医学中治疗外感病的有效方剂做体外实验,并不能杀灭病原体,如白虎汤无杀灭病原体的功效,但是无论感染什么样的病原体,只要出现阳明高热证,用白虎汤就可以治愈。不能因为白虎汤在体外实验中不能杀灭病原体就否定白虎汤治疗的合理性。临床实践已经证明,按照西医的理念,在中药中寻找抗病原体有效成分的治疗方法的疗效相当有限。

二、恒动观

恒动,就是不停地运动、变化和发展。中医理论认为,一切物质,包括整个自然界,都处于永恒而无休止的运动之中,"动而不息"是自然界的根本规律,运动是物质的存在形式及其固有属性。自然界的各种现象,包括生命活动、健康、疾病等都是物质运动的表现形式,因此,运动是绝对的、永恒的,应该摒弃一成不变、静止、僵化的观点。中医临床中运用动态的思维来分析研究生命、健康和疾病等医学问题的观念,就是恒动观。恒动观的主要内容有:

(一) 生理上的恒动观

人体脏腑器官的生理功能活动,只要生命存在就始终处于永恒无休止的运动中。如生命活动的生、长、壮、老、已过程,充分体现了"动"。欲维持健康,就要经常锻炼身体,即"生命在于运动"。又如人体对食物的吸收、津液的代谢、气血的循环、物质与功能的相互转化等,都是在机体内部以及机体与外界环境之间阴阳运动之中实现的,这就是生理上的恒动观。

(二) 病理上的恒动观

从病因作用于机体,到疾病的发生、发展、转归,整个疾病的全过程也处于不停的发展变化之中。如外感表寒证未及时治疗,则可入里化热,转成里热证;实证日久可转为虚证;旧病未愈又添新疾,新病又往往引动旧病等。疾病的病理变化多表现为一定阶段性,发病初、中、末期都有一般规律和特点。例如风温,初期在肺卫,中期在气分,末期多致肺胃阴伤。又如气血瘀滞、痰饮停滞、糟粕蓄积等,都是发病机体脏腑气化运动失常的结果,这就是病理上的恒动观。正是认识到疾病病理上的恒动性,中医临床上非常重视疾病证候的变化,同一种疾病,由于个体体质不同、正邪对比状态不同等等因素会形成多个不同的证候,并且这些证候也是动态变化的,这就要求中医师在诊治疾病时要辨证论治,根据该疾病不同患者的不同证候开具不同的方药或其他治疗措施,而当同一名患者证候出现变化时又要相应地调整治疗方案,这就要求中医师在临床上要培养良好的中医辨证思维能力。

(三) 疾病防治的恒动观

疾病过程是一个不断运动变化的过程。一切病理变化,都是阴阳矛盾运动失去平衡协调,阴阳偏盛偏衰的结果。治病必求其本,治疗应以扶正祛邪、调整阴阳的动态平衡为基本原则,体现了运用对立统一的运动观点指导临床治疗的特点。中医学主张未病先防、既病防变的思想,就是运用运动的观点去处理健康和疾病的矛盾,以调节人体的阴阳偏盛偏衰而使之处于生理活动的动态平衡。因此,不断地把握患者出现的新情况、新变化,细心分析,随时调整治法及方药,才不致贻误病情。"上工治未病"就是中医疾病防治恒动观的具体体现。疾病的形成是一个由量变到质变的由微渐著过程,当疾病处于亚临床状态时,虽然脏腑功能尚且正常,脏器经络、四肢百骸也无形态异常,但此时阴阳平衡已经出现偏盛偏衰,气血已现紊乱的苗头,照此继续发展下去,就会逐渐出现阴阳失衡,气血运行失常,脏腑功能紊乱,气滞血瘀、痰湿停滞、脏器经脉壅塞闭阻等等病理变化。因此,基于疾病防治恒动观的中医治未病理念,是优秀中医师孜孜不倦的追求目标,也是人体健康的最高要求。

综上所述,中医学看待生命、健康和疾病始终用动态的观点,人自出生到健康、疾病、死亡的过程始终处于阴阳动态平衡的运动过程中,中医学养生及防治疾病的基本思想均体现了动静互涵的恒动观念。

三、辨证观

中医临床思维的辨证观是中医不同于其他医学的最核心成分之一。这种辨证思维固然受到中国古代朴素的辩证法思想的影响,但其合理的理论内核和对实践强有力的指导作用是其经久不衰,在 21 世纪的当代仍焕发着活力的根本原因,也成为中医临床思维最核心的部分。

(一) 中医辨证思维辨证观的主要内容

1. 辩证地看待健康与疾病的关系　健康与疾病是人体不可分割的两种生命状态,但两者又不是截然分离的,而是相互依存、相互联系的,健康中包含着疾病,疾病中又蕴含着健康。人体在健康状态时,机体内本来就隐含着疾病的种子,只是人体的正气过于强大,疾病的种子根本得不到发芽的机会。但当人体正气亏虚时,无法压制疾病的种子,疾病的种子就得到了发芽的机会,逐渐发展形成疾病。正所谓"正气存内,邪不可干""邪之所凑,其气必虚"。所以,中医虽然是一门临床学科,但非常注重养生,就是这个道理。通过导引、食养等种种养生手段,使机体始终保持良好的健康状态,是祛病长命的有力保障。

疾病中又蕴含着健康。人体疾病虽然是阴阳平衡的破坏、气血运行的紊乱、津液代谢的障碍、脏腑功能的失常,但是人体本身就有强大的自我修复功能,可以通过阴阳气血的调整使一切阴阳恢复原来的平衡状态。中医治疗疾病时,就是通过充分调动人体的自我修复功能,扶正而祛邪,通过益气温阳,或补血养阴等治疗,使机体正气恢复正常,就能够祛除病邪,使气血运行恢复正常,津液代谢恢复正常,脏腑功能恢复正常,阴阳恢复平衡状态。这正是扁鹊说的"越人非能生死人也,此自当生者,越人能使之起耳"。中医治病的方法就是帮助人体自身正气恢复正常,通过自身的力量战胜病邪,恢复阴阳平衡健康。中医治疗很多感染性疾病有确切疗效,但当研究人员把这些处方或处方中的任一单味药进行体外抗病菌实验时,都无法获得满意的抗菌效果。这是因为中药主要是通过调节人体自身的免疫机制来抵御一切病原体,而非自身具有多么强大的抗病原体能力。

2. 辩证地看待祛邪与扶正的关系　前文讲到,中医注重扶正以祛邪,这并不是说中医治病就不用祛邪的方法。实际上,在中医治病手段中有很多祛邪的方法,如"以毒攻毒""开鬼门、洁净府""去菀陈莝"等等。在病邪较盛之时,中医要用祛邪的方法,以较快的速度祛除病邪,使病情转危为安。但即使是中医在进行祛邪治疗时,也不会像西医那样,把人体和病邪看成敌我矛盾,一定要把病邪赶尽杀绝,而不顾人体自身是否能够承担得起这种治疗方法。中医治病关注人体自身,把人体阴阳平衡的恢复看作是治病的最高目标,即使在祛邪时也要遵循"大积大聚,其可犯也,衰其大半而止,过者死"的原则,使病邪衰其大半就达到祛邪的目的了。这样祛邪而不伤正,但扭转了正邪的局势,使病邪的盛势得到遏制,而人体正气没有损伤。正气能够凭借自身之力抵御病邪,并逐渐战胜病邪,恢复人体自身的阴阳平衡。即使在某些情况下,正气无法彻底战胜病邪,如在恶性肿瘤的晚期,人体自身的正气已经无力彻底战胜肿瘤,使肿瘤消失,但也会策略性地使用祛邪和扶正的方法,最大程度地遏制肿瘤恶性生长的势力,提振人体自身正气,使人体和肿瘤处于相对平衡的状态,提高肿瘤患者的生存质量,延长带瘤生存时间。这也是中医平衡观、恒动观和辨证观的具体体现。

3. 防治疾病时注重辨证论治　医师诊察病情后,则进入了辨病及辨证的过程分析阶段。中医疾病名称很多与症状同名,这就使得中医疾病的内涵宽泛化,造成了临床中辨病的作用弱化,很多医师不经过辨病过程,直接辨证就能够立法处方。过程分析主要是中医辨证的思维过程。大脑对接受的感性认识,通过比较、分析和综合,从较多的个体性现象中,发现事物的属性和它们的共性,于是把它们从表象的形式中分化出来,与前人的理论和固有的证的框架概念作同构联系,以象为素,以素为候,以候为证,从而作出当前的证候判断。如发现恶寒发热、无汗、头身痛就会想起太阳病伤寒证,即所谓的有是证用是方,以病证结合而方证相应。中医的辨证思维和方法秉承于《伤寒论》《金匮要略》,直到今天人们头脑中的证的框架也多以此为模板。但当在临床上遇到的患者症状繁多、病情错综复杂,而医师在头脑中找不到相似案例或已有的知识时,医师就会在一般理性认识的基础上,运用所掌握的辨证思维方法对所遇到的各种病证进行具体分析,作出证候判断。在这个过程中,医师充分运用了抽象思维,经过不断地比较、分析、综合、推理和判断,经过多次反馈形成所谓思维的螺旋式上升,使医师思维活动与患者病证演变相对保持一致。这个阶段,医师会依据自己的医学知识和临床经验,问患者一些可能会有但没有表述出来的症状,以加深对病情的了解,同时依靠这些补充问题的答案进行鉴别诊断,来验证和确定自己对疾病的判断。

辨证论治是中医临床决策思维的基本模式,不受西方医学疾病概念与实验室检查结果的影响。病与证是中医疾病结构中的两个重要层次,是中医对疾病本质属性和矛盾运动的概括。其中,病是对疾病发生发展过程中基本矛盾和一般规律的概括,证是对疾病发展过程中当前阶段主要矛盾和规律的概括。病和证的关系是过程与阶段、共性与个性的辩证统一。因此,辨证时,既要看到一种病可以包括几种不同的证,又要看到不同的病在其发展过程中可出现相同的证,做到病证结合,求同存异,在辨证的基础上辨病,在辨病的范围内识证,这是中医临床实践经验的总结,也是中医诊断思维的一项根本原则。

中医临床辨证思维的过程,涉及许多思维层面的问题。门诊接诊患者必须要对患者病情快速作出判断,因此要求门诊医师必须兼有两方面的能力,即诊察技巧和思辨能力,其中思辨能力更为重要。只有具备了良好的分析判断的思辨能力,才能透过现象把握本质,快速探寻出疾病规律。故此,医师在门诊实习时必须在对每一个病症的辨证过程中,充分体现辨证观,从哲学角度把握辨证标准与临床疾病发展变化之间的关系,在中医辨证思维基本方法指导下,应用中医辨证思维方式与特征,总结出一套中医临床辨证思维模式,指导临床诊断。

（二）中医临床辨证思维的常用模式

中医学在长期的医疗实践中,创立出了八纲辨证、脏腑辨证、经络辨证、六经辨证、卫气营血辨证、三焦辨证,以及辨病因(六淫、疫疠等)、病性(气、血、津液)等多种辨证归类的方法。

1. 八纲辨证模式　八纲辨证是辨证的基本纲领。八纲即阴阳、表里、寒热、虚实,可以从总体上反映证候的部位和性质。脏腑辨证、经络辨证、六经辨证、卫气营血辨证、三焦辨证,是八纲中辨表里病位的具体深化,即以辨别疾病现阶段的病位(包括层次)为纲,而以辨病因病性为具体内容。其中脏腑辨证、经络辨证的重点是从"空间"位置上辨别病变所在的脏腑、经络,主要适用于内伤杂病;六经辨证、卫气营血辨证、三焦辨证则主要是从"时间"上区分病情的不同阶段、层次,主要适用于外感时病。辨病因病性则是八纲中寒热虚实辨证的具体深化,即以辨别病变现阶段的具体病因病性为主要目的,自然也不能脱离脏腑、经络等病位。其中辨病因主要是讨论六淫、虫、食等邪气的侵袭或停聚为病,与六经、卫气营血、三焦等辨证的关系较为密切;辨病性主要是分析气、血、津液等正气失常所表现的变化,与脏腑辨证的关系尤为密切。总之,八纲是辨证的纲领;辨病因病性是辨证的基础与关键;脏腑辨证、六经辨证、卫气营血辨证、三焦辨证等,是辨证方法在内伤杂病、外感时病中的具体运用。

2. 脏腑辨证模式　脏腑辨证是中医辨证体系中最重要的方法之一。中医其他辨证体系很多,如上述病因辨证、八纲辨证、六经辨证、卫气营血辨证及三焦辨证等,无不与脏腑辨证密切相关。脏腑辨证模式是在认识脏腑生理功能、病变特点的基础上,将四诊症状和体征以及有关病情资料,进行综合分析,从而判断疾病所在的脏腑部位、病因、病性等,是以脏腑为纲,对疾病进行辨证的模式。

3. 体质辨证模式　随着近年来辨病与辨证相结合的研究,对"证"的现代病理学基础已经有所认识,从临床中发现了体质与"证"的固有相属性、体质与"证"的潜在相关性、体质与"证"的从化相应性。因此,在临床辨证论治时,可以根据患者的体质状况进行病情的辨证推理。如诊治一素体脾胃虚弱之人,劳倦过度,复因饮食不当而致泄泻,大便如水样,伴口干,前医予"葛根芩连汤加减"治疗五日,仍然泄泻不止甚则完谷不化,仍口干,考虑其素体脾阳虚衰,依体质辨证模式素体脾胃虚弱之人,运用清热药物之后可致脾阳虚衰、阴寒内盛,故予"附子理中汤"化裁以温中散寒,三剂竟获痊愈,足见注意体质辨证,也为临床思维中需要兼顾的一个方面。

4. 一元论思维辨证模式　临床思维渐进的踪迹,基本上先有演绎,再有归纳,其中贯穿着"一元论"思想。一元论思想的根本特点是从现象的不同组合来判断现象系统证候的特异性质,凡病情复杂、隐蔽或多方面相互牵涉时,必然有一个起决定和影响作用的症状,而其他症状都是随着这一症状的产生而产生,随着这一症状的转变而转变,据此认识,从临床众多的症状中寻找出一个起决定和影响作用的病症并解决之的思维模式。

5. 系统辨证模式　是目前临床上常用且有效的辨证方法。它是在四诊所收集的临床资料基础上,运用八纲辨证、脏腑辨证、病因辨证、六经辨证、卫气营血辨证、三焦辨证、体质辨证以及一元论思维辨证等多种辨证方法进行综合系统辨证的模式。这样的辨证模式比较符合中医整体观念,也比较容易保持理、法、方、药的一致性,是一种整体性思维方式。因而,如今的中医药院校教材《中医内科学》和《中医外科学》即以此辨证模式为主进行。

上述中医辨证思维的基本方法和中医临床辨证思维的常用模式,目的是对中医临床"症""病""证"的辨证关系作出判断。

因此,要发扬中医学辨证论治的诊治特色,提高中医临床诊治水平,提高辨证的准确率,必须坚持辨病与辨证相结合的诊治思路。运用辨病思维来确诊疾病,对某一病的病因、病变规律和转归预后有一个总体认识;再运用辨证思维,根据该病当时的临床表现和检查结果来辨析该病目前处于病变的哪一阶段或哪一类型,从而确立当时该病的"证候",然后根据"证候"来确定治则治法和处方遣药。此即通常所说的"以辨病为先,以辨证为主"的临床诊治原则。对某些难以确诊的病症,可发挥辨证思维的优势,依据患者临床表现,辨出证候,随证施治。

(三) 辨证治疗思维程序

现结合病案对辨证治疗思维具体程序进行分析:患者,女,38 岁,自 25 岁开始颜面及双下肢浮肿常反复发作,尿蛋白顽固不消,屡经中西医治疗,仍症状反复不已,尿蛋白(+)~(+++)。3 日前因劳累复感风邪,出现颜面及双下肢浮肿加剧,伴恶风咽痒、咳痰黏黄、脘胀便溏、口泛清水、腰膝酸软、神倦疲怠、小便清短、面色灰黯、舌淡胖大、苔薄黄腻、脉沉细弱。血压 142/90mmHg,查尿常规示尿蛋白(+++),尿红细胞(+),无白细胞和脓细胞。在西医处就诊,诊断为"慢性肾小球肾炎",予激素等治疗。患者为减少激素副作用而寻求中医诊治前来就诊。

中医临床辨证治疗思维程序:

第一步:明确归属何种病证。从主诉为"反复颜面及双下肢浮肿 13 年,加剧 3 天"来考虑,当属中医"水肿"范畴。

第二步:根据水肿病的特点区分是"阴水"还是"阳水"。虽然患者本次症状仅加剧 3 天,但其病程已 13 余年,反复发作,久治不愈,不仅伴有脘胀便溏、口泛清水等脾阳不振之证候,又伴有腰膝酸软、神倦疲怠、小便清短、面色灰黯等肾阳衰弱之证候,而舌淡胖大、脉沉细弱亦为脾肾阳虚之候,因此虽也有伴恶风咽痒、咳痰黏黄、苔薄黄腻等肺卫湿热之证,但脾肾阳虚为主证,肺卫湿热为次证,因此当属"阴水"。此思维即为"脏腑辨证模式""体质辨证模式"。

第三步:判断病性特点。根据病属"阴水",虽然病程长久,且有脾肾阳虚之候,但本次加剧仍因外感风邪而致,说明本次发病是在正气虚弱的基础上复感外邪,从而导致肺失宣降,水道不利而诱发。因此,病性当属"虚实夹杂""本虚标实""寒热错杂"。而不能从有"浮肿"、有"蛋白尿""血尿""血压高",且西医诊断为"慢性肾小球肾炎"出发,根据检验结果有"血尿"、诊断结果有"炎",即判断本病为"热性病证"。此即中医临床思维"病因辨证""八纲辨证模式""一元论思维辨证模式",是不受西方医学疾病概念与实验室检查结果影响的辨证论治模式。

上述在四诊所收集的临床资料基础上,运用脏腑辨证、病因辨证、八纲辨证、体质辨证以及一元论思维辨证等多种辨证方法进行综合系统辨证的模式,也即为目前临床上常用而且有效的辨证方法——"系统辨证模式"。

第四步:得出初步结论。病名"水肿",辨证属"脾肾阳虚,风热犯肺"。

第五步:辨证论治。本例患者为阴水基础上复感外邪的"本虚标实""寒热错杂"证。实者为风热犯肺,湿热内盛;虚者为脾肾两虚,水液内停。故而治则为"急则治标""虚则补之""实则泻之";治疗方法为"疏风宣肺、清热利湿,佐以健脾补肾、利水消肿";具体方药可选用"麻黄连翘赤小豆汤合真武汤或实脾饮加减"。

清代著名医家叶天士指出,医道之关键在于识证、立法、用方。此可谓是对中医辨证思维过程的经典归纳,同时也点明了中医临床思维的程序和步骤,即收集症状→辨识证候→建立法则→选方用药。中医的发展和临床疗效证明,只有培养了正确的中医临床思维,才能真正掌握中医精髓,也才能取得良好临床疗效。

(孙景波)

第三节　气血经络理论

培训目标

1. 掌握气血理论、经络理论的基本内容。
2. 熟悉气血理论、经络理论在中医临床中的应用。

一、气血理论及其在中医学中的应用

(一) 气血理论基本内容

气血是构成人体和维持人体生命活动的基本物质,是维持脏腑经络等组织器官正常生理活动的物质基础。气是人体内活力很强、运行不息的一种能量,包括水谷之气、脏腑之气、经络之气、元气、宗气、营气、卫气等,是人体生命的维系。气运行全身,其推动、温煦、防御、固摄等作用推动和调控脏腑功能活动,促进人体正常代谢及相互转化。血是行于脉中而富有营养的液态物质。广义的血除运行于脉中的血液外,还包括液态的津、液、精、髓等,其濡养和化神作用为全身功能活动及精神活动的正常发挥提供营养,使脏腑、四肢、九窍各司其职。

气血密不可分,气为阳,血为阴,阴阳互根互用。气是血液生成和运行的动力,血是气化生的基础和载体,故气血之间的关系可概括为气能生血、气能行血、气能摄血、血能养气、血能载气。生理上,气血相互资生、相互依存、相互为用,共同维持人体的生理活动。病理上,二者又相互影响,气的盛衰和升降出入异常必然影响到血,而血的盛衰和运行异常亦必然影响到气,若气虚则血无以行而血瘀,血瘀则气无所养而气少,终致气血两虚;若气滞、气虚则血行不畅而血瘀,血瘀则气亦随之郁滞,瘀血不去则不仅耗气,亦无以生气,从而更加重气虚,终致气滞血瘀、气虚血瘀;若大出血,气无所依,以致气随血脱,气虚统摄无权,血不归经,则加重出血。

气血与津液相互资生、相互转化,气能生津、行津、摄津,津能生气、载气,津能化血、血含津液,津液的生成、输布和排泄有赖于气的推动固摄作用,而气的存在和升降出入运动离不开津液的运载和滋润。血和津液都由水谷精微所化生,津液进入脉中,与营气结合,化生成血液;血液中的津液,与营气分离而渗出脉外则化为津液。故气血津液常相互影响,若气血运行失常,则致津液停积,而津液亏损,可致气血耗伤,如气随液脱、血随津伤等。

气血与脏腑密不可分,脏腑功能活动是气血化生的基础和动力,气血的运行、生成及输布均依赖心主血脉,肺主气、朝百脉,肝藏血、主疏泄,脾胃的化生以及肾脏摄纳的作用,故脏腑调则气血充盈,而气血是脏腑组织生理功能发挥的物质基础,气血充盛则五脏六腑得以濡养,各自生理功能得以正常发挥,而气血的病变往往又反映脏腑功能的失调。《素问·调经论》云:"五脏之道,皆出于经隧,以行血气,血气不和,百病乃变化而生。"即脏腑与气血相互影响,气血亏虚则脏腑功能异常,而脏腑功能异常则气血化生不及。

人体气血调和与否直接关系着人体生命活动的盛衰。《景岳全书》说:"人有阴阳,即为血气。阳主气,故气全则神旺;阴主血,故血盛则形强。人生所赖,唯斯而已。"人生有形,不离阴阳。阴平阳秘是人体康健的标志。阴阳是对事物属性的概括。究其本质,气血调和才是阴平阳秘的内在基础。气血充盈,运行条达,则邪气难以侵犯人体;若气血失调,则正气亏虚,百病由生。故气血的盈亏和运行畅达与否是发病的本质因素。或外邪侵犯,损伤气血,或气血亏损,正气不存,邪气可干;或七情劳倦,耗气伤血,皆因气血失调而生,故在疾病的治疗中应注重调和气血。

(二) 气血理论在中医学中的应用

1. 指导疾病的诊断

(1) 气血辨证:气血辨证是八纲辨证在气、血层面的深化和具体化。以虚实为纲,可将气血病分为实证和虚证。虚证以气、血的亏虚为基础,表现为气虚证、气陷证、气脱证、血虚证,以及气血兼病如气血两虚证、气虚血瘀证、气不摄血证和气随血脱证,临床主要以面色淡白、神疲乏力、少气懒言、自汗、脏腑下垂及吐血、便血、崩漏等出血症为主要证候;实证以气、血的运行或代谢障碍为基础,表现为气滞证、气逆证、气闭证、血瘀证以及气滞血瘀证,临床主要表现为局部或全身胀痛,与情志相关,或恶心呕吐,突然昏仆,或出现刺痛、包块色青紫、瘀血色脉征等。血证又以寒热为纲,分为血热证和血寒证,常因火热炽盛,侵入血分,迫血妄行或寒邪凝滞血脉,血行不畅而致,常表现为以各种出血、色深红、发热口渴、面赤心烦为主的热象和以局部冷痛、得温痛减、肤色紫黯为主的寒象。(图 1-1~ 图 1-3)

(2) 辨脏腑病理性质:五脏六腑与气血生成及运行息息相关,若脏腑失调,则必然导致气血亏虚、运行紊乱,而气血虚损或运行障碍则必然影响到脏腑功能。肝主藏血,若肝血不足,则见两目、筋脉、爪甲等表现出血虚证候;若肝郁疏泄失职,则见胸胁窜痛、有积块、情志异常等气滞证候,如肝郁气滞,横逆犯胃,胃失和降,则表现为胃脘胀痛、急躁易怒、嗳气太息等肝胃不和证候,或肝郁气滞、血行不畅所表现的胸胁刺痛、窜痛、局部肿块色青紫等气滞血瘀证候;若心血不足,鼓动乏力,则表现心悸怔忡、神疲乏力、自汗等气虚证候;若心血不足,心失所养,则表现为失眠、眩晕、面唇色淡等血虚证候;若脾气不足,运化失常或升举无力,则见少气懒言、食少便溏、脏器下垂等气虚证候。

(3) 辨疾病所处阶段:营卫气血理论奠定了温病卫气营血辨证体系的基础。卫气是行于脉外而具有保卫作用的气,营气是行于脉中而具有营养作用的气,是血液重要

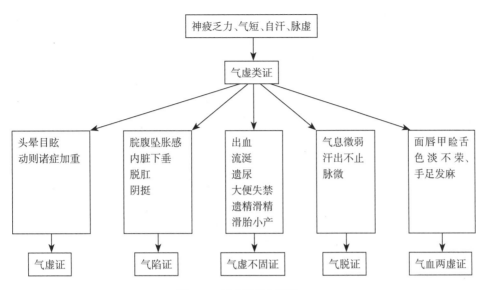

图 1-1 气血辨证示意图一

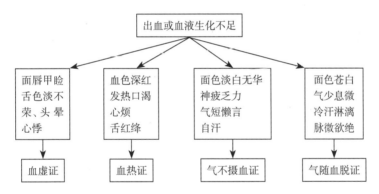

图 1-2 气血辨证示意图二

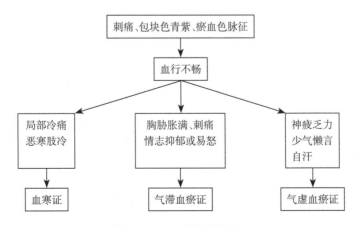

图 1-3 气血辨证示意图三

的组成部分,且"营血"常并称,而气则包括元气、脏腑之气、经脉之气等等。"卫""气"相对而言,"卫"主表,而"气"主里,营血同源,"营"为"血"中之气,故卫气血相对存在着一个内外、浅深、表里的层次问题。叶天士将卫气营血生理概念加以引申,将温病进程中的病机、证候概括为卫、气、营、血四层次和阶段,以说明温热病的病位深浅、病势轻重及传变规律。卫分证当以发热、微恶风寒,舌边尖红,脉浮数为辨证要点;气分证当以发热、不恶寒反恶热及脏腑证候为主;营分证当以身热夜甚、心烦谵语等心神被扰所表现的证候为主;血分证当以身热夜甚、烦躁、昏狂、谵妄等热盛动血、耗阴、动风等表现的证候为主。

(4)辨经络病位:十二经脉是人体气血运行的主要通道。营气行于脉中,卫气行于脉外,周而复始,经别之气血行于表里经内部,络脉之气血行于体表,奇经八脉以蓄溢方式调节气血运行,共同组成完整的气血循环系统。气血是经络实现生理功能的基础,气血盛衰的变化反映了人体阴阳气血平和与否,是人体寒热虚实状态的病理基础,而经脉所表现的证候则是气血盛衰变化的具体反映,故可根据病变所在部位、症状及经脉气血多少,详细区分所属经脉进行诊断与治疗。如足阳明胃经,气盛则见身热、消谷善饥、溺色黄,而气不足则见胃寒、胀满,故气血盛衰导致了人体自我体感的寒热状态;足少阳胆经,若经脉气血阻滞不通,运行不畅,阳气不达,失于温煦,以致气血瘀滞,则相应部位可见厥冷、疼痛、色紫等,若气血不足,则见下肢软弱无力、跛行等;冲脉为"血海"而通受十二经气血,任脉为"阴脉之海"而主一身之气血,女子月经来潮及孕育,皆以血为基础,若邪犯冲、任,则可见月经不调、赤白带下、崩漏等。

2. 指导疾病的治疗　调和气血是治疗疾病的基本原则。治病必求于本,人体之本在于正气,正气存内,邪不可干,而疾病的发生正是正邪相争的结果,故调护正气是关键,而气血便是正气之根本,因此只有气血充盈,条达疏通,才能使阴阳平和,人体健康,疾病向愈。关于调理气血的方法,主要有以下几方面:

(1)补法:虚则补之。虚证当补之益之。通过补益人体气血阴阳,以治疗各种虚弱证候,可分为补气、补血及气血双补。人身脏腑之气,为肺所主,水谷精微之气为脾胃所生,并输布全身,所以气虚多责之肺、脾二脏。一般补中气、助健运用四君子汤;补中气、升清气、举内脏用补中益气汤;补卫气、固表敛汗用玉屏风散。补血亦为养血,用于各种血虚证,常用方剂如归脾丸、四物汤、当归补血汤。

在针灸治疗中,补益气血则体现在病位选穴及针灸手法中。足阳明胃经为多气多血之经,故常选用此经上的穴位治疗以增强补虚之功,故足三里常可作为补虚、保健之要穴。在虚证的治疗中,常采用徐疾、提插、迎随等手法治疗,如在背俞穴、原穴施行补法,以达到补益气血、调和阴阳的作用。

(2)泻法:实者泻之。实证者当清之降之。邪气侵犯,气血郁滞,以致邪实之证,治疗当以祛邪为要,而泻法最为直接,以清下降逆之法行气祛瘀,调理气血运行。如六腑以通为用,以降为和,若邪壅肠胃,胃腑气机壅塞不畅而成阳明腑实证,当用承气汤之类以通胃腑、调升降、畅气机;而当气血运行障碍,瘀血停滞,可以泻下法行气活血,祛瘀生新,方用桃仁承气汤。

在针灸治疗中,在穴位施行捻转、提插、开阖等泻法,可以起到祛除人体病邪的作用。"菀陈则除之"即是对络脉瘀阻不通引起的病证,可采用三棱针点刺出血,以达到活血化瘀的目的。在选穴方面应结合病证特点及所属经脉进行治疗,如偏头痛为少阳所主,少阳经多气少血,多气则气逆而上,出现胀痛,故宜选取引气下行的穴位。

(3) 温法:形不足者,温之以气。阳气虚损,寒从中生,或因寒致瘀,血分有寒。若见形寒肢冷、甚则四肢逆冷,或腹中冷痛,下利清谷,则用四逆汤以温阳散寒,回阳救逆;若妇女崩漏、男子吐血,唇爪不荣,用十全大补汤;若妇女因寒而痛经、闭经,月经量少色黯,舌紫有瘀点,用当归、川芎、生姜、桂枝、牡丹皮等。针灸治疗中,"陷下则灸之"亦是温法的应用,当气虚而出现脏腑下垂证候时,当用温灸法以温补阳气、升提举陷。

(4) 调法:气血之间生理上互根互用,病理上相互影响,常有气病及血或血病及气,终致气血同病,故需调理二者之间的关系。气虚生血不足而致血虚,当以补气为主,佐以补血;气虚行血无力而致血瘀,当以补气为主,佐以活血化瘀;气虚不能摄血以致血液妄行,当以补气为主,佐以收敛止血;气滞血液不行而致血瘀,当以行气为主,佐以活血化瘀;血虚气无所养而致气虚,当以补血为主,佐以益气;出血而致气随血脱者,当先益气固脱以止血,而后佐以补血。在针刺方法上,由于时令及体质差异的不同,气血多少也随之改变,故在治疗上应选择适当的手法进行针刺。春夏季节,阳气升发,人体气血趋于体表,病邪伤人多在体表;秋冬季节,人体气血藏于体内,病邪伤人多在深部,故治疗上春夏宜浅刺,秋冬宜深刺,从而调理气血盈亏。年轻体壮、皮肤粗厚之人,气血充盛,可深刺而留针;幼儿或体质虚弱、皮肤薄嫩之人,血少气弱,故宜浅刺、轻刺。

3. 判断疾病预后　人体的气血变化与疾病发生、发展及向愈密切相关,因此可通过观察人体的气血来判断患者的盛衰,而面部血脉丰富,皮肤薄嫩,体内气血盛衰变化,最易通过面部色泽变化显露出来。色属阴,主血,是血液盈亏和运行状态的体现;泽属阳,主气,是脏腑精气和津液盛衰的表现。若气血充盈,则面色红润有光泽,疾病向愈;若气血不足,则面色淡白无华,或气血瘀滞,见面色晦暗无光,色泽青紫,均属预后较差的表现。

二、经络理论及其在中医学中的应用

(一) 经络

经络是人体内运行气血的通道。经络纵横交错,遍布全身,是人体的重要组成部分。经络系统又由经脉和络脉相互联系、彼此衔接而构成。经络系统中有经气的活动,其主要特点是循环流注、如环无端、昼夜不休。人体通过经气的运行,以调节全身各部的功能活动,从而使整个机体保持协调和相对平衡。经络理论是阐述人体经络系统的循行分布、生理功能、病理变化及其与脏腑相互关系的理论体系,对中医临床尤其是针灸临床实践具有重要的指导作用。

1. 经络系统　人体的经络系统由经脉、络脉及连属部分构成。经脉是经络系统的主干,由十二正经、经别和奇经八脉组成。手足三阴三阳经作为十二正经,对称分布于人体两侧,循行于上下肢内外,有一定的交接规律,其与脏腑的直接络属关系及相互表里关系,构成了循环路径,为人体气血运行的主要通道。奇经八脉虽无脏腑属络及表里相互关系,但其纵横交错的分布规律补充了十二经脉在循行分布上的不足,加强了十二经脉之间的联系,对十二经脉气血的涵蓄起到了双向调节的作用。同时,经别及络脉分别循行于腹腔及浅表部位,加强了十二经脉表里两经与体内外的联系,以及与头面、人体前后侧面的联系。经脉、络脉及连属部分共同构成经络系统,错综联络,遍布全身,互相配合,以疏通渗灌气血,对人体起到濡养作用。

　　2. 经络的生理功能

　　(1) 联系脏腑,沟通内外:经络中的经脉、经别与奇经八脉、络脉,纵横交错,入里出表,联系人体各脏腑组织;经筋、皮部联系肢体筋肉皮肤;浮络和孙络联系人体各细微部分,使人体形成了一个统一的有机整体。体表感受病邪和各种刺激,可传导于脏腑;脏腑的生理功能失常,亦可传导于体表。

　　(2) 运行气血,营养全身:经络是人体气血运行的通道,能将营养物质输布到全身各组织器官,使脏腑组织得以营养,筋骨得以濡润,关节得以通利。

　　(3) 感应传导,调整虚实:经络之气具有感受、负载和传递针灸及其他刺激等各种信息的作用,各种刺激和信息可随经气到达病所,起到治疗疾病的作用,同时内脏活动及病理变化信息也可由经气感受并传达于体表,表现出不同的症状和体征。

　　(4) 抗御病邪,保卫机体:营气行于脉中,卫气行于脉外。经络"行血气"而使营卫之气密布周身,在内和调于五脏、洒陈于六腑,在外抗御病邪,防止内侵。外邪侵犯人体由表及里,先从皮毛开始。卫气充实于络脉,络脉布散于全身、密布于皮部,当外邪侵犯机体时,卫气首当其冲发挥其抗御外邪、保卫机体的屏障作用。

　　3. 经络的病理变化　经络内连脏腑,外达肌表,将脏腑之间及脏腑、形体官窍之间紧密联系在一起。当体表受邪时,可通过经络由表入里,由浅到深,逐渐波及脏腑,当脏腑发生病变时,又可通过经络的传导反映于外,由里达表,在体表出现不同的症状和体征,同时脏腑的病变也可通过经络相互传变,以致本脏受邪而累及他脏,故经络是病邪传注的途径。如外感风热,阻遏卫气,初起症见发热恶寒、头身疼痛等表证,而肺主皮毛,鼻为肺窍,若表邪不解,邪气从口鼻而入,内传于肺,则出现咳嗽、流涕、咽干、胸闷、胸痛等症,又因肺经与大肠经相表里,故肺经邪气可移于大肠经而出现腹痛腹胀、大便秘结等大肠病变,而手阳明大肠经循行入下齿中,故大肠积热亦可引起牙龈肿痛。

　　4. 经络与腧穴　腧穴是在经络学说指导下的具体应用,其归于经络,与脏腑脉气相通,能够渗灌转输气血,是人体脏腑经络之气输注的特殊部位,故腧穴既是疾病的反映点,又是针灸的施术部位。通过针灸对腧穴的刺激可通其经络、调其血气,使阴阳平衡,脏腑和调,从而达到扶正祛邪的目的。腧穴既包含了十二经脉及任、督二脉上的经穴,又包含了经外奇穴和阿是穴,不仅对本经有治疗作用,能反映十四经及所属脏腑和相关脏腑的病证,又对某些病证及局部病位有特殊疗效,同时能够治疗经脉循行所经过的远端脏腑组织器官。如曲池穴属手阳明大肠经,不仅可以治疗腹痛、吐泻等本经病证及上肢不遂、手臂肿痛等局部病证,还可治疗齿痛等其远端循行部位的病证以及某些特殊病证如瘾疹。

　　(二) 经络理论在中医学中的应用

　　1. 经络辨证　经络辨证是以经络学说为指导,对患者所反映的症状、体征进行分析综合,以判断病因、病性及病位的一种辨证方法。由于经络有一定的循行部位和脏

腑属络,可反映经络本身及所属脏腑的病变,故可根据部位、证候以及腧穴的病理变化来辨证归经。(表 1-2)

(1)辨位归经:对于有明确和固定部位的病证,可以根据经脉循行对其所在部位进行归经。如辨头痛归经,通常根据头部经脉分布特点进行辨证归经,痛在巅顶者,多与足厥阴肝经及督脉有关;痛在前额者,多与阳明经有关;痛在侧部者多与少阳经有关;痛在后项者,多与太阳经有关。又如腰痛以正中为主者,多与督脉有关;腰痛以脊柱两侧为主者,多与足太阳膀胱经有关。再如上牙痛病在足阳明胃经,下牙痛病在手阳明大肠经。

(2)辨候归经:通过四诊获得的病情资料,应用经络理论进行分析归纳,判断疾病所在部位以及病性的寒热虚实以辨归经。以慢性支气管炎为例,其症状表现为咳嗽有痰、伴或不伴喘息,与《灵枢·经脉》肺经病候"是动则病肺胀满,膨膨而喘咳"及肾经病候"咳唾则有血,喝喝而喘,坐而欲起"相似,故诊为肺经和肾经病变。

(3)诊察经络腧穴的病理变化以辨归经:可通过观察经络循行部位皮肤、脉络色泽、形态变化来归经,如根据局部隆起或凹陷、色素沉着、出现皮疹的部位在何经循行路线上来辨归经。也可以通过按压经络循行路线部位的切诊方法辨别归经。腧穴部位的变化常是疾病的反映点,如腧穴部位按压时出现酸麻胀痛感或皮下结节、条索状异物等。故可通过在经络部位进行触摸、按压以诊察异常,辨其归经,如阑尾穴明显压痛多为肠痈,中府穴压痛提示肺脏疾病。

表 1-2 经络辨证要点表

病位		证候	局部病理变化
十二经脉		病位与经脉循行部位有关,脏腑证候与经脉所属部位证候相兼出现	腧穴部位异感或异物
奇经八脉	阴跷脉、阳跷脉	病证以肢体运动障碍为主	腧穴部位异感或异物
	任、督、冲、带四脉	以阴阳气血不调及生殖功能异常为主	
	阴维脉、阳维脉	以疼痛、寒热为主	
十五络脉		病位与本经循行部位有关 表里两经证候可共见	络脉色形变化

2. 指导针灸治疗 针灸疗法是以经络学说作为理论基础的治疗方法。经络可通气血、连内外、络脏腑、传信息、调阴阳,是疾病传变的途径,而腧穴则是经络气血传输交会之处,是病邪侵入脏腑经络之门户。人体脏腑的病变往往会在其相关经脉循行部位或腧穴上出现异常反应,故用针灸方式刺激腧穴,通过经络的感应传导作用来调整人体阴阳气血使其平和协调,以达到治疗作用。针灸治疗中,尤重穴位的选择和刺灸方法的选择,二者皆以经络学说为指导。

(1)指导选择经穴:临床上通过辨位归经、辨候归经明确了病变的经络病位、脏腑病位以及官窍病位,则选经取穴就有了可靠依据。另外,在针对病位选取某经腧穴后,还要进一步结合八纲辨证,对具体病的阴阳属性、部位深浅、寒热性质以及虚实变化进行分析研究,综合判断,选取合理穴位,如偏补、偏泻、温阳、清热等作用的腧穴。

1) 选穴原则:包括近部选穴、远部选穴和辨证对症选穴。近部选穴和远部选穴是主要针对病变部位而确定穴位的选穴原则。辨证对症选穴是针对疾病表现出的证候或症状而选取穴位的原则。

近部选穴:在病变局部或距离比较接近的范围选取穴位的方法,是腧穴局部治疗作用的体现。如耳疾选听宫、听会,鼻部选迎香,眼部选睛明等。

远部选穴:在病变部位所属和相关的经络上,距病位较远的部位选取穴位的方法,是"经络所过,主治所及"治疗规律的体现。如面瘫选合谷,胃痛选足三里,上牙痛选内庭等。

辨证对症选穴:辨证选穴是根据疾病的证候特点,分析病因病机而辨证选取穴位的方法,是治病求本原则的体现。对症选穴是根据疾病的特殊症状而选取穴位的原则,是腧穴特殊治疗作用及临床经验在针灸处方中的具体运用。如虚热因肾阴不足者,选肾俞、太溪;抽搐因肝阳化风者,选太冲、行间;哮喘选定喘穴;落枕选外劳宫等。

2) 配穴方法:在选穴原则的指导下,针对疾病的病位、病因病机等,选取主治作用相同或相近,或对于治疗疾病具有协同作用的腧穴进行配伍应用的方法。

本经配穴法:当某一脏腑、经脉发生病变时,即选该脏腑、经脉的腧穴配成处方。如头痛因胆经郁热而致者,可近取胆经之穴率谷、风池,远取本经之穴侠溪。

表里经配穴法:本法是以脏腑、经脉的阴阳表里配合关系为依据的配穴方法。当某一脏腑经脉发生疾病时,取该经和其相表里的经脉腧穴配合成方。如感冒咳嗽因风热袭肺而致者,可选取肺经之穴尺泽和大肠经之穴合谷、曲池。

同名经配穴法:是将手足同名经的腧穴相互配合的方法,是基于同名经"同气相通"的理论。如落枕可选取手太阳经之穴后溪配足太阳经之穴昆仑。

上下配穴法:是指将腰部以上或上肢腧穴和腰部以下或下肢腧穴配合使用的方法。如子宫脱垂可上取百会,下取三阴交。

前后配穴法:是指将人体前部和后部的腧穴配合应用的方法,主要指将胸腹部和腰背部的腧穴配合应用。本配穴法常用于治疗脏腑疾患。如肺病前取中府、后取肺俞。

左右配穴法:是指将人体左侧和右侧的腧穴配合应用的方法。本方法是基于人体十二经脉左右对称分布和部分经脉左右交叉的特点。在临床上常选择左右同一腧穴配合运用,是为了加强腧穴的协同作用。

(2) 指导刺灸方法的选择:运用经络辨证辨病位之深浅及病性之寒热虚实是针灸治疗选择正确疗法和操作方法的中医依据。一般表证用浅刺法,里证用深刺法;热证用速刺法,浅刺疾出或点刺出血,不留不灸,以清泻热毒;寒证用留针法,深刺而久留针候气,以达到温经散寒的目的,或加艾灸更能助阳散寒,使阳气得复,寒邪乃散。且临床中热证多取督脉及三阳经穴以泻热并使阴气来复,而寒证常取任脉及三阴经穴以祛寒并使阳气来复;虚证多取本经的腧穴和原穴,实证多取募穴和合穴。手法上,虚证宜予轻刺补法或重灸少针法,而实证多用重刺泻法;当脏腑、经络的虚实表现不甚明显,表现为本身病变,而不涉及其他脏腑、经脉时,治疗可按本经循经取穴,采用平补平泻的针刺手法。如带状疱疹,一般表现为皮肤感觉过敏,其疼痛多为刺痛、灼痛,轻抚时痛甚,重按时反而不明显,经络辨证诊断为皮部之实证,治疗时当采用局部皮肤针叩刺或毫针点刺,深度控制在皮肤层或皮下组织层,不可深达肌肉层,以免引邪入里,或加用拔罐的方法,以驱除在表邪气,疏通气血以止痛。

3. 指导药物治疗　经络理论是指导药物归经的主要理论之一。药物的归经不同,其治疗作用也不同。归经指明了药物治疗的范围,即药效之所在,以便在临床应用中更准确地治疗复杂多变的病证。如患热证,有肝火、心火、胃火、肺热之分,故治疗时应根据药物归经及功效选择用药。若肝热炽盛致目赤,则选龙胆、夏枯草等肝经之药来清肝明目;若心火亢盛致失眠,则选用丹参、竹叶、莲心等心经之药以清心安神;若胃热炽盛致牙痛口臭,则选用黄连、石膏、知母等胃经之药清泻胃火;若肺热炽盛致咳喘气粗,则选用地骨皮、桑白皮等肺经之药来泻肺平喘。对于功效相似的药物,亦可根据归经理论再细分,如治头痛之药,葛根善治阳明经头痛、柴胡善治少阳经头痛、羌活善治太阳经头痛、细辛善治少阴经头痛、吴茱萸善治厥阴经头痛。同时,在经络理论的指导下,产生了"引经报使"理论,即某些药物能引导他药选择性地治疗某经络、脏腑病证,如黄连引药入心,桔梗引药上行,狗脊引药走督脉,白芷引药达额头等。

经络理论亦是指导方剂组成的理论之一,临床中不应拘泥于单纯分经用药,还要根据脏腑经络相关理论,注意脏腑间的相互关系,配合使用。如痛泻要方,由白术、白芍、陈皮、防风组成,白术归脾经,补脾燥湿以治土虚;白芍归肝经,柔肝缓急止痛,以土中泻木;陈皮归脾经,理气燥湿,醒脾和胃;防风为脾经引经之药,能散肝郁,舒脾气。此方着重肝脾两经药同用,治疗土虚木乘,脾虚肝旺之痛泻。

（王彦刚）

 复习思考题

1. 中医如何认识病理上的恒动观?

2. 什么是象思维? 它有哪些主要内容? 有哪些常用基本理论?

3. 阴阳五行学说的平衡观在中医临床思维中如何具体应用?

4. 血热证、血瘀证、气不摄血证都可导致出血,其病机及出血特点有何不同?

5. 经络学说是如何阐释人体的病理变化的?

第二章

中医临床诊断思维

中医诊断是中医临床过程中首先发生的思维活动,是医者运用"中医基本理论"结合自身临床经验,通过"望、闻、问、切"诊察方法收集临床资料,从而对人体健康状态和疾病本质进行辨识,最终做出"病位、病性、证候、疾病"概括性判断的思维过程。其中包括"输入"和"输出"两个阶段。"输入"是指医者对病患"望、闻、问、切"后所收集的原始临床信息,进行分析储备的思维阶段;"输出"是指医者对于患者散在的原始临床信息,运用中医理论进行演绎推理,审证求因的思维总结。真实、系统、全面的四诊临床资料是中医诊断的基础,是医者理论水平和临床经验的标志,是中医思维的核心,是决定临床疗效的关键。加强中医思维应首先加强中医临床诊断能力的培训。

第一节 临床资料收集

 培训目标

1. 掌握"四诊"操作技巧。
2. 掌握"四诊"合参程序。
3. 了解"四诊"矛盾原因分析。

"望、闻、问、切"是中医的独特诊断疾病的方法。临床需要四诊合参,缺一不可。正如清代吴谦《医宗金鉴·四诊心法要诀》所言:"望以目察,闻以耳占,问以言审,切以指参,明斯诊道,识病根源,能合色脉,可以万全。"熟练运用"四诊"方法,才能全面、规范、准确、有效收集临床资料,为辨证论治打下坚实基础。

一、四诊操作技巧

(一) 望诊思维

望诊是医师运用自己的视觉,诊察患者外在神、色、形、态及排泄物和舌象以收集临床资料,诊断疾病的方法。望诊在中医诊断学中被列为四诊之首,并有"望而知之谓之神"之说。《医门法律·明望色之法》说:"凡诊病不知察色之要,如舟子不识风汛,动罹复溺,鲁莽粗疏,医之过也。"望诊,是医师对患者的精神、色泽、形体、姿态等整体表现的观察。

1. 望神　神,是对人体生命现象的高度概括。望神一指望"神气",是指脏腑功能活动的外在表现;二指望"神志",是指人的意识、思维和情志活动。所望之神是神气与神志的综合判断。中医强调"神形合一",有形才能显神,具体表现在人体的目光、神情、色泽等方面。望目观神大致可判断出疾病的轻重缓急。如目光炯炯、神态自如、反应敏捷,为脏腑精气充足有神之象;若目无光彩、双目少动、面色无华、动作迟缓,为脏腑功能减退少神之候。而目暗睛迷,或两目上视、精神萎靡,甚至意识丧失,乃脏腑衰竭之无神重症,多预后不良。(表2-1)

表2-1　望神分级表

		临床表现	临床意义
得神		目光炯炯,神态自如 反应敏捷	脏腑精气充足,生命活动正常,为健康的表现
少神		目无光彩,双目少动,面色无华,动作迟缓	正气不足,精气轻度损伤,脏腑功能减弱。常见于素体虚弱者,或病情较轻,或病后恢复
失神	正虚失神	目暗睛迷或两目上视 精神萎靡,甚至意识丧失	精气衰败,脏腑衰竭,多见于久病重病之人
	邪盛失神	神昏谵语,躁扰不宁,或壮热神昏,呼吸气粗,喉中痰鸣或猝然昏倒,双手握固,牙关紧闭	邪气亢盛,扰乱心神,或痰浊蒙蔽,气机闭塞,或肝风挟痰,上蒙清窍,多见于急性危重病患者
假神		久病、重病患者本已失神,突然精神转佳,神志清楚;或目无光彩,突然目光转亮,或久病面色无华,突然两颧泛红如妆	脏腑精气衰竭,正气将绝,阴不敛阳,虚阳外越,阴阳即将离决,多见于临终之前

2. 望色　望色是指通过望人体皮肤色泽,尤其是望面色和光泽以诊察疾病的方法。关于五色主病"青为肝""赤为心""黄为脾""白为肺""黑为肾"早在《灵枢·五色》中就有记载。正常黄种人的面色微黄,红润光泽。面色㿠白者多属虚寒,面色淡白无光泽者多属气血亏虚,面色苍白者并且结合其临床症状可辨为阳气暴脱或阴寒内盛。面色黑者有黧黑、焦黑之别,其中面色黧黑且黯淡者多属肾阳虚衰,面色黧黑若伴有肌肤甲错者多属瘀血阻络,若面色黑并显枯槁者则多为阴虚生热,热灼津液,肌肤失养而致。面色萎黄者多主脾气亏虚,面色黄胖者多属脾虚生湿。面色赤者多主热证,亦可见于戴阳证。面色青则多见于痛证、寒证、气血不通或惊风者。(表2-2)

表2-2　《黄帝内经》五色与脏腑和病证的关系表

五色	脏腑	所主
青	肝、胆	寒证、疼痛、血瘀、气滞、惊风
赤	心、小肠	热证
黄	脾、胃	脾气虚、脾虚生湿、血虚
白	肺、大肠	虚证、寒证、脱证
黑	肾、膀胱	瘀血、寒证、肾虚、水饮

望面色不但能感知患者脏腑气血虚实、阴阳寒热属性，且由于"心主血脉，其华在面""心为君主之官，神明出焉"，面色往往还能反映其心理和情志的状态。如长期忧愁思虑伤心脾可见面色萎黄，惊吓时面色苍白，羞怯时面色潮红，愤怒时面色涨红。由于人体的脏腑经络内属于脏腑，外络于肢节，是运行气血的通道，人体十二正经气血皆通于面部，若人体脏腑气血运行不畅，气滞血瘀日久不去，可在所瘀堵之脏腑经脉循行体表的位置有所表达。如患者在"眼外角""耳前""面颊""目眶下"等胆经循行部位出现黄褐斑，甚至黑斑，除表现口苦、目眩、头痛、胸胁痛等胆经气血不畅症状外，由于肝胆相表里，胆经瘀滞于面的"气滞血瘀"之象，也可能是肝胆气滞血瘀共病，应从肝经"布两胁，循少腹，环绕阴器，络咽喉，通目系，达巅顶"之循行部位，查找有无相关症状及体征。重点询问有无胸闷善太息、烦躁易怒、头晕头痛、项背不舒；有无胸胁、乳房、少腹胀痛刺痛；有无咽喉不利，咽中如有异物，咳之不出、咽之不下等症；仔细检查颈部、腋下、乳房、胸胁、生殖器有无包块、色斑等病变，必要时可借助 B 超、磁共振等检查方法明确诊断。通过观察面部不同位置的色泽变化，可以检查相应脏腑的病变情况。西医学 1954 年才正式命名的"黑斑息肉综合征"也证实了这一点。该病属于常染色体显性遗传疾病。其显著特点是口唇、手掌、足底"黑斑"与胃肠多发性息肉密切相关。临床常因腹痛、便血而就诊。本病看似分散凌乱的"黑斑""息肉""腹痛""便血"诸证，由中医藏象理论进行司外揣内、识症辨析可以明确病性、病位、病机，从而明确诊断。由于脾开窍于口，脾主肌肉四肢，"黑斑"为血瘀之象，特征性出现在口唇、手掌、足底部位，直接靶向表明"血瘀"病灶内停于脾。然而中医脾脏，是指脾主运化，脾为气血生化之源的功能而言，而非西医学解剖结构之"脾"，且中医脾之功能涉及西医学的胃、肠、胆等消化器官。血瘀日久不去，停留于"脾"，而形成癥瘕病变，常见胃、肠多发性息肉；瘀血不去，新血难安，脾不统血，可见便血；瘀血阻滞，不通则痛，故而腹痛。脾虚不运、瘀血内停与"黑斑息肉综合征"密切相关。而"白塞综合征"主要在眼、口、外阴出现溃疡，基于中医藏象理论、五行学说、经络循行（肝开窍于目、肝经环绕阴器、肝郁克脾、脾开窍于口）进行思维判断，本病可能与肝脾两脏有关，由此为线索，搜集四诊资料，相互印证，提供诊断依据。

3. 望形　望形是指通过观察患者形体胖瘦等体型特点以诊察疾病的方法。人的体型特点，与脏腑生理功能、病理特点有一定联系。如生育期女性，腹型肥胖，伴有口唇、乳头、乳晕、腹中线的粗硬长毛，西医学认为此特殊体征可能是雄激素增高所致，是多囊卵巢综合征的重要诊断依据。以此为线索进行生殖内分泌等相关检查和询问。而中医早在《难经·二十九难》中即有记载："带之为病，腹满腰溶溶若坐水中。"以此为据，展开中医思维：带脉围腰、绕脐，与肝脾肾相通、冲任督相连，主持一身上下机关，气血津液代谢，带脉失约，痰饮、脂膜、瘀血等病理产物，停留盘踞于腰脐带脉隐僻之处、网膜空隙之间，形成"向心性"肥胖，致带脉壅塞，使冲任二脉广聚脏腑之气血，循经下行于胞宫之路不畅，难以成为经孕之物质基础，更不能返回十二正经，只能犯冲于本经，由于"发为血之余"，故而在任脉循行之腹中线及上唇、冲脉循行之乳晕、乳头之处，长出粗硬长毛。由"带脉壅塞"探讨腹型肥胖及口唇、乳头、乳晕、腹中线粗硬长毛产生的中医机制，进而分析"带脉壅塞"之因、病理损伤之害才是中医思维模式。总之，望形体在中医辨证中有一定指导意义。如形瘦少食，多为脾胃虚弱，气血化源不足,或疾病消耗所致;形瘦食多,则多为胃火炽盛;形瘦两颧红赤、五心烦热,为阴虚内热。

4. 望态　望态是观察患者的动静姿态、异常动作和体位变化以诊察病情的方法。体态自然,动作协调,是脏腑经络气血调畅的表现。若蜷卧喜静,多属寒、虚证;烦躁多动者,多属热证;张口抬肩,喘息不得平卧者,为喘证;项背强直,角弓反张,是痉证;久病撮空理线,循衣摸床者,为失神之象;捧腹曲背、痛苦表情、面色苍白、冷汗淋漓,往往是急症腹痛表现;腰部疼痛、僵硬,不能自行转侧,可能是风寒湿杂至合而为"痹"证,或是外伤导致筋脉受损使然。

5. 望排泄物　望排泄物是通过望患者的痰、涕、涎、唾、呕吐物、月经血、大便、小便等排泄物的量、色、质,以察寒热虚实、诊察疾病的方法。遵《素问·至真要大论》所言"诸病水液,澄彻清冷,皆属于寒""诸转反戾,水液浑浊,皆属于热",可知一般排泄物色白质稀者为虚证、寒证,色黄质稠者为实证、热证;月经血色鲜红质稠、量多为实热证,血色鲜红、量少质稠为虚热证,血色黯红有块为血瘀,血色淡红、质稀量少为虚寒证。呕吐食物为脾胃虚弱证,呕吐痰涎为痰湿壅滞证,呕吐酸苦为肝胆湿热证。

6. 望舌　望舌是通过观察舌质、舌苔、舌下脉络以诊察疾病的方法。脏腑病变反映在舌体上有一定分布规律。舌尖看心肺,舌边候肝胆,舌中辨脾胃,舌根属肾。如舌尖瘀斑、瘀点主心脉瘀阻,可见心胸憋闷刺痛、头晕头痛;舌尖赤,主心火亢盛,可见口苦小便黄、失眠多梦、口舌生疮、牙龈肿痛;舌边瘀斑、瘀点,主肝脉瘀阻,可在肝脉循行上出现包块癥瘕,如甲状腺结节、乳腺增生、胆囊息肉、子宫肌瘤等;舌边尖红主心肝火旺,可见烦躁易怒、头晕头痛、口苦口渴、小便黄、失眠多梦等症;舌中色红少苔主胃阴不足,可见口燥咽干、大便干燥、干呕、呃逆。舌苔是指散布在舌面的一种苔状物,由胃气向上熏蒸胃中谷气、食浊停聚于舌面而形成。基于患者的胃气强弱与病邪寒热属性差异而形成了各种病理性舌苔。应注意苔质、苔色两个方面。薄苔主病邪在表;厚苔主病邪在里;滑苔主痰饮水湿;腻苔主痰浊;燥苔主津伤;花剥苔主胃气不足、胃阴灼伤或气血两虚;白苔为正常苔,也主表证和寒证;黄苔主热证、里证;灰黑苔主阴寒内盛或里热炽盛。望诊强调"一会即觉",医师要做到静气凝神,在接触患者的短暂时间内通过敏锐的观察,对患者神的盛衰和病情轻重有真实的印象。同时,望诊还要做到形神合参。神为形之主,形为神之舍;体健则神旺,体弱则神衰。如望神时,若患者从有神变为少神,再发展为失神,说明病情逐渐加重;反之,若从失神逐渐变为少神,最后变为有神,说明病情逐渐减轻。

(二)闻诊思维

闻诊是医师运用闻声音、嗅气味以诊察疾病的方法。

1. 闻声音　医师辨听患者的声音特点,可以判断脏腑功能和疾病性质。早在《素问·阴阳应象大论》中就有"肝……在声为呼;心……在声为笑;脾……在声为歌;肺……在声为哭;肾……在声为呻"的记载。若无故大呼小叫,知病在肝,多为肝阳上亢或肝郁化火所致;若无故嬉笑不休或狂笑不止,知病在心,多为痰火上扰或痰瘀内阻致心神涣散;如患者不当歌而歌,不能自我控制,知病在脾,多为思则气结、脾虚或脾胃蕴热;若无故哭泣呜咽,知病在肺,多为肺气不足;若呻吟哼唧常作,知病在肾,多为肾虚或久病及肾所致。(表2-3)

表2-3　病理五声与五脏关系表

异常语声	呼	笑	歌	哭	呻
语声特征	大呼小叫	嬉笑不休 狂笑不止	不当歌而歌 不能自控	哭泣呜咽	呻吟哼唧
临床意义	肝阳上亢 肝郁化火	痰火上扰 痰瘀内阻	脾虚血少 脾胃蕴热	肺气不足	肾虚 久病及肾

　　由于言为心声,通过语言的表达、反应能力、吐字的清晰度可以诊察心神的病变。需注意谵语、郑声、错语、独语、狂言、言謇的语言特征与临床意义。

　　通过"闻声音",察听患者的语声与气息的高低清浊,以及咳嗽、呕吐、嗳气、呃逆的特点,是中医诊病常用的方法。一般呼吸气粗多为实证,呼吸气微弱多为虚证;咳声重浊多为风寒外感或痰浊壅肺,咳声低微多为肺气虚损;呛咳、干咳无痰多为肺热、肺燥。若咳嗽伴咳痰者还必须结合痰的量、色、质等异常变化进行辨证。闻呕吐之声不但要注意声音的高低,还要综合观察吐势之急缓、病情的久暂及呕吐物的性状进行辨证。如暴病呕吐,势急音壮,多为实证;久病呕吐,势缓音弱,多为虚证;呕吐酸苦多为肝热,呕吐痰涎多属痰湿,呕吐食物常见胃虚。呃逆连连,呃声响亮,多属实证;呃逆时断时续,气怯声低,多属虚证。

　　2. 嗅气味　通过嗅病体气味的有无、部位、特点及程度辨寒热虚实。主要检查口气、汗气及痰涕、呕吐物、二便、经带,有无特殊气味。一般气味酸腐臭秽者,多属实热;气味腥臭者,多属虚寒。例如咳痰黄稠而臭多属肺热,咳痰清稀色白无臭味多属风寒犯肺;带下臭秽黄稠多属湿热,带下腥臭清稀则为寒湿。由患者身体或排泄物导致病室中特殊气味,对诊察疾病也有一定临床意义。如患者所居病室有烂苹果气味,多是消渴病晚期;有腐臭气,常见于疮疡溃腐;有血腥气,多见于失血证或术后。

　　(三) 问诊思维

　　问诊是医师通过询问患者及陪诊者,了解疾病的发生、发展、治疗经过,现在症状和其他与疾病有关的情况,以诊察疾病的方法。

　　1. 四诊合参,问诊有据　西医学问诊包括一般情况、主诉、现病史、既往史、个人史、婚育史、月经史、家族史等。然而中医问诊内容和技巧则与西医学问诊有本质不同,往往是遵循《素问·阴阳应象大论》所载"善诊者,察色按脉,先别阴阳;审清浊,而知部分;视喘息,听音声,而知所苦;观权衡规矩,而知病所主;按尺寸,观浮沉滑涩,而知病所生"之诊病程序,仔细分析望诊、闻诊、切诊所收集的临床资料后,运用已掌握的中医理论及临床经验展开中医思维,有依据、有层次地进行询问。临床问诊应注意以下几点:如望诊患者鼻头色青、舌边红苔白腻,闻诊时欲叹息,切诊脉弦,依据《金匮要略·脏腑经络先后病脉证》所载"问曰:病人有气色见于面部,愿闻其说。师曰:鼻头色青,腹中痛,苦冷者死",可以直接询问"你有腹痛或者胃痛吗?""疼痛得热后痛减吗? 平时怕冷吗?"再思索闻诊时欲叹息,切诊脉弦为肝郁之象,分析望诊鼻头色青。鼻位于面中,内应于脾,色青为肝主色,"见肝之病,知肝传脾",肝郁日久化火而见舌边红,肝郁克脾,脾虚生湿而舌苔白腻,由此在辨证分析的基础上就肝郁克脾展开有的放矢的进一步询问——"你平时情绪好吗? 你烦躁易怒吗? 经常倦怠乏力吗? 食欲好吗？""你有腹痛泄泻、泻后痛止吗？"并且就肝郁化"火"、脾虚生"湿"之病理产物的致病特点进行分析，火为阳邪，湿为阴邪，临床由于火与湿之偏盛不同，而有不同的临床表现。火胜于湿，火热上扰心神则心烦少寐，火热灼伤津液、肠道失于滋润则大便黏滞不下；湿胜于火，湿浊蒙蔽清窍则头重如裹、倦怠嗜卧多眠，湿走大肠则便溏腹泻；湿热均等则大便无异常改变。由此仔细询问相互印证才能明确肝郁克脾衍生湿、热病邪的孰重孰轻，为辨证治疗提供翔实、准确的四诊资料。又如主诉"月经量少"，望诊"面色㿠白，舌淡，苔薄白"，闻诊"语声低微"，切诊"脉细弱"。首辨气虚，而问"月经量少、色淡、质稀吗？"再审是脾气虚、肾气虚还是脾肾两虚？而问"平时腰酸膝软，头晕耳鸣，小便频数？倦怠乏力，纳少便溏吗？"细查有无气虚发展伴阳虚而生湿致瘀的兼证，而问"畏寒肢冷吗？带下量多吗？月经量少有块吗？痛经吗？"把望、闻、切诊资料作为问诊的依据与线索，才能做到有据可问，"审证求因"。

2. 抓住主症，确定主诉　基于文化水平、表达能力等方面的差异，患者在述说病情时常常有主次不分、重点不明、症状繁杂等情况，且患者自认为最痛苦的症状未必反映疾病的本质。这就需要医师在问诊过程中结合其他三诊比较鉴别，反复推敲、归纳寻找症状表现与疾病病机的因果关系。问诊抓主症首先当分轻重缓急，一般急、重之象为主症，轻、缓者为次症。例如：患者诉"1周以来，头晕乏力、胃闷痞满、纳食减少"，进一步追问得知"1周以来，每日解黑色大便1~2次"，望诊"面黄舌淡"，考虑患者首诉主症为"便血"所致，主症应以"解黑便"为主，故主诉可归纳为"大便色黑伴头晕纳差1周"。抓主症、分主次还需要分辨疾病症状的特异性。主症的特异性直接揭示、指引诊断的思维方向，次症往往是由主症引起的，或者与主症伴发，但代表性不强。例如：患者因"纳呆、腹胀、恶心5天"求治，进一步询问得知，患者同时有"小便深黄"，望诊"身黄、目黄"，且家属证实患者病后肌肤渐黄，虽然患者并非因"身黄、目黄、小便黄"为主要症状而就诊，但其特异性比患者首诉诸症要强，当视为主症，故主诉可归纳为"身目发黄伴纳呆、腹胀5天"。抓主症时，问诊更要注意年龄及神志因素对问诊的影响，且当问诊不畅时，可以将其余三诊作为主要诊察方式，对疾病、症状进行更精准的判断，而问诊则下降为次要的诊断方法。例如：由于小儿不能表达自身不适，所以望诊就是第一要务，如望头颅的形态有无方颅、解颅，是否存在立迟、行迟、发迟、语迟、齿迟，是否存在头项软、口软、手软、足软、肌肉软等症状。听诊则包括哭声、咳嗽声、肠鸣音，切诊时又与成人脉诊不同，所谓"一指定三关"。再如疾病晚期，患者失去意识，无法阐述自身症结所在，此时更应着重于其他三诊以诊断疾病。主诉不单纯是对患者感觉最痛苦的主要症状的简单记录，而应是临床医师结合临床思辨后，分清主次的总结概括。

3. 以症为引，分清主次　张仲景开创了辨证论治的先河，形成了以症为纲，症、机、方一体化的辨证思维。以症为引常常可以直接靶向瞄准病机核心。例如：在辨太阳病之时，凭有无"恶寒"就可区分风寒风热；审有无"汗出"就可辨别风寒表虚表实。熟练掌握"少阳之为病，口苦、咽干、目眩"之理，就可"但见一证便是"，抓住疾病本质。同时要根据"主症"病机再详细问诊，查找"兼症"之间的差异，如支饮以"咳逆倚息、短气不得卧"为主症，可兼有"苦冒眩"，可有冲气上逆，可有支饮复发，可有体虚形肿之不同，并且抓主症问诊更要注意症同而病机不一，如"但头汗出"一症，可由"热入血室""水热互结""湿热熏蒸"不同原因导致。又如"胸痹心中痞,留气结在胸,胸满,胁下逆抢心者",枳实薤白桂枝汤主之,人参汤亦主之。"胸痹"一证,病机有虚实之分,所以以症为引,进行询问,要详问兼症、次症甚至变症。问诊信息周详、全面才能更好地防止以偏概全。

4. 据病参纲,问辨结合　"据病"是指依据中医的病证特点,"参纲"是指参合八纲问辨结合。中医的病证大多是依据症状特点而命名的,因此主症的良好把握往往能够基本确定病证的诊断,而中医的病证学有其相对特定的基本病机,依据这个特点,参合中医辨证,可围绕主症展开深入细致的问诊,问辨结合。比如:咳嗽病,其基本病机为外邪犯肺,或他脏干肺,以致肺失宣肃,结合中医辨证,可逐步询问出风寒、风热、痰浊、痰火,以及肺脾肾亏虚等全方位的证候。此外,若对病证特点不十分熟悉,较为简便的方法是以八纲为基础,从虚实角度切入进行问诊。虚,无非为气血阴阳之亏损;实,多为气、血、湿、食、痰(饮)、火(热)、寒之郁积。

5. 素体辨识,寻消问息　经过体检发现的早期病灶尚处于疾病的萌芽阶段,体内阴平阳秘的自稳系统尚未打破,往往无症可寻,要依据疾病的部位、体质因素、生活方式进行询问,仔细辨识。

(1) 三焦定位,依势问询:三焦既有功能属性,又有上、中、下部位脏腑分属,更有温病三焦辨证体系。因此,以三焦定位,依势询问,不但对温热病收集临床资料有明确的诊断价值,对内科杂病和妇科经、带、胎、产、杂疾病同样也具有重要临床意义。(表 2-4)

表 2-4　三焦的部位、生理、病理与临床症状关系举例

部位	生理	病理	临床症状举例
上焦 (心、肺)	心主脉 肺司呼吸	心血瘀阻 肺失宣降	胸闷、胸痛 咳嗽、咳喘……
中焦 (脾、胃)	脾主运化 胃主受纳	脾不运化 胃失和降	脘腹胀满、腹泻 恶心呕吐、食欲不振……
下焦 (肝、肾)	肝主藏血 肾主藏精 肾司二便	肝不藏血 肾精不足	腰痛、水肿 呕血、崩漏 闭经、不孕 头晕耳鸣、腰膝酸软……

(2) 体质辨识,防微杜渐:体质因素对疾病的发生、发展及预后密切相关。正如吴德汉《医理辑要》云:"要知易风为病者,表气素虚;易寒为病者,阳气素弱;易热为病者,阴气素衰;易伤食者,脾胃必亏;劳伤者,中气必损。需知发病之日,即正气不足之时。"因此,问诊时要注意体质偏颇对疾病的影响,如平素气短懒言、语声低微、气虚体质之人,易患感冒、肥胖、自汗、内脏下垂;平素畏寒肢冷、面色㿠白、大便溏薄、阳虚之人,易感受寒邪,导致痹证、腹泻、痰饮、咳喘、性功能低下。平素腹部肥胖、肢体困倦、咽部多痰之痰湿体质者,易患消渴、中风、胸痹、肥胖。同样,感受湿邪,阳虚体质,湿从寒化;阳热体质,湿从热化。另有一部分亚健康人群,处于健康和疾病之间的状态,要从躯体、心理及社会适应能力三个方面再进行询问。通过问诊了解平人体质,辨识

亚健康状态,对"治未病"具有重要临床意义。(表 2-5)

表 2-5　亚健康人群问诊

分类	表现
躯体亚健康	疲劳倦怠,食欲不振,睡眠紊乱,疼痛
心理亚健康	心烦意乱,郁郁寡欢,急躁易怒,恐惧胆怯,记忆力下降,注意力不集中
社会交往亚健康	人际关系紧张,学习、工作适应能力下降,社会交往能力不足

(3) 生活方式,追根溯源:不健康的生活方式与各种慢性非传染性疾病密切相关,临床要追根溯源,针对患者的饮食起居、二便、睡眠及工作环境、精神心理等日常生活各个方面与疾病的关系进行询问,辨证调理,从而截断疾病的进展。

1) 问饮食:问饮水、进食及口味情况可以反映疾病的寒热、盛衰及脾胃功能的强弱。(表 2-6)

表 2-6　饮食及口味异常与临床意义

饮食口味	临床意义
厌食油腻、口中黏腻、口苦	脾胃湿热、肝胆湿热
消谷善饥、口渴口苦	胃火炽盛
食欲不振、口淡乏味	脾胃气虚
饥不欲食、口干口渴	胃阴不足
但欲漱水、不欲饮	瘀血内停
多饮多食伴多尿消瘦	消渴病
渴喜冷饮	里热炽盛
口不渴饮	寒证、湿证

2) 问二便:询问二便的情况可以了解疾病的寒热虚实及脏腑功能的强弱。二便异常的临床表现和临床意义如表 2-7~ 表 2-9 所示。

表 2-7　大便异常的临床表现和临床意义

大便异常	临床表现	临床意义
便秘	兼腹痛拒按、口渴喜饮、舌苔黄燥	实证、热证
	兼口燥咽干、舌红少苔、脉细数	阴虚证
	兼面色无华、少气无力	气虚证
	兼面色苍白、手足不温	阳虚证
泄泻	兼腹痛、黏腻不爽、里急后重、肛门灼热	湿热证
	兼腹痛纳呆、泻后痛减。便夹不消化食物	伤食
	兼腹痛喜按、面色萎黄	脾虚
	五更泻	脾肾阳虚
	腹痛作泻、泻后痛止、每因情志改变而诱发或加重	肝郁乘脾

表 2-8　便血的临床表现和临床意义

		临床表现	临床意义
便血	远血	先便后血,便血黯红或紫黑,甚至出现柏油便	脾虚或痰阻胃络
	近血	先有便血后有大便,一般血色鲜红	大肠湿热或肠风灼伤血络

表 2-9　小便异常的临床表现和临床意义

小便异常	临床表现	临床意义
小便量多	小便清长量多、形寒肢冷	阳虚寒盛
	小便量多伴多饮、多食而形疲	消渴病
	小便量少、口渴	热盛津伤
小便量少	尿少而伴浮肿	肺、脾、肾功能失常,水液代谢失调
尿频	尿频伴尿急、尿痛	湿热下注
	尿频夜间尤甚	肾阳虚衰
癃闭	实证:尿流窘迫、赤热或短涩	湿热下注、瘀血内阻、结石阻滞
	虚证:尿流无力、精神疲乏	年老气虚、肾阳不足

3) 问睡眠:良好的睡眠质量是体内脏腑平衡、营卫调和的标志。睡眠异常常表现为失眠和嗜睡两大类。(表 2-10)

表 2-10　睡眠异常的临床特点和临床意义

睡眠异常	临床特点	伴随症状	临床意义
失眠	心悸难眠、睡后易醒	食少纳呆、神疲乏力	心脾血虚
	失眠烦躁、噩梦纷纭	焦虑易怒、胸闷善叹息	肝火上扰心神
	入睡不酣、惊悸易醒	口苦欲呕、胸胁满闷	胆郁痰扰
	夜卧不安、脘腹胀满	嗳腐吞酸、食欲不振	食滞胃脘
	心烦不寐、甚则彻夜难眠	腰膝酸软、五心烦热	心肾不交
嗜睡	倦怠嗜睡、肢体困倦	脘腹痞满、便溏呕恶	痰湿困脾
	饭后嗜睡、神倦乏力	语声低微、食少纳呆	脾气亏虚
	疲惫嗜睡、畏寒肢冷	腰酸膝软、小便清长、性欲低下	肾阳亏虚

4) 问个人生活史:问生活经历、工作环境、饮食起居、精神情志及婚姻状态等,对了解疾病本质有非常重要的临床意义。(表 2-11)

表 2-11　生活史的特点及临床意义

生活史	特点	临床意义
生活经历	居住传染病地区	易患传染病
	久居潮湿地带	易患风湿病证

续表

生活史	特点	临床意义
工作环境	接触粉尘	肺尘埃沉着病(尘肺)
	电离辐射	职业性放射性疾病
	接触铅、汞、铝等化学物质	职业中毒
	高温作业	中暑
	噪声污染	噪声耳聋
饮食起居	偏嗜肥甘厚味	易属痰湿
	偏嗜辛辣	易患热病
	贪食生冷	易患寒证
	好逸恶劳	易生痰湿
	劳力过度、房事不节	易伤精气
精神情志	忧愁思虑	易伤心脾
	愤怒焦虑	易致肝郁
	惊恐刺激	损伤肾气
	悲寂伤感	耗伤肺气
婚育情况	月经史、婚育史、带下史	经、带、胎、产的生理与病理

总之,问诊是一项需要知识与技巧紧密结合的临床基本技能,而非患者症状的简单记录,贯穿了中医思维的智慧,需加强理论学习,反复临床实践才能熟练掌握。

（四）切诊思维

切诊是医师用手指或手掌对患者的脉象和全身特定或相关部位进行触、摸、按、叩,并通过手的触觉及患者的反应状态,以了解病情、诊查疾病的方法。切诊主要包括脉诊和按诊两部分。

1. 脉诊　脉诊是中医临床不可缺少的步骤和内容,是了解机体脏腑功能变化及气血运行状态的窗口,是中医诊断疾病的重要依据。由脉象可以获知以下信息:

（1）认识推理疾病的病位病性:如脉浮主表,脉沉主里,脉数为热,脉迟为寒。《伤寒论》更是以脉象作为六经辨证核心:"太阳之为病,脉浮,头项强痛而恶寒。""伤寒三日,阳明脉大。""少阴之为病,脉微细,但欲寐也。""伤寒脉浮而缓,手足自温者,是为系在太阴。"

（2）分析综合疾病的病因病机:如双手尺脉沉弱多为肾气不足,可由年幼肾气未充,或房劳多产,或久病及肾所致。由"肾主骨生髓、脑为髓之海、肾开窍于耳、腰为肾之府、肾与膀胱相表里、肾主生殖"之肾的生理,可推导出肾气不足可见腰膝酸软、头晕耳鸣、小便频数清长、夜尿频多或遗尿、或尿不尽、或尿失禁、男子遗精早泄,以及女子月经不调、不孕、带下量多、滑胎等病理表现,可以结合问诊进一步证实脉象得出的病机。

（3）判断概括疾病的轻重缓急:如外感病脉由浮转沉多因表邪由表入里所致,由沉转浮为病邪由里出表、疾病向愈之象,而出现"虾游脉""雀啄脉"等真脏脉,则是病邪深重,元气衰竭,病情极度危重之候。

2. **按诊** 按诊是医生用手直接触摸或按压患者的皮肤、头颈、胸腹、手足、腧穴以了解局部冷热、润燥、软硬、压痛、肿块及其他异常变化,从而推断疾病部位、性质及病情轻重缓急等情况的一种诊病方法。主要包括尺肤诊及腹诊。

(1) 尺肤诊:尺肤诊是指医师用指腹或手掌扪、摸、循、按就诊者两手臂肘横纹至掌横纹之间的肌肤,通过上下滑动来感觉尺肤的寒热、滑涩、缓急等,用以诊断人体脏腑、经络、气血、形身病变的一种独特诊断方法,在古代应用较为广泛。一般而言,脏腑经络功能正常,则尺肤肌肉丰满充实,皮毛致密润泽,脉络舒畅条达,筋膜荣润和畅,骨骼坚凝轻利。反之,脏腑经络功能失调,则尺肤、肌肉瘦削痿软,皮毛憔悴枯槁,脉络瘀阻不畅,筋脉失于濡养,骨骼痿软无力等。如循尺肤前中部有结节者,则为胃脘疼痛或有积聚;如尺肤中部肌肤涩滞不畅或有络脉拘急、络脉色青者,多为少腹疼痛,妇女多有痛经;尺肤中部外侧循之有结节者,多为腰痛;尺肤络脉沉、细色青,多为失血;尺肤粗糙如枯鱼之鳞者,或为精血不足,或由瘀血内停、痰湿阻滞、肌肤失养所致;尺肤触之灼热,脉数者,为湿热之证;尺肤触之冰凉,脉象细小者,多为泄泻、少气。

(2) 腹诊:腹诊是切诊的组成部分,是医者按压或叩击腹部以了解腹部寒热、软硬,有无胀满、肿块、压痛等异常变化,从而诊断疾病的方法。首先当察腹部有无疼痛,并可依据疼痛特点审证求因;再查包块的有无,分清善恶。(表 2-12,表 2-13)

表 2-12 常见腹部切诊特点与临床意义

腹部切诊特点	临床意义
腹痛喜按,按之痛减,腹部柔软	属虚,常见于脾胃气虚
腹痛拒按,按之痛甚,腹部硬满	属实,常见于饮食积滞
腹部肌肤寒凉喜温者	属寒
腹部肌肤灼热喜凉者	属热
腹部胀满有弹性,压痛明显	属实满
腹部胀满,虚软无弹性,无压痛	属虚满
腹部胀大如鼓	臌胀
小腹部肿物固定不移,压痛轻微,排空膀胱后,肿物消失	尿潴留,膀胱胀大
女性排空膀胱后触及下腹部的包块	女性生殖器癥瘕,或妊娠子宫
右少腹剧痛拒按,弹痛或伴包块者	肠痈
左少腹作痛,按之累累有硬结者	肠中宿便

表 2-13 腹部包块之癥与瘕的区别及临床意义

	癥	瘕
包块性质	坚硬成块	痞满无形
活动度	固定不移,推揉不散	时聚时散,推揉转动
疼痛特点	痛有定处	痛无定处
病变归属	血分	气分
预后	生长速度较快,表面凹凸不平,周界不清晰者,预后多不良	生长速度较慢,表面光滑,周界清晰者,预后多良好

二、四诊合参技巧

（一）望切结合

望诊包括望患者的精神、气色及形态,望患者的排泄物和分泌物,是医师面对患者时患者传递给医师的第一印象,但单凭望诊所获得的信息过于局限,需将望诊与其他诊法结合起来获得更完善的临床资料。望切结合是四诊合参时常用的组合。一般情况下,望诊和切诊可达到相辅相成的作用。当望诊和切诊的表现不一致时,则可以纠正医者的错误诊断思路。如在望气色时,红色一般表现为热证,但在某些疾病的危重阶段,若出现真寒假热证,则虽然望诊时可见患者面色浮红,但按诊时却可发现患者"胸腹皆凉";若患者面色紫黯,恶寒、手足逆冷,一派寒象,但按其胸腹灼热,则为真热假寒证。提示望诊结果与一般经验不符,只有结合切诊才能接近疾病的真相。需要强调的是,按诊腹部皮肤的温凉对真热假寒证有非常重要的意义,无论四肢温凉与否,只要胸腹灼热,就基本可以断定疾病的实热本质,此时按四肢或望诊对疾病的诊断意义不大。

（二）问切结合

问诊是通过语言交流获得患者临床资料的直接方式。问诊的结果受采集病史医师的水平、患者的主观感受及其表达能力的影响。问诊角度比较单一,临床需结合切诊等其他诊法获得更丰富的临床资料。如患者主诉其下腹疼痛,按诊时若发现左下腹疼痛、按之伴有累累硬块,则多为肠中有宿便;若右下腹疼痛拒按,按之有反跳痛或按之有包块,则常为肠痈。如患者主诉脘腹部胀满不适,切之手下饱满充实而有弹性、压痛,则为实证;若脘腹部虽然膨满,但切之手下虚软而缺乏弹性、无压痛,则为虚证;若脘腹切之有形而胀痛,推之辘辘有声,为胃中有水饮。

（三）望闻结合

闻诊指听声音、嗅气味。当对患者的排出物、分泌物进行判断时,闻诊尤为重要,但单方面的闻诊不足以支撑全面的诊断,需与望诊结合以便获得更完善的临床资料。如患者咳嗽,听声音语声低微,多属虚证,望诊如痰量稀少色黄则为虚热证,如痰量稀少色白则为虚寒证;听声音语声重浊,多属实证,望诊如痰量大而色黄黏稠、坚而成块则属热痰,如痰量大白滑易咳出则属湿痰。如患者呕吐,听声音吐势徐缓、声音微弱,望呕吐物清稀,嗅气味无臭,则为虚寒呕吐;若吐势较猛、声音壮厉,望之呕吐物夹杂不消化食物,闻之秽浊酸臭,则为食滞胃脘,胃气上逆。

（四）望问结合

望诊的来源是医者的主观判断,问诊的来源是患者的主观判断,二者充分有机地结合时才能使患者的真实病情更加完整地体现。如望诊时见患者皮肤发黄、目黄、小便黄,则为黄疸。阳黄由湿热之邪所致,黄色鲜明如橘,问诊时若得知患者发热口渴、大便燥结,则为热盛于湿;若得知患者头身困重、胸满脘痞,则为湿盛于热。阴黄由脾胃虚寒或肝郁血瘀所致,望诊见患者黄色晦暗,问诊时若得知患者脘闷腹胀、食欲减退、神疲体乏且畏寒肢冷、大便溏薄,则为脾胃虚寒、寒湿内阻所致;若患者胁下或疼痛如刺或隐痛不休,同时望诊可见皮肤蛛丝纹缕,或手掌赤痕,则为血瘀肝郁所致的阴黄。

（五）闻问结合

闻诊包括听声音和嗅气味两个方面。所听声音包括咳嗽声、哮鸣音、肠鸣音等病理生理性声音，而嗅气味则主要包括患者口腔、周身、排泄物和分泌物等所发出的气味。但实际临床工作中，单一闻诊收集的临床资料有限，为使诊断明确常常结合问诊加以完善。如患者神志不清，语无伦次，声高有力，问诊知其伴有外感热病，温邪热入心包或阳明腑实，痰热扰乱心神等诸证，则为邪热内扰心神之谵语；若患者神志不清，言语重复，低微无力，时断时续，问诊知其在疾病晚期的危重阶段，见神疲乏力、心神涣散等症，则为脏气衰竭、心神散乱之郑声。

（六）望问切结合

望诊获知患者神、色、形、态异常变化，问诊收集患者主诉、现病史、既往史等临床资料，同时运用切诊完善诊断，临床上三者往往相互佐证以诊断疾病。如望诊见患者眼周发黑，问诊有腰膝酸软、畏冷肢凉、腹部胀满、小便短少，按诊见肢体水肿，腰以下肿甚，则可判断为肾虚水泛。再如，望诊见患儿神疲欲睡，面色通红略紫，呼吸急促，咽喉红肿；问诊知当地正流行"麻疹"，患儿发热、嗜睡、小便短少色黄；按诊其胸腹灼热烫手，则可判断为感染麻疹病毒，里热炽盛、麻毒欲透。

（七）望闻问结合

问诊时获知患者主诉等临床资料，望诊判断患者神色形态是否正常，闻诊嗅气味、听声音，进而全面判断疾病的寒热虚实。例如，诊察二便，应注意询问排便时间、排便量、排便次数、排便感觉及兼症等，同时观察二便的性状、颜色，闻诊二便之气味，从而通过问望闻三诊综合分析判断，为准确判断疾病寒热虚实提供重要依据。如问诊小便频数，望诊小便黄赤混浊，闻诊有臊臭气者，多属膀胱湿热；小便频数，量多色清，无特殊气味，伴形寒肢冷，则多为下焦虚寒，多因肾阳不足所致。

三、四诊取舍的基础与临床

中医望闻问切四诊操作技术，客观量化标准不足，以医师主观判断为主，受医师理论基础与临床经验影响，收集的四诊资料水平参差不齐，判断能力有高低上下之分。缺乏经验的中医所收集的四诊直观症象往往是散乱的、无逻辑的，尚停留在对患者疾病的感性"认症"层面。为获得系统全面的四诊资料，需运用中医基本理论和临床经验，耐心体悟、识别判断，感性思维与理性思维相互转换，才能获得真实可靠的临床资料。然而，患者的生理和病理因素，受社会、心理、自然等多方面影响，所患疾病常常是多因素相互作用的结果。四诊信息往往不一致，常见"脉症不符""舌症不符""舌脉不符""症症不符"等。临床需四诊合参，察辨结合，去伪存真，鉴别取舍，综合分析，以避免人为主观理解偏差，误诊误治。

（一）脉症不符

1. "脉症不符"的定义　脉象与症状诊断指向不一致为"脉症不符"。

2. "脉症不符"的原因

（1）医师诊察技术偏差：四诊技术为医师个人直观诊察，因医者切脉水平不精，识症能力有限，四诊技术有遗漏或缺乏中医思维，导致主观上的"脉症不符"现象比较常见。

(2) 疾病类型复杂兼夹：一般情况下脉象、症状与疾病属性是一致的，但由于病情复杂多变，更有新病久病集一身者，脉、症变化多端，脉与症有典型、非典型的区别。例如：外感表实证脉浮有力，为邪盛正实、脉症相符之顺证，若见脉细、微、虚、弱之象则为正气已虚或正气郁闭之"脉症不符"的情况，多不易治。

(3) 脉象临床指向复杂：脉象的临床意义复杂多变。一脉可主多病，不同症证也可以见到相同脉象。例如数脉多主热证，而在气血不足时也可出现，但脉数无力；又如迟脉多主寒证，而邪热结聚之肠热腑实证亦可见到。

3. "脉症不符"的对策　从整体观念来看，脉与症从不同角度反映疾病的状态。脉症相应说明病机简单，是疾病的一般规律，易于辨证；脉症不符说明病机复杂，是疾病的特殊规律，辨证较为困难。临床不可孤立地猜测脉与症孰真孰假，盲目取舍，失去辨证的关键，需加强诊脉、识症能力，四诊合参，认真分析"脉症不符"之理，才可"舍脉从证"或"舍证从脉"。避免不识脉、症之真，而妄断真假，随意取舍。

(1) 舍脉从症：症真脉假需舍脉从证。例如，症见腹胀满、疼痛拒按、大便燥结，舌红苔黄燥，脉迟，证属实热，脉象属寒。二者"脉症不符"，需辨寒热之真假。经四诊合参，详细辨之，实热内结肠胃为真热，脉迟为假寒，乃是热邪阻滞血脉运行所致，故"舍脉从症"。

(2) 舍症从脉：症假脉真需舍症从脉。例如症见脘腹胀满，脉见微弱，需鉴别脘腹胀满之症属实、属虚。若见形瘦纳少、体倦乏力、气短懒言，舌淡苔薄，此证属脾胃虚弱。脉微弱反映的是疾病的本质为真虚，而脘腹胀满非实邪阻滞所为，乃是虚胀，故舍症从脉。

(二) 舌症不符

1. "舌症不符"的定义　由于疾病的发生受内外诸多因素影响，舌象与症状诊断往往指向不一致，称为"舌症不符"。

2. "舌症不符"的原因

(1) 病未及心与脾胃，可致"舌症不符"：舌是观察体内脏腑气血盛衰变化之窗口，然而由于舌为心之苗窍、脾之外候，脏腑之中，尤以心和脾胃与舌的关系最为密切，当病未及心与脾胃之时，虽出现临床症状却无相应舌质、舌苔变化，因此可见舌症不符。如外伤闪挫而致局部的瘀血肿块，色黯青紫，疼痛拒按，有明显瘀血外候，其瘀血未及于心所主之血脉，则其心窍舌质未必见有瘀象。又如外感咳嗽，痰多，若病邪未累及脾胃，则舌苔不腻，从而"舌症不符"。

(2) 体质禀赋有异，可致"舌症不符"：由于先天禀赋及后天生活因素不同，形成个体体质差异，反映在脏腑功能的盛衰偏颇、对某些病因病机的易感性及易患性，从而舌质、舌苔与体质不同，形色各异。病后舌象因体质不同，而有程度差异，如素体湿盛者，同气相求，感受湿邪则舌苔必厚；素体气虚者，劳则耗气，舌质愈淡；素体有热者，感受热邪，舌赤愈甚。素体舌质瘀黯，尤其是舌尖瘀斑瘀点，未见胸痛彻背、背痛彻心之外在瘀象，亦提示心血瘀阻体质，可能发展为胸痹，为"治未病"提供了临床线索。如此等等，常出现舌症不符之象。

3. "舌症不符"的对策　四诊合参，确定从舍。

(1) 舍舌从症：当疾病初起，病位浅，病情轻，症状与体征辨证统一，与舌象不一致时,可"舍舌从症";还要考虑体质因素及药物、食物染苔对望舌诊病的影响,当舌象不足为凭,遇到"假苔"、染苔,亦当"舍舌从症"。例如:外感风寒初化热时,病位较浅,虽已出现口渴、咽喉疼痛、溲赤之里热证,而舌象尚未变成相应的舌边尖红、苔薄黄等,此时当"舍舌从症"。又如郁怒初期,肝郁不甚,仅见胸闷不舒、时欲叹息,但舌色尚未泛现青紫者,当"舍舌从症"。

(2) 舍症从舌:"舌象为五脏六腑之外候",往往反映体质禀赋。在"未病"之前,尚无症状、体征之时即有"已病"之舌象,需严密关注,仔细观察,防患于未然。例如:生育期女性患者,舌边尖瘀斑、瘀点,虽无肝气郁结之症、气滞血瘀之"征",无证可辨,依然要考虑气滞血瘀于肝脉对女性生殖功能的影响,要"舍症从舌",及早治之。

(三) 舌脉不符

1."舌脉不符"的定义 舌诊脉象作为重要的辨证依据,相互参照、佐证,反映了全身状态的诊断信息。当舌象与脉象诊断方向不一致时,称为"舌脉不符",需要仔细辨析。

2."舌脉不符"的原因

(1) 舌滞后于脉:临床由于机体内外因素的影响而导致脉象迅速改变,但舌象尚无变化。例如,普遍伤寒表证初起,脉浮紧而舌象正常;又如,某人受惊吓,脉象即可表现为动脉、数脉,甚至促脉、结脉,或代脉,但舌象无明显变化。由于舌脉的改变存在"时差",而致"舌脉不符"。

(2) 脉滞后于舌:在外感温热病的发展过程中,舌象能够较快随之变化。例如,温病邪热由卫分转入气分,舌苔由白转黄;邪入营分,其舌必绛;邪入血分,舌有出血痕迹。湿热内蕴时,苔必黄厚而腻;湿浊中阻,苔必滑腻。腻苔减化,表示湿邪将退。光舌逐渐生新苔,表示胃气津液将复。舌象可以作为外感温热病传变的主要诊断依据,而脉象反应往往不够及时,从而导致"舌脉不符"。

(3) 其他因素:要注意气候、情志、饮食、生活因素对舌脉的影响。例如,一年四季脉象有"春弦夏洪,秋毛冬石"之变化;情志刺激之"惊则气乱而脉动""悲则伤肺而脉短""怒则伤肝而脉急";饮食药物的染苔之食橄榄者舌苔变黑,长期饮酒、食用南瓜或黄连素者舌苔变黄等诸多因素影响舌脉,从而导致"舌脉不符"。

3."舌脉不符"的对策 四诊合参,确定从舍。

案例:吕某,女,58 岁,反复腹泻 3 年余。患者近 3 年来无明显诱因反复腹泻,每于进食后上症加剧,春夏尤甚,大便日行 2~5 次不等、含少许黏液及未消化的食物、气味臭秽,泻前脐腹疼痛,泻后痛减。伴食纳减退,四肢乏力,头晕,渴不欲饮,面色萎黄无华,腹平软,全腹无压痛。舌黯苔少中裂,右脉弱,左脉弦,微数。辨证属脾虚湿热型泄泻。

分析:此患者症状十分典型,辨治亦简单。盖脾病日久,中土衰败,湿邪内聚,郁久生热,而成本虚标实之证。右(关)脉候脾,弱者示脾虚;左(关)脉候肝,弦者示土虚木乘;脉微见数象可知湿热浊邪内蕴。然而,舌何以反黯,苔少中裂? 患者中焦虚损既久,气血生化乏源,气虚则无以行血,故舌质见黯象;血虚则难以上荣,故又见苔少中裂。然而此时气血虚少并非疾病的主要矛盾。湿热之象已见于脉,并证之于症,故此时舌象不足为凭,而应脉证合参也。为何湿热不显于舌?《金匮要略·脏腑经络先后病脉证》说:"清邪居上,浊邪居下。"本案湿热之邪虽生于脾,而实聚于肠,邪在下焦,故难以迅即现于舌也。

（四）症症不符

1.“症症不符”的定义　同一患者症状与症状之间诊断指向不一致,或患者自己向医师陈诉(或是别人代述)的症状与医师给患者检查时发现的具有诊断意义的症状不相一致,称之为“症症不符”。

2.“症症不符”的原因

（1）患者自述偏差:患者对医学相关知识浅薄,对症状描述往往不够准确,与医师四诊合参所查内容诊断不一致。

（2）同一症状可出现在不同疾病中,且病情复杂多变,如阴盛格阳也称真寒假热证,阳盛格阴即真热假寒证。

3.“症症不符”的对策　四诊合参,去伪存真,抓住疾病的本质。

（1）手足冰冷与胸腹灼热:当病情发展到寒极或热极之时可能会出现既寒又热的现象,常见有真热假寒和真寒假热。如真热假寒又称阳盛格阴、热深厥深,因邪热内盛,阳气被遏不能外达四末,患者自觉手足冰冷,但疾病本质是阳热亢盛,故按诊可知其胸腹灼热。胸腹为脏腑所居,对“症症不符”的患者,辨别寒热真假时,胸腹反映的一般是真象。

（2）至虚有盛候,大实有羸状:至虚有盛候,因正气虚弱,脏腑经络气血不足,推动激发功能减退所致。如脾胃虚弱的患者出现食少、纳呆、便溏、神疲乏力、少气懒言、面色萎黄、舌淡等脾虚表现的同时,亦可由于中焦运化失职,导致脘腹胀满作痛、脉弦等似邪气有余的盛候。大实有羸状,因邪气亢盛,结聚于内,阻滞经络,气血不能外达所致。如热结胃肠的患者可见脘腹胀满、疼痛拒按、面赤唇红、烦躁不安、小便黄赤、大便秘结、舌质红、苔黄燥等胃肠实热表现,但由于邪气阻滞经络,气血不能布达四肢头面,可出现面色苍白、肢体厥冷等羸状。

第二节　临床资料辨析

培训目标

1. 掌握临床资料分析方法。
2. 熟悉各种辨证方法的适用范围。

一、临床资料分析

（一）临床资料的概念

临床资料指一切跟患者的病情密切相关的资料,是医师通过望、闻、问、切四诊收集到的病情资料,包括患者的病史、症状、体征和辅助诊断依据,以及与疾病相关的外在条件如自然因素、社会因素和心理因素,是医师与疾病之间的桥梁,是治疗疾病的首要条件。

（二）临床资料的属性

根据收集到的临床资料在医师诊疗过程中所处角色及地位的不同，临床资料可分为必要性资料、特征性资料、补充性资料、一般性资料和鉴别性资料。

1. 必要性资料　与患者主诉中最重要、急需解决问题相关的资料，是患者需要解决的主要矛盾、医师辨病辨证的根本和主要治疗方向的依据。如患者的不孕是目前急需解决的问题，其临床资料中"不断加重的痛经"即为该不孕患者的必要性资料，提示患者存在的子宫内膜异位症是导致其不孕的原因。

2. 特征性资料　对疾病的辨病辨证具有特殊意义的临床资料，有此病或此证一定会出现该资料，但不等于该资料的出现一定存在此病或此证。如妊娠的患者其血人绒毛膜促性腺激素（HCG）一定呈阳性并在不同时期升高的范围也有所不同，则血HCG的检验结果为妊娠的特征性资料之一；但血HCG升高不代表一定是妊娠，滋养细胞疾病也会导致血HCG升高。

3. 补充性资料　为了使疾病的诊断更加明确，在患者主动说出所能想到与疾病相关的资料后，医师需要靠自己的知识储备继续搜集补充资料来支持疾病的诊断。如早期妊娠患者突然出现腹痛，医师判断可能为流产时，需要询问是否同时伴有阴道出血、早孕反应消失，以及超声下是否可见宫内妊娠囊并同时有胎心搏动等一系列补充性资料来充实诊断。

4. 一般性资料　具有一般诊断意义的资料，不具有特异性，需与其他资料进行组合后方具有确切意义。如发热这一症状在临床非常常见，若同时具有咳嗽、鼻塞、流涕等症状则为外感风寒；同时出现右下腹疼痛并伴腹膜刺激征则为急性阑尾炎；如生产后48小时的产褥期妇女出现发热但不存在其他不适，同时双乳胀满，则可能为泌乳热，不具有病理意义，为生理现象。

5. 鉴别性资料　对于疾病的诊断具有排他性意义的资料，避免出现因主要症状相似而出现误诊情况。如"闭经"患者，需首行超声检查，排除妊娠可能再进行对闭经的进一步诊疗；育龄期的已婚妇女出现腹痛时，可能存在宫外孕、流产、急性阑尾炎、盆腔炎症疾病的可能，需搜集更多的鉴别性资料逐一排除可能存在的潜在疾病，最终推出腹痛的真正原因。

案例：患者男性，56岁。头痛伴头晕，动则更甚，时有昏睡，劳累即发。面色白，唇甲无华，发色不泽，心悸少寐。神疲懒言，食少纳呆，舌质淡，手足麻木，脉细弱。

分析：从临床资料分析，该患者辨病为虚证头痛。对于"虚证"来说，劳累即发为必要性资料；面色白，唇甲无华，发色不泽，心悸少寐为特征性资料，说明其虚在血；神疲懒言，食少纳呆为补充性资料，说明同时存在脾气虚；舌、脉表现则为一般性资料。若头痛剧烈、或刺痛，痛处固定不移则为鉴别性资料。

（三）临床资料的分析方法

1. 保证临床资料的完整性　在临床诊疗过程中，医师通过四诊合参收集整理临床资料时，往往因各种原因如忽略某方面（医师不追问，患者亦不认为该资料与疾病相关）的信息导致病史采集存在疏漏，使中医的辨证施治出现偏差。疾病的演变是个复杂且动态变化的过程，中医之"证"的精华包括病变的部位、原因、性质及邪正关系，反映的是疾病发展过程中某一阶段的特异性病理变化本质，需要的是一个全面的、综合性的完整资料。

案例:张某,男,12岁,1980年4月就诊。患者高热,伴有精神萎靡、头痛、纳差、呕吐1次,舌红苔薄黄,脉浮数。问诊资料未采集详尽,医师依据自身经验及根据发病季节和脉症,按春温兼风热表证施治,方以银翘散合白虎汤加味,服药半天,症状不减反重,出现高热神昏、抽搐等症状;至晚泻下大量脓血便,臭秽难闻。遂更改治疗方案,以白头翁汤加葛根、白芍、木香、生大黄,清热解毒、凉血止痢治之,方见成效。

按:问诊是"望闻问切"四诊中重要的一步。此病案的误诊在于医师首诊时未能详尽询问患者情况,只根据发病季节和脉症,以及临床经验,诊断为春温兼风热表证。而如若问及二便,或结合大便常规检查,则可知此症为热毒痢疾。药不对症,则病情不减反重;更改治疗方案,方证对应,则疗效显著。此病案中,若详尽地对问诊资料进行收集,保持临床资料的完整性,则可避免误诊。

2. 严防思维定式导致的误诊　思维定式导致的误诊最多见于在临床上有一定经验的医师。尤其专科性较强的医师,由于已往长期接触到的患者多为同样的情况,慢慢在头脑中形成了条件反射,一旦临床上获得与经验相符的资料,就不再认真追问或探究其他临床资料或具有隐秘性、更深层次的问题,遇到非常见情况时就会误诊。

案例:杨某,男,32岁,1923年3月就诊。病发已20日,始因风寒,而致身热头痛,未寻得良医,医以苦寒凉下方药10余剂治之,且重加犀角(现用相应代用品)、羚羊角、黄连等,身热不退,症状反剧,病情危重。始延吴氏诊治。患者症见:"目赤,唇肿而焦,赤足露身,烦躁不眠,神昏谵语,身热似火,渴喜滚烫水饮。小便短赤,大便已数日不解,食物不进,脉浮虚欲散。"吴氏分析,此案例为风寒误治之变证,大量使用苦寒药,伤及真阳,真阳逼越于外而成阴极格阳之证。

按:分析病情资料,首以望诊观察,患者出现目赤、唇肿而焦、赤足露身之证,又问诊得到烦躁不寐、身热似火、小便短赤、大便秘结且多日未解的信息,闻诊又见神昏谵语。此皆为热证的表现,但病史中首诊医师以经验论治,忽视了此患者的特殊性,连进苦寒凉下方药病情反剧,口渴喜滚烫水饮、脉浮虚欲散,说明脉症不符。因此,根据患者渴喜滚烫热水、脉浮虚欲散之征,并同时结合病史中误诊后重用苦寒凉下方药而病情加剧的治疗经过,判断患者病理本质是寒,热象是假,故确定患者为真寒假热之证。

3. 善用现代仪器辅助诊断　当前有些中医临床医师,为坚守对中医的"绝对忠诚",在疾病的诊疗过程中坚持"只中不西",看待问题仅从中医单方面角度行辨证施治,包括拒绝使用西医的诊断技术和治疗方法,这也是一种思维上的局限。

案例:男性患者,62岁,因"左肩疼痛,活动受限,进行性加重1日"入院。患者既往有肩周炎病史11年,此次左肩疼痛,活动障碍,又诊为"肩周炎",行局部理疗、痛点封闭、手法推拿等多种治疗近2个月,症状不减,且逐渐加重,经左肩部、胸部及脊椎X线摄片,确认为肺癌骨转移。

按:此案为忽略诊断仪器的作用而导致的误诊,耽误了癌症患者的病情,使患者错过了最佳的治疗时机,而接受了错误的、不必要的治疗。中医的经典诊断手段为望、闻、问、切,靠从患者处搜集到的临床资料和医师的自身经验分析疾病。西医诊疗方法丰富,随着科技的进步不断更新辅助仪器的功能。这些仪器检查能更便捷、更直观地显示病情的重要本质,可完善中医诊断过程中的欠缺,优化中医诊断程序,避免漏诊、误诊,所以在临床上只有做到中西医二者的优势互补,才能更好地发挥各自的优势所在,更好地为患者服务。社会在进步发展,现代中医不应该固守旧观念而完全排斥西医,也应该借助现代先进的诊断仪器,加强对疾病本质的认识。

4. 注意体质、季节、地域等因素对病情的影响　在相同致病条件下,不同体质的人在临床上会表现出不同的疾病变化方向,甚至有人可以不患病。一些慢性疾病的患者需要长期服药,季节更替的因素不能忽视,因外环境的变化可能对患者体质造成影响。某些医师在网上或电话问诊看病过程中,因无法与患者进行面对面交流,无法直观全面地掌握患者信息,容易忽视地域因素带来的劣势,如在用桂枝配白芍调和阴阳的治疗中,北方患者用小剂量的桂枝即能温经通脉,且其热性又能被白芍抑制,而同等剂量的桂枝在南方偏热地带就可能造成患者火热迫血妄行之弊。

(四) 临床资料的归纳

辨证是在认识疾病的过程中确立证候的思维和实践过程,即将四诊(望、闻、问、切)所收集的有关疾病的所有资料,包括症状和体征,运用中医学理论进行分析、综合、辨清疾病的原因、性质、部位及发展趋向,然后概括、判断为某种性质的证候的过程。

1. 落实病位　致病因素作用于人体时,会首先侵犯人体局部,然后逐渐扩散或传变。此外,病位有空间性和时间性,如表里、肝胆、头目都是空间性病位,而卫分、太阳、上焦等随着时间而传变的可以定义为时间性病位。常用的定位方式包括表里定位法、气血定位法、脏腑定位法。

辨证首先需要确定阴阳。表里定位法是根据患者主诉发病和病程特点、诱因及临床证候来确定,辨别邪气在表还是在里,是辨证的首要阴阳大纲。如近期冒雨涉冷,感受寒邪,出现恶寒发热、流清涕、苔薄、脉浮等,可以定位为表证。

气血定位法是判断病邪在气在血。一般新病在气,久病在血;病轻浅则在气,病深重则在血。如气滞不畅导致的功能障碍和证候,如腹胀、呃逆、胁胀等,可以定位在气;如血液运行不畅或出血等病情严重者可定位在血。但是气分的重证和血分的轻证容易混淆,鉴别时可以考虑是否有恶寒,因血分病常有恶寒。

脏腑定位法是结合病因和症状辨别证候的脏腑定位,可以根据诱因与脏腑关联来定位,如风伤肝、火伤心、湿伤脾、燥伤肺、寒伤肾等;也可以结合经络与脏腑来定位,如肝经绕阴器,抵少腹,布胁肋,所以外阴或两胁下等部位出现症状可责之于肝;也可以结合五脏与五体、五志、五液的关系,如肝合筋、心合脉、肺合皮、脾合肉、肾合骨。根据五脏生理特点来定位也是一个重要方法,如脾开窍于口、在体为肉、其华在唇、在志为思、在液为涎,故以上方面的病症,可定位在脾。也可结合脏腑生理病理特点定位,如心主血脉,心病症状表现有心悸、心痛等,若见心悸可定位在心。

2. 判断病性　病性的辨证是在中医理论指导下,对各种症状、体征进行辨识,并对所患病、证的性质做出判断的过程。病性是病理改变的性质,也就是其本质属性。其实,病性也是当前证候的本质原因,所以病性有时也可以称为病因。判断病性包括以下几方面:

辨别六淫证候:如抽搐、震颤、麻木等病位不定,游走无常,发病迅速,属于六淫证候的风邪,因风为百病之长,善行数变。

辨阴阳虚损证:如畏寒肢冷、口淡不渴、小便清长属于阳气亏虚,机体失去温煦,不能抵御寒气。

辨气血证候：包括气虚、血虚、气脱、血脱等，如气短乏力、神疲脉弱属于气虚。

辨津液证候：津液是有营养性的水性液体，如果不能够正常运行，就会变成病理产物，包括痰、饮、水、湿。如患者出现心悸、胸闷、头晕，甚至神昏，是痰蒙心神，蒙蔽清窍。

辨情志证候：情志包括七情，即喜、怒、忧、思、悲、恐、惊。如善悲，喜哭，精神萎靡，胆怯易惊，属于悲恐证，而恐伤肾。

3. 审度病势　病势是疾病发展的趋势，可用来推测和判断疾病的预后和转归。审度病势主要通过患者的病症特点、体质因素、感邪性质、邪气轻重、治疗作用等，动态观察和预测疾病的轻重缓急，从而更好地指导用药。如体质强者抗病能力强，病症易趋于好转，反之则容易恶化；体质偏火热者则病邪容易化火，体质阳虚者则易寒化。

4. 阐释病机　病机是指疾病发生、发展、变化及其结局的机理。病机也是将病位、病性、病势等内容有机结合起来进行统一的认识，包括病机总纲和基本病机。病机总纲主要包括阴阳失调、邪正盛衰两方面，是任何疾病过程中都会存在的病理变化。基本病机主要指的是气机失调和气化失常。人体内的各种生理活动都需气的推动和气化，所以任何疾病的发生发展，都会影响机体气机。

5. 确定证名　通过对疾病病位、病性、病势和病机的高度概括，就可以总结出一个比较完整的证名诊断。证名是在中医理论指导下，对病位、病性的排列组合。病位与病机之间可加入代表病机或趋势的动词，如寒湿困脾中的"困"是代表病机的动词，脾虚气陷中的"陷"代表趋势。证名也可以是单个病位加单个病性组成，如脾气虚，也有不含病位的病证，如血虚、寒凝血瘀等，但是不能只有病位没有病性。

案例：孙某，女，40 岁。2 天前因与他人争吵，出现胃脘胀痛，呈持续性，与饮食关系不大，同时伴有恶心、呕吐，呕吐胃内容物 2 次，未予治疗。今晨胃脘胀痛加重，遂来就诊。现有胃脘疼痛，胃脘连胁胀痛，嗳气频繁，排便不爽，每因情志因素而疼痛加重，无发热、畏寒，无呕血、黑便，舌淡红，苔薄白，脉沉弦。

分析：患者发病的诱因是与他人争吵，无感受外邪病史，无皮毛口鼻等表证，胃脘连胁胀痛明显，胃痛每因情志因素而加重，且疼痛为胀痛。根据经络与脏腑的关系可知，肝经布两胁，肝主疏泄，胃主受纳，可知病位不在表，而在肝胃；患者胃痛主要为胀痛，属于实证，更准确地说，属于气滞，气滞不畅，不通则痛，因情志不舒，导致经络更加不畅，疼痛加重。故病性属于实证气滞。患者因争吵出现胃痛，尚属疾病发生早期，所以第三部判断的病势为早期，病情较轻，易趋于好转。根据前三步，可得到肝郁气滞、胃失和降的病机，故见胃脘胀痛、恶心呕吐；肝气郁滞，疏泄失职，故见胁肋部胀痛，因情志因素而加重。确定证名为肝胃不和。

二、各种辨证方法的适用范围

中医学在长期的医疗实践中，创立了众多辨证归类方法，有六经辨证、八纲辨证、脏腑辨证、经络辨证、卫气营血辨证、三焦辨证、病因辨证、气血津液辨证。此外，还有辨标本、顺逆，辨体型气质，以及方剂辨证、五行辨证等多种提法。这些辨证方法是在不同时代、不同条件下形成的,因而各自归纳的内容、论理的特点、适用的范围不尽相同。

八纲辨证是最基本的辨证纲领。阴阳是类证的纲领,表、热、实证归于阳,里、寒、虚证归于阴。先别阴阳可认识病理变化的本质方向,掌握要领,预决趋势,使诊断不被局部的、枝节的症状所迷惑,为治疗指明方向。分辨阴阳后,要注意从病位浅深分析在表在里,对外感病的辨证尤具意义,如外感病初起,病情轻浅,归为表证,随着病情的发展,出现脏腑症状时,可诊为里证。寒热辨证突出反映疾病中机体阴阳的偏盛偏衰,从病证性质来说有寒证、热证两类。一般寒证表现为畏寒或恶寒、喜温怕冷、肢体不温、脉迟等,热证表现为发热、喜凉恶热、肢体灼热、脉数等。虚实辨证反映病变过程中人体正气的强弱和致病邪气的盛衰。在正邪交争过程中,若以邪气盛为主则为实证,以正气虚为主则为虚证。

脏腑辨证、经络辨证、六经辨证、卫气营血辨证、三焦辨证是八纲辨证中表里辨证的具体深化,以辨别病位(包括空间、时间病位)为纲,而以辨病性为具体内容。六经辨证是以外感病发展过程中所出现的不同证候为依据,重点在于分析外感风寒引起的一系列病理改变及其传变规律,适用于感受寒邪导致的外感病,不仅概括了外感伤寒病变化过程中的病位,还区分了病变的寒热虚实属性。卫气营血辨证用以说明外感温热病的病位浅深、病势轻重及其传变规律。三焦辨证将温病的证候归纳为上焦病证、中焦病证、下焦病证三大类,是以阐明外感病的病机、证候及其传变规律的一种辨证方法,适用于感受温热病邪的外感温病。这三种辨证方法都是在“时间”上区分病情的不同阶段、层次,主要适用于“外感时病”的辨证。脏腑辨证虽然是以病位为纲,但除应辨别证候所在的脏腑部位以外,还应辨别病变的具体性质;是从“空间”位置上辨别病变所在的脏腑,主要适用于“内伤杂病”的辨证。经络辨证与脏腑辨证有类似之处,也主要体现在辨病位。

辨病因病性则是八纲中寒热虚实辨证的具体深化,以辨别现阶段病变的具体病性为主要目的,也不能脱离脏腑、经络等病位。相对于脏腑经络辨证和病因辨证,气血津液辨证还只能一般性地规定其性质和类型,反映其共性,还有待于进一步深化,是整个辨证体系的重要中间环节。病因辨证一方面是从季节气候方面来判断,最重要的是将患者的病情资料与风、寒、暑、湿、燥、火等病邪的性质特征相比较以得出结论,如肢体抽搐、震颤、麻木等症状,与“风性动摇”的特点相符,因而辨证称为风证。病因辨证讨论六淫、虫积、食积等邪气的侵袭或停聚为病。单纯的病因辨证不够全面,但与六经、卫气营血、三焦等辨证的关系较为密切。气血津液辨证是根据气血津液的生理、病理特点,判断疾病中气血津液的亏损或运化障碍证候的存在,主要是分析气、血、津液、阴阳等正气失常所表现的变化,与脏腑辨证的关系尤为密切。

举例:患者出现发热重,恶寒轻,汗出,咽痛,咳嗽,舌尖红苔薄黄,脉浮数。

分析:八纲辨证为表热实证,三焦辨证为上焦证,卫气营血辨证为卫分证,而脏腑辨证为风热犯肺证。

总之,八纲是辨证的纲领;辨病因病性是辨证的基础与关键;脏腑、六经、卫气营血、三焦等辨证,是辨证方法在内伤杂病、外感时病中的具体运用。它们各自适用于不同的临床条件,存在着许多相互交叉错杂的关系。

第三节 辨病与辨证

 培训目标

1. 掌握中医辨病与辨证的关系。
2. 熟悉西医辨病与中医辨证的关系。
3. 了解中医的"病"与西医的"病"的关系。

"病"是中医理论体系中的核心概念。早在上古时期,人们对疾病就有了粗浅的认识。在殷商时代,甲骨文当中出现了"疒"的字形,像人倚靠于床不可自持的痛苦状态。至《尚书》首次使用"病"字,使"病"具有邪气与正气并存于人体则发为疾病的含义。

《黄帝内经》是中医理论之宗,继承前人唯物主义哲学思想,认为人体健康与疾病是互相对立的,当人体内环境与外环境相互协调统一,处于"阴平阳秘"的自稳状态,则是健康"平人"。《黄帝内经》强调"正气存内,邪不可干"。邪气外感是致病的条件,而正气强弱则是疾病发生、发展及转归的决定因素。《黄帝内经》中的病因病机学说、望、闻、问、切诊断方法,脏腑经络学说等,使中医基本理论日益完善,使中医对疾病的认识从经验医学上升到理论医学,认为在病因的作用下,机体正邪交争,导致阴阳失调即发为"病",奠定了在辨病的基础上进行治疗的先河。如以"四乌鲗骨一藘茹丸"治疗血枯闭经,以生铁落饮治疗狂病等等,由此辨病论治,在中医学中占有重要地位。后世医家在此基础上不断完善提高对疾病的认识及诊断方法。例如,张仲景以六经辨治外感,以脏腑经络辨治杂病,在中医辨病的基础上进行辨证,提高了疾病诊断的个性化、精准化。辨病辨证相结合,是中医学的精华与特征。

由于中医学在漫长发展历程中,疾病多以症状、体征、病因病机命名,如头痛、水肿、痛经、伤寒等等,往往与疾病单纯症状等概念混淆,至清代随着西医学传入中国,中西医汇通,改变了传统的辨病与辨证相结合的内涵,中医辨病逐渐淡化。然而,就中医临床而言,辨病是自古以来就有的诊断疾病的方法,有独特的内涵与优势,以辨病为纲,可以减少辨证的盲目性,有利于鉴别排除其他疾病,提高辨证论治的水平。

一、中医辨病与辨证的关系

"辨病"是对具体疾病全过程的特点(如病因、病机、主要临床表现等)与规律(如发病条件、演变趋势、转归预后等)所作的病理性概括。辨证是对疾病所处一定阶段病因、病位、病性、病势所作的病理性概括。病和证都是对疾病本质的认识,二者既有联系又有区别。"病"要求体现疾病全过程的根本矛盾,"证"主要揭示病变当前的主要矛盾。病的本质一般规定了症的表现和证的变化规律。在病的全过程中可有不同的证,而同一证又可见于不同的病,所以病与证之间存在着同病异证、异病同证的相互关系。临床上既要辨证,又要辨病,才能使诊断更全面、更准确,治疗更具针对性。

同病可有异证,无论证型有何差异,从病的角度看有其共同的特点和规律,因此除据证选用不同的治法方药外,还应结合病的特点进行治疗。如肺痨病,有肺阴亏虚、阴虚火旺、气阴耗伤、阴阳两虚等不同证型,须各自采取不同的治法方药,但是治痨杀虫药应贯穿治疗的始终。

异病虽可同证,证相同则可用相同的治法,但同中有异,针对不同的病在治疗上应各有侧重。如胃缓和久泄等病,均可表现为脾虚证,都要健脾益气,但是胃缓以胃体下垂为主要病理特点,健脾的同时应升提阳气;久泄多夹有湿邪,则健脾的同时常佐以利湿止泄。

二、西医辨病与中医辨证的关系

随着西医学的发展,对疾病的了解逐渐深入,弥补了传统中医在认知方面的某些不足,若两者相结合,则有利于中医辨证论治时考虑得更周全,从而进一步提高疗效。比如,对于胃病的诊治,有时临床中医辨证为虚寒,但西医内镜诊断为糜烂性胃炎,内镜下见黏膜充血水肿、糜烂,黏液糊色黄混浊,这提示局部存在着热毒,如同"外疡",从而纠正了单纯辨证为虚寒的不足,在治疗上则需寒热并用。再如肿瘤的诊治,更离不开西医辨病,因为从中医望闻问切上不一定能发现肿块的存在,在临证中也无痰瘀之证候,但通过现代影像学等检查手段可明确肿瘤诊断,因此在治疗上均可配合活血解毒、化痰散结之品以提高疗效。

临床还有一种情况,所谓"无证可辨",患者缺乏临床表现,但又存在西医的某一种疾病,如糖尿病、早期肿瘤,可能仅在体检时发现,而患者自身无任何不适,此时仅凭舌脉辨证难免有失偏颇,而根据西医诊断相对应的中医病证,结合其基本病机进行辨治,则更完善、更全面。

三、中医的"病"与西医的"病"的关系

随着疾病谱的变化,传统中医病名已不能完全适应中医临床诊疗需求,因此要作中西医双重诊断,既辨中医的"病",又要辨西医的"病"。

中医病名与西医病名的对照并不完全相符,常见情况主要有:

(1) 中医病名与西医病名相同,所指也相同,如"麻风""麻疹"。

(2) 中医病名与西医病名相同,所指不同,如"脚气""霍乱"。

(3) 中医病名与西医病名不同,但所指相同,如"肺痨"与"肺结核","烂喉痧"与"猩红热"。

(4) 中医病名与西医病名不同,但是中医病名包含数种西医病名,如"淋证"是指小便频数、淋沥涩痛、小腹拘急的病证,与西医学所谓的"淋病"(淋球菌引起的泌尿生殖系传染病)不同,但可包含泌尿系结石、尿路感染等多种疾病。

中医的"病名"能简明扼要地阐述出中医病机,对中医的立法选方有重要指导作用。如"痞满"一病,"若心下满而鞕痛者,此为结胸也,大陷胸汤主之。但满而不痛者,此为痞,柴胡不中与之,宜半夏泻心汤"(《伤寒论·辨太阳病脉证并治》),对其病机、治法有较为经典的论述,医者可围绕其"中焦气机阻滞、脾胃升降失常"的主要病机,分析其或虚或实,进一步精确诊治。

西医采用先进检测技术,对疾病的病因、病理认识更为明确,故西医的"病名"更

为客观、具体。如中医的"疟疾",若是能结合现代检测技术确诊疟原虫这一病原微生物,则可进行针对性的治疗。因此,对中西医"病"的全面认识、结合,更能提高辨证水平。

（丛慧芳）

？ 复习思考题

1. 试述中医学中"神"的含义。
2. 试论脉诊的意义。
3. 简述"症症不符"的定义。
4. 简述如何收集问诊信息。
5. 试述中医辨病与辨证的关系。

第三章

中医临床治疗策略

中医学在长期的医疗实践过程中,积累了丰富的治疗经验,形成了独特的治疗学体系。中医治疗就是在中医辨证的基础上,确定治则治法,选择方药,将理性思维转化为实践活动的系列过程。诊断的目的是为了指导治疗,而治疗结果又是检验诊断准确与否的标准。

第一节　治则的确立

 培训目标

1. 掌握各种治则的内涵。
2. 了解各种治则的具体运用。

中医治则是治疗疾病的法则,是中医基础理论的重要组成部分。虽然对整体观、阴阳观、气血观等理论知识进行了系统学习,但运用到临床治疗中,还需要根据患者证候、体质、病因病机确定具体治疗原则及治疗方法,并要较为正确地选用,故要学习中医治疗策略。

一、补虚泻实治则的临床运用

"百病之生,皆有虚实。"在疾病发生、发展过程中,邪正偏盛偏衰,反映在证候上则有虚证和实证之区别。补虚与泻实是针对虚证和实证而采取的治疗原则,两者既相互对立又相互统一,既有严格的区分又有密切的内在联系,具有唯物辩证法之内涵。

(一) 补虚泻实的运用原则

补虚与泻实这一对治疗原则在我国古时就已形成。《素问·至真要大论》指出:"盛者泻之,虚者补之。"虚实是泛指人体正气与病邪作斗争的过程中病邪之盛衰和人体抗病能力之强弱。一般来说,虚证指的是正气不足,实证指的是邪气有余。补虚泻实强调的就是通过扶正祛邪,改变邪正双方的力量对比,使其有利于疾病向痊愈方向转化。运用补虚泻实法则时,必须全面分析正邪双方的消长盛衰情况,根据其在疾病中

的地位,决定补虚与泻实的主次和先后。具体情况可以分以下几种:

1. 先攻后补 即先泻实后补虚。适用于虽然邪盛,但正气尚可耐攻,以邪气盛为主要矛盾的病证。如短期内发生的功能失调性子宫出血,经量虽多但尚未出现严重的气血不足,譬如属于中医瘀血所致的崩漏证,因瘀血不去,出血难止,故应先攻后补,先予活血化瘀,然后再进行止血和补血。

2. 先补后攻 即先补虚后泻实。适用于正虚邪实的虚实错杂证之正气虚衰尚不耐攻的情况。如临床常见的肝硬化腹水属于中医的臌胀病,如后期气阳不足,水湿瘀久不去,此时需要先培补脾肾之阳气以扶正,或者结合补充白蛋白等改善体质,然后才能视正气恢复情况适量使用逐水攻瘀药,改善腹水。

3. 攻补兼施 即补虚与泻实并用。适用于正虚邪实,但二者均不甚重的病证。具体运用时必须区别正虚邪实的主次关系,灵活运用。如以正虚为主要矛盾,单纯用补法又恋邪,单纯攻邪又易伤正,此时则应以补虚为主兼以泻实,两种治法的轻重主次又需根据临床具体情况具体运用,以不伤正为原则。

(二)外感病补虚与泻实的运用注意点

1. 因人的体质而异 素体气虚、卫阳不固者,多易感受风寒之邪。临床表现为经常感冒,晨起或受寒时,喷嚏连连,鼻流清涕,肢酸乏力,畏寒,不发热或低热。此类患者,扶正之品黄芪、人参、党参尽可加用,不必犹豫;祛邪药物当选用温散但发汗不甚之品,如荆芥、防风之属。玉屏风散及补中益气汤即较好地体现了这个原则。临床老年人气阳不足的感冒,就要运用上述原则。若阴血不足者感冒多见咽痛口疮、干咳少痰等风热之证,则需选用祛邪不伤阴之品,如玉竹、金银花、桑叶、白薇等,常用方剂如加减葳蕤汤、桑菊饮等。

2. 因感邪的性质而异 寒湿伤阳,燥热伤阴,故补虚泻实当辨明病邪性质而为之。例如寒湿之邪引起的病证,对年轻体壮者的影响,可能并不会引起阳虚,此时可以单用祛寒湿之泻实法治疗。对于老年患者,极易导致阳气虚弱,因此在祛寒湿的同时,加入适量的助阳药物将有助于寒湿的祛除。

3. 外感热病不同阶段的补虚与泻实 外感热病可以借鉴温病的辨治方法,从卫、气、营、血四个阶段进行辨治。

(1)卫分证阶段,邪气入侵,机体正气抗邪能力正逐步加强。如果发热恶寒较重,一般不采用补虚的方法。如果病情发展快,有伤阴趋势,可加用甘寒养阴生津之品。若外邪轻微而表证不甚,临床仅见畏寒低热缠绵不解,或不发热,此时可加入益气扶正之品,如黄芪、北沙参、白术、太子参之类,而祛邪之品虽仅用小剂量薄荷、柴胡、荆芥,也能收到很好的效果。

(2)气分证阶段,多不需补虚。如果热势较甚,可加入甘寒清热养阴之品,如芦根、白茅根等,既可增强祛邪力量,又可防止邪盛伤津。

(3)出现营血分证候时,则表示此时正气虚弱,邪热内陷。正虚主要表现为阴液亏损,因此补虚当选用寒凉养阴之品,以增液汤为佳。另外,邪热炽盛是导致热入营血的主要因素,因此清热祛邪更为重要。应用时除了首先要加大寒凉清热药力度外,还应该加入凉血散血之品,以使邪热转出营血,尽可能从气分而解,即使邪已入血分也尽量不要留瘀伤阴。

（4）外感热病恢复期，多有正虚表现。补虚当随证选用补益之品。泻实当根据有无邪气遗留、遗留多少，酌加祛邪药物。此期不可早用或多用温补之品，否则有死灰复燃之虞。

（三）内伤病补虚与泻实的运用注意点

内伤疾病一般有邪实、正虚和虚实夹杂三种情况。

内伤疾病的实证，如类风湿关节炎，属于中医学"痹证"范畴。正气亏虚虽是其发生的主要原因之一，但邪气阻于关节才是关键所在，因此需要补虚与泻实兼顾。通过具体分析患者属于不通则痛，还是不荣则痛，或两者兼有、何者为重的具体情况，酌情选用补虚与泻实的主次和轻重，随着正气的恢复，痰湿、血瘀、寒凝等邪实可逐渐消散，而有形之痹阻得祛也更助于正气的恢复，两者往往相辅相成，可先后或相兼而用。

值得注意的是，补虚与泻实在治未病与治已病中的选用也各有侧重。对于已病的慢性疾病来说，同一疾病的不同阶段，补虚泻实亦不相同。例如对于未病的亚健康人群的体质调养多采用扶正法，调理其体内气血阴阳之不足，适当结合理气解郁、活血化瘀、祛湿化痰等泻实法以轻去其实，达到体质趋于阴平阳秘的健康状态。而对于慢性病患者，则根据其病变轻重，邪正不同情况决定补虚泻实之轻重，并适当兼扶助邪气未波及之脏腑，以既病防变为原则达到带病延年之目的。如肿瘤的癌前病变常采用扶持正气，抗御癌毒之邪，追求达到正气存内、邪不可干之目的。而癌症的常规化疗、手术、放疗等西医治疗均以泻实为主，临床遇患者正气尚足，癌毒痰瘀较重时也通常使用泻实之清热解毒、化痰活血、软坚消散法，并可加虫类药物破血消癥。但一旦患者出现正气虚损之时则需暂停攻伐，而以扶助正气为主，对于防止复发转移尤为重要。

二、调整阴阳治则的临床运用

所谓调整阴阳，是针对机体阴阳偏盛偏衰的变化，采取损其有余、补其不足的原则，达到阴平阳秘状态。故调整阴阳，"以平为期"是中医治疗疾病的根本法则，在具体应用上，有"损其有余""补其不足"两个原则。

疾病的发生，其本质是机体阴阳相对平衡的破坏，造成偏盛偏衰的结果。调整阴阳，补偏救弊，恢复阴阳的相对平衡，是治疗疾病的重要法则之一。

（一）损其有余、补其不足

损其有余，是指阴或阳的一方偏盛有余的病证，应当用"实则泻之"的方法来治疗。补其不足，是指对于阴阳偏衰的病证，采用"虚则补之"的方法予以治疗的原则。病有阴虚、阳虚、阴阳两虚之分，其治则有滋阴、补阳、阴阳双补之别。例如，在高血压的治疗实践中，调整阴阳原则运用得最普遍。高血压属中医"眩晕""头痛"等范畴，多由于阴阳失衡，气血失调所致。肝之疏泄失常，肝阳亢盛，耗伤肝阴；或肝肾子母涵养失职，水不涵木，致使阴虚阳亢；肝胜乘脾，木克脾土，痰浊内生，血脉瘀阻，风、火、痰、瘀、虚致清窍失养。其治疗大法应是平调阴阳，调和气血，以平为期。本着虚补实泻的原则，养肝、柔肝、益肾、平肝、疏肝、清肝、泻肝以获阴阳调和。

（二）阳中求阴、阴中求阳与阴平阳秘

根据阴阳互根的理论，临床上治疗阴虚证时，在滋阴剂中适当佐以少量补阳药，以求少火生气而蒸腾阴液以生津化阴,即所谓"阳中求阴"。治疗阳虚证时,在助阳剂中,适当佐以少量滋阴药,以使阳气化生之阴血得滋,即谓"阴中求阳"。正所谓"阳得阴助而生化无穷""阴得阳升而泉源不竭"(《景岳全书》)。如围绝经期综合征的治疗中,因肾气逐渐衰退,故多见月经紊乱,或月经延期,经量渐少,或月经先后不定期,经量多,但最终都呈月经稀少,乃至绝经。所以治疗的最终目的要使肾精之阴阳维持不绝,无失偏颇,同时使脏腑气血通畅协调,以心、肝、肾为治疗中心,兼调脾肺。在燮理阴阳方面,除补本虚外,还应泻标实,如肾阴虚者当滋阴兼以泻火,肾阳虚者要温阳兼以散寒,可随症选用知母配黄柏、附子配干姜,以利肾中阴阳之气维持协调而不绝。

三、调整脏腑治则的临床运用

人体是一个有机的整体,脏与脏、脏与腑、腑与腑之间,生理上相互协调、相互为用,病理上也相互影响。一脏有病可影响他脏,他脏有病也可影响本脏。因此,调整脏腑就是在治疗脏腑病变时,既要考虑一脏一腑之阴阳气血失调,更要注意调整各脏腑间的关系,使之重新恢复调和状态。这是调整脏腑的基本原则。

(一) 调整脏腑的总体原则

1. 调整脏腑的阴阳气血　脏腑的阴阳气血失调是脏腑病理改变的基础。因此,调整脏腑阴阳气血是调整脏腑的基本原则。脏腑的生理功能不一,其阴阳气血失调的病理变化也不尽一致。因此,应根据脏腑病理变化,或虚或实,或寒或热,予以虚则补之,实则泻之,寒者热之,热者寒之。

2. 顺应脏腑的生理特性　脏腑的阴阳五行属性、气机升降出入规律、四时通应,以及喜恶等生理特性不同,故调整脏腑须顺应脏腑之特性而治。如脾胃属土,脾为阴土,阳气易损;胃为阳土,阴气易伤。脾喜燥恶湿,胃喜润恶燥。脾气主升,以升为顺;胃气主降,以降为和。故治脾常宜甘温之剂以助其升运,而慎用阴寒之品以免助湿伤阳。治胃常用甘寒之剂以利其通降,而慎用温燥之品以伤其阴。

3. 协调脏腑之间的相互关系

(1) 根据五行生克制化规律调节

1) 根据五行相生规律调节:其治则主要有"补母"与"泻子"两个方面。如从水生木的相生关系来看,滋水涵木属于"虚则补其母",肝实泻心则属于"实则泻其子",余此类推。

2) 根据五行相克规律调节:其治则主要有抑强和扶弱两个方面。如木火刑金者,采用佐金平木法来泻肝清肺,此属抑强;肝虚影响脾胃,此为木不疏土,治以和肝健脾,以加强双方之功能,此为扶弱。

3) 根据五行制化规律调节:五行之间生中有克,克中有生,不仅要补母泻子,抑强扶弱,调整相关两脏的关系,而且更要将两者结合起来,调整相关三脏之间的关系,使之亦制亦化,协调平衡。如脾胃属土,土生金,木克土,土克水,故土病可责之于木虚不能疏土,或木旺乘土;也可责之金虚子盗母气,或水旺反侮土,诊治时宜根据临床具体情况具体分析,以相生相克规律灵活协调多个脏腑的功能,并预防疾病进一步发展导致的新的脏腑不平衡。

(2) 根据五脏互藏理论调节:五行互藏,五行配五脏,而五脏互藏。一脏统五脏,五脏统一脏。例如就呼吸功能而言,肺主呼吸,但肺主出气,肾主纳气,肝调畅气机而使之升降相宜,脾主运化水谷精微而参与生成宗气;心主血脉而藏神,血为气母,心血给气以营养,心神又为呼吸调节之主宰。故五脏均参与呼吸的调节,其中尤以肺脾肾为要。所以,呼吸功能失调,常重在调治肺脾肾三脏。其他睡眠、饮食、二便及五官的各种功能的实现均有赖于五脏六腑的相互配合,故在临床分析治疗时要从多种脏腑的相互配合上寻找原因,找出主因,解决主要矛盾,才能获得较好的疗效。

(3)根据脏腑相合关系调节:治疗脏腑病变,除了直接治疗本脏本腑之外,还可以根据脏腑相合理论,或脏病治腑,或腑病治脏,或脏腑同治。

1)脏病治腑:如心合小肠,心火上炎之证,可以直泻心火,而通利小肠,导心经之热从下而出,则心火自降。

2)腑病治脏:如肾合膀胱,膀胱气化功能失常,水液代谢障碍,治肾即所以治膀胱。大便秘结,腑气不通,则肺气壅塞,而宣降肺气,亦可使腑气得顺,大便自通。

3)脏腑同治:脏腑病变,虽可脏病治腑,腑病治脏,但临床上多脏腑同治。如脾与胃,纳运相得,燥湿相济,升降相因,故脾病必及胃,胃病必累脾。所以,临床上常脾胃同治。

(二)调整脏腑的运用举例

1. 调整脏腑在内科领域的应用举例　内科疾病种类繁多,以慢性胃炎为例,隶属中医"胃脘痛""痞满"范畴,病位在胃,但病机错综复杂,多表现为虚中夹实,寒热错杂,脏腑受累,在明确病因病机的同时,要结合脏腑辨证论治。例如寒邪客胃,常表现为胃脘暴痛,痛势较剧,得温则舒,泛吐清水,绵绵不已,苔薄白,脉弦紧,当以良附丸温中止痛。

2. 调整脏腑在儿科领域的应用举例　如小儿咳嗽,病因虽多,可归为外感与内伤,外感咳嗽病起于肺,内伤咳嗽可因肺病迁延,也可由他脏先病累及于肺所致。病变本脏在肺,日久则可影响他脏气机。一般将本病分为急性发作期和慢性缓解期两个阶段论治。急性发作期治重于肺、肝,慢性缓解期治重于脾、肾。急性期若见风寒束肺证,多见咳嗽咽痒、流清涕、咽不红、痰白清稀、舌淡苔白、脉浮紧,治疗以小青龙汤祛风散寒、温肺化饮。如以反复咳嗽、易感冒汗出、鼻塞、神疲懒言、活动后加重、痰多、舌质淡、苔薄白、脉沉无力等为临床特点,辨证为肺脾气虚,以玉屏风散与六君子汤健脾益气、补肺固表。

3. 调整脏腑在妇科中的应用举例　肝、脾、肾在妇科月经病中具有重要地位。肾为任脉之本,脾为带脉之本,肝为冲脉之本。女子以血为本,以肝为先天。脾胃为后天之本,气血生化之源。肾为先天之本,主藏精气,既藏先天之精,又藏后天之精,为生殖发育之源。故对月经病的不同年龄、不同病机应详辨其何脏受累为主而治之。同样,肝、脾、肾三脏与不孕关系密切,经本于肾,种子以补肾调经为要;脾为后天之本,土旺精生,种子有源;肝为女子之先天,柔肝降逆,肝肾同治亦为种子的独特理论。

四、调和气血治则的临床运用

气血是人体生命活动的基本物质,人之病无不伤及气血。调和气血是中医治疗疾病的重要原则,适用于气血失调之候。气病常有气虚、气滞、气陷、气逆、气脱、气闭等证,则相应治则为气虚则补,气滞则疏,气陷则升,气逆则降,气脱则固,气闭则开。血病有血虚、血脱、血瘀、血寒、血热、出血之分,具体治则为血虚则补,血脱则固,血瘀则行,血寒则温,血热则凉,出血则止。气血病理上常相互影响,容易气血同病。同时,气血的生成与运行,又依赖于脏腑经络的正常生理活动,所以调和气血又须与燮理阴阳、调整脏腑密切结合起来。

（一）调和气血在内伤病中的应用

当七情不节、饮食饥饱、劳倦、房事过度等因素作用于人体,会引发气血生化异常或气血升降出入运动异常,导致气病、血病,或气血同病。如心悸,是心系的常见病、多发病,以患者自觉心中悸动,惊惕不安,心神不宁,不能自主,脉促、结、代等节律异常为主的病证。其病位在心,涉及肺、肝、脾、肾,证属本虚标实,气血虚弱、心脉瘀阻是其病机关键,治疗上,当以益气养血治其本,化瘀通脉治其标。补益心气,心气充则血行有力、脉道通利,瘀滞消则心得所养而心悸平;养血重在健脾,脾健血生,血载气运,脉道充盈,脉行接续,心悸可安,可选用党参、麦冬、黄芪、黄精、五味子等药物,并加丹参饮之类以化瘀。

（二）调和气血在治未病中的应用

体质是指人体禀赋于先天,受后天多种因素影响,在其生长发育和衰老过程中,所形成的在形态上和心理、生理功能上相对稳定的特征。这种特性往往决定着机体对某些致病因素的易感性和病变过程的倾向性。故以体质为依据进行防治调护,是"治未病"的重要原则之一。如人群中的体质包括气虚体质、血虚体质、血瘀体质、气郁体质,分别予补气、补血、活血、理气的方药进行调护。

五、因时、因地、因人制宜的临床运用

由于疾病的发生、发展与转归,常受时令气候、地理环境、体质因素等多方面因素的影响,因此在治疗疾病时,应充分考虑这些因素,区别不同情况,制订适宜的治疗方法。因时、因地、因人制宜,常称为三因制宜,是指治疗疾病要根据季节、地区以及人体的体质、性别、年龄等不同,制订适宜的治疗方法。

（一）因时制宜

因时制宜,是考虑到时令气候寒热燥湿的不同而选择适宜的治法、方药的治疗原则。因时制宜强调顺应天时来探求病因。《素问》"运气七篇"在"六气主时"理论的基础上,形成了较系统的六淫致病说。六气,指风、热（暑）、火、湿、燥、寒六种不同的气候。根据运气学说理论,六气是气候变化的本源,三阴三阳是六气产生的标象。古人通过观察发现,人体在疾病状态下表现出的某些症状和体征与自然界的六气特点相似,于是便采用取象比类的方法与之相对应,从而形成了"六淫"的概念。如自然界中的风具有善动不居、来去迅速、开门启户的特点,于是把人体疾病过程中表现出的手足震颤、四肢抽搐、猝然昏仆、瘾疹起伏、汗出恶风、关节疼痛游走不定等症状称之为风证,其致病因素谓之风邪,并总结出风为阳邪、善行数变、开泄、主动的致病性质和特点。六气是自然界正常的气候变化,是形成六淫病因的基础。六气是否能成为六淫,一方面与六气的异常变化有关,另一方面与人体的正气强弱、适应环境气候变化的能力强弱有关。二者之中,《黄帝内经》认为后者更占据主导地位。如《灵枢·百病始生》

曰：“风雨寒热，不得虚，邪不能独伤人。”此外，人体的气机随着时间节律的变化表现为升降出入的盛衰变化。陈士铎认为，春宜疏泄，夏宜清凉，但在疏发之中宜用理气之药，清凉之内宜兼健脾之剂，而不可尽用疏发与清凉，并依据“因时制宜”思想提出了日治法、夜治法、春夏治法、秋冬治法。

　　春温、夏热、秋燥、冬寒是四季气候的特性。春温夏热，腠理开泄，易于耗散阳气，特别在盛夏，汗液大出，阳气易于耗散。冬季天寒地冻，人体活动量减少，腠理闭塞，阳气外泄较少，潜伏于体内，致使阳气相对过盛。人生活在自然环境中，四季的自然更替会影响人体的生命活动，人体的脏腑功能也会随之变化，必须按照周期性的四季变化做出相应的调节，才可有健康长寿的身体。具体用药而言，春夏季节，气候由温渐热，阳气升发，人体腠理疏松开泄，即使外感风寒，也应注意慎用麻黄、桂枝等发汗力强的辛温发散之品，以免开泄太过，耗伤气阴；而秋冬季节，气候由凉变寒，阴盛阳衰，人体腠理致密，阳气潜藏于内，此时若病热证，也当慎用石膏、薄荷等寒凉之品，以防苦寒伤阳。

　　以冠心病为例，该病属于中医“真心痛”“胸痹”范畴，是本虚标实的疾病，以心气虚损为本，痰浊、气滞、血瘀、寒凝为标。随着自然界四时气候温热凉寒的变更，人体气血的循行和分布也相应产生浮于表、行于中、藏于里的趋向。气血的这种变化规律影响着冠心病的发生与转归，从而出现了冠心病的发展具有鲜明的季节性。春季阳气始升，气候温和，辛温之品瓜蒌、薤白、枳壳、桂枝等的用量适当控制即可；夏季气候炎热，辛温之品尽量少用，使用活血药时，除了使用辛温的川芎、红花、桃仁等之外，还可用性偏寒的丹参、郁金、赤芍，并配伍适量太子参、麦冬、沙参、淡竹叶等益气养阴清热之品；秋季干燥，在使用活血化瘀药的基础上应加用大量滋阴润燥之品，如沙参、百合、麦冬、石斛、女贞子等；冬季严寒，血气涩而不流，辛散温通之品如瓜蒌、薤白、川芎、党参、枳壳、桂枝等均可加量应用，阳虚寒凝明显者可加用附子、肉桂。

　　（二）因地制宜

　　因地制宜，是考虑到地域环境的不同而选择适宜的治法、方药的治疗原则。不同的地域、环境，其气候条件、水土性质、物产品类等也会不同，而这些因素会导致人的生活习性、体质特点、生理活动、病理变化等随之发生相应的变化。因而在治疗疾病时，就必须考虑到这些差异，选择适宜的治法和药物。例如，我国的东南方，地势低下，海滨傍水，气候湿热，人的皮肤腠理松弛，多开少闭，易于汗出，感受外邪以风热居多，治疗常用桑叶、菊花之类的轻清之药以辛凉解表；即使感受风寒之邪，也很少用麻黄、桂枝等温性较大的药物，而多用荆芥、防风、羌活等温性较小的药物。但在西北高寒之地，人的腠理闭塞，开少闭多，感受外邪以风寒居多，故治疗以麻黄、桂枝之类的辛温解表药物较常用。再如，东南之地气候炎热，阳气多疏泄于外，兼之乘凉饮冷，寒盛于中，中焦阳气也易于损伤，治疗时要注意收敛其气，温暖其中；西北高寒之地，阳气多收敛于内，兼之厚衣重被，多食辛热厚味，内热之疾亦复多见，治疗时亦要注意表散外寒，清其内热。大体来说，北方人体质多壮实，患病多实证，治法往往以祛邪为主，遣方用药，多量大力猛；南方人体质比较薄弱，非只阳气不充，阴津亦常不足，不耐攻泻之法，故遣方用药，多量轻力缓。历代医家对因地制宜是相当重视的。如陈士铎根据“因地制宜”提出的东南治法、西北治法等。

以痹证为例,其发病率北方高于南方。巴蜀地处四川盆地,形成了独特的湿热型盆地气候,当地居民多喜食辛热麻辣、肥甘厚腻之品,易伤脾胃。同时,长期潮湿的气候环境也使脾胃运化受阻,形成湿困脾胃的体质,使湿热证成为该地区常见的证候。因此,巴蜀医家治疗以善用附子、干姜著称,称为"火神派",认为痹证主要以阳虚为本,痹阻为标,指出阳气内虚是痹证形成的根本原因。因而治疗的关键在于振奋和固护机体的阳气,以温阳通络为治疗根本大法,温阳为主,佐以通络,切不可动辄就用祛风、除湿、散寒之法。江淮流域是淮河、长江冲积成的平原,潮湿、闷热的气候特点,导致湿邪、热邪容易侵袭人体,是痹证的重要诱发因素。当地医家治疗痹证时主张滋阴清热、活血通络,重点在阴分,选方常用蠲痹汤、四物汤、五积散、乌药顺气散等,倡导滋阴降火,使人体达到阴平阳秘的状态。东北地区地处寒温带,有湿冷的特征,且当地居民还有进食冷冻食品的习惯,日久易伤及脾胃。因此,痹证是东北地区多发病、常见病,一年四季均可发病,无性别年龄差异。其中以着痹、痛痹为多,症见关节冷痛刺骨,屈伸不利,得温则舒,遇寒加重。东北地区痹证辨证时以寒湿为主,风热次之。治疗上以温阳除湿为主,用药常以干姜、附子等大辛大热之品,以及蜈蚣、地龙等虫类药物搜风通络,共达祛风除湿、散寒温阳通脉之效。

（三）因人制宜

因人制宜,是考虑到患者的体质、性别、年龄、生活习惯以及过去病史等个体差异性而选择适宜的治法、方药的治疗原则。人的体质差异,很大程度上决定着疾病的发生发展变化、转归和预后,以及对治疗措施的不同反应。体质受先天禀赋、年龄、性别、生活条件和情志因素等多方面影响。例如,就体质而言,有阴阳之别,强弱之分,偏寒偏热之异,即使同一种疾病,可能反应为不同的证候,治法就应不同。譬如,面白体胖多见于阳虚体质者,形瘦面红多见于阴虚体质者,两者都可因感受寒湿之邪而形成关节肿痛之痹病。但阳虚者,寒湿易从阴化寒,表现为关节剧痛、得热痛减、遇寒痛甚、局部皮肤寒凉感等;治疗当用桂枝、干姜、附子、细辛等大热之药,以温阳散寒,通脉止痛。而阴虚者,则寒湿易从阳化热伤阴,表现为关节灼热疼痛、腰膝酸软、关节屈伸不利、肌肉瘦削等;治疗当用补血荣养、祛风除湿之法,如予独活寄生汤加减。一般来说,阳盛或阴虚之体,当慎用温热之剂;阴盛或阳虚之体,当慎用寒凉之剂;体胖者,多气虚、多痰湿,慎用攻逐之品;体瘦者,多阴虚、多火旺,慎用温补之味。就年龄而言,小儿生机旺盛,但脏腑娇嫩,气血未充,属稚阴稚阳之体,用药宜轻,疗程宜短,忌投峻剂,尤当慎用补剂;老年人生机减退,气血虚衰,病多虚证或虚中夹实,治宜补中稍加流通之品,或攻补兼施之剂。金代刘完素《河间六书》提出妇女月经不调的治法:"童幼天癸未行,皆属少阴;天癸既行,皆从厥阴论治;天癸已绝,乃属太阴经也。"意即治疗月经病宜分年龄阶段进行,如青春期前重在治少阴肾,育龄期重在治厥阴肝,围绝经期重在治太阴脾。虽非绝对,但有重点可循。再就性别而言,女性"有余于气,不足于血",在生理上以血为本,以肝为先天,在病理上多见精血不足、肝气郁结之特点,以及经、带、胎、产、乳等诸方面的疾病。故在治疗上要考虑女性的生理病理特点,制订适宜的治法及遣方用药。妊娠期者,禁用或慎用峻下、破血、滑利、走窜、有毒之品,产后则应考虑气血亏损及恶露情况。此外,中医学的因人制宜理论还涵盖个体的境遇地位、情志心理等几个方面。如《灵枢·根结》曰:"夫王公大人……身体柔脆,肌肉软弱。"陈士铎也根据"因人制宜"思想提出了男治法、女治法、肥治法、瘦治法、富治法、贫治法、老治法、少治法等。其他如患者的职业、工作条件、家庭情况、生活习惯、心理情绪、社会地位等也与某些疾病的发生有关,在诊治时也应该注意。

因时、因地、因人制宜作为中医学的特色和亮点,蕴含着中医对天、地、人的理解和个体化治疗的灵活思想。然而,不能机械地、孤立地看待天时、地域、人体三个因素,而是要整体地看待,将天、地、人和疾病有机结合起来,全面考虑,灵活掌握,才能做到立法严谨,选方用药准确,从而提高临床疗效。

六、标本缓急原则的临床运用

标本,主要用来分清疾病的主次本末和轻重缓急的情况。一般而言,标是指疾病的现象,本是指疾病的本质。在复杂多变的病证中,常有标本主次的不同,临证时当弄清疾病的本质和现象的关系。因为同一性质的疾病,常常可以表现出各种不同的症状,而不同性质的疾病,有时也能表现出相同的症状。因而在治疗上就应分清标本,有先后缓急的区别,才不至于被错综复杂、变化多端的各种症状所迷惑,才能抓住疾病的本质,给予适当的治疗。在实际应用中,标本所指随具体情况而异。如从病因与症状来分,病因为本,症状为标;从症状本身来分,原发症状为本,继发症状为标;从疾病新旧来分,旧病为本,新病为标。由于标本所指不同,因此在治疗上也有先后不同。标本治法的临床应用,一般是"治病必求于本",先治本后治标。例如,原有肾病,此病又出现了小便不利、全身水肿等症状,继而引起了肺病,出现了咳嗽气喘等症状,在治疗时,就应先治其小便不利,小便正常则水肿消退,从而肾病减轻了,则由它引起的咳喘等肺病症状也就自然消失了,这就是治本而标自愈。但在某些情况下,标病甚急,如不及时解决,可危及患者生命或影响疾病的治疗,则应采取"急则治其标,缓则治其本"的法则,先治其标病,后治本病。若标本并重,则应标本兼顾,标本同治。

（一）急则治其标

急则治其标是指在标病甚急而可影响患者的安危时,就必须先治其标,后治其本。《素问·标本病传论》说:"先热而后生中满者,治其标。""先病而后生中满者,治其标。""小大不利,治其标。"中满、大小便不利,都是较急重的症状,故当给予及时有效的治疗先消除其急迫的症状。如脾病引起的水臌患者,脾病是本,腹水是标。当腹水大量增加,腹部胀满,呼吸喘促,大小便不利的时候,如同洪水泛滥,不予疏浚,无法救其危急。此时就不可单用健脾固本之法,应以峻利泻水,先治疗标证之腹水、大小便不利,待腹水减轻,病情稳定后,再调理肝脾,治其本病。

（二）缓则治其本

对大部分慢性病或急性病恢复期疾病,如虚劳内伤等均可用此治本之法。如肺痨咳嗽,其本多为肺肾阴虚,故治疗不应用一般的止咳法治其标,而应滋养肺肾之阴去治其本。又如在急性热病中、后期伤阴,则应养胃滋肾等以复其阴而防温热之邪来复。以上所述都是缓则治其本的应用。

（三）标本兼治

标病本病并重,则应标本兼治。这种治法,大多用于病情紧急之时,因在时间上、条件上已经不允许单独治标或单独治本,必须标本同治。如临床表现有身热、腹硬满痛、大便燥结、口干渴、舌燥苔焦黄等，此属邪热里结为本，阴液受伤为标，标本俱急，治当标本兼顾，可用增液承气汤治之。泻下与滋阴同用，泻其实热可以存阴，滋阴润燥则有利于通下，如此标本同治可收相辅相成之功。

可以看出，标本的治疗法则，既有原则性，又有灵活性。临床应用或先治本，或先治标，或标本兼治，应视病情变化适当掌握，但最终目的在于抓住疾病的主要矛盾，做到治病求本。标本不明，治无主次，疗效一定不会显著。在辨认疾病的标本时，还应注意在疾病发展过程中，标本的相互转化关系，标本不一定一成不变，应予灵活掌握，及时调整。

七、同病异治、异病同治的临床运用

辨证论治作为指导临床诊治疾病的基本法则，引导人们辩证地看待病和证的关系，既应看到一种病常可表现出多种不同"证"，又须注意不同的病在其发展过程的某些阶段，有时可以出现相同的"证"。因此，在临床治疗时，还可以根据辨证结果，分别采取"同病异治"或"异病同治"的方法。

（一）同病异治

所谓"同病异治"，是指同一种疾病，由于生病的对象、发病的时间、地区以及患者机体反应等的不同，或者由于疾病处于不同的发展阶段，它的本质特点有所不同，表现的"证"也就有所差异，故治法也应该不一样。如水肿病，根据其本质特点，可以辨出多种证，就脏腑而言，其主要涉及肺、脾、肾三脏；就其性质而言，既可以是虚证，又可以是实证；就病因而言，有风热、风寒和水湿等等；故同样是水肿病，合理的治疗就必须根据这些特点，采用不同的治法。这些都体现了"同病异治"。

（二）异病同治

疾病是发展变化的，不同的疾病，在其发展过程中，往往可以表现出近似的本质特点，出现相同的病理机制，因此，就可采用相同的方法进行治疗，这就是"异病同治"。如泄泻、水肿是不同的病，但两病的发展过程中，都可以发展到以脾肾阳虚为本质特点的阶段。对于泄泻和水肿表现出脾肾阳虚之证的，就都可用温补脾肾的方法进行治疗。这就体现了"异病同治"。

总之，中医治病主要不是着眼于"病"的异同，而是取决于"证"的性质。相同的证，代表着类同的主要矛盾，可以用基本相同的治疗方法；不同的证，提示其本质特点不同，就必须用不同的治法。这就是辨证论治的精神实质和精髓所在。

八、正治、反治的临床运用

《素问·至真要大论》提出"逆者正治，从者反治"两种方法，就其原则来说，都是治病求本这一治疗原则的具体运用。

（一）正治

正治是逆其证候性质而治的一种常用治疗法则，又称逆治。逆，是指采用方药的性质与疾病的性质相反。正治即通过分析疾病的临床证候，辨明疾病性质的寒热虚实，然后分别采用"寒者热之""热者寒之""虚则补之""实则泻之"等不同方法去治疗。正治适用于人体感受病邪后能如常地反映邪正相争的情况时，即适用于证情与

症象在性质上相一致的病证。因这种治法在一般情况下是最常用的,含有"正规"与"常规"的意义,所以称"正治法";又因所用药物的药性恰好与证情的性质相对,故又称"逆治法"。

（二）反治

反治是顺从疾病假象而治的一种治疗方法,又称从治。从,是指采用方药的性质顺从疾病的假象,与疾病的假象相一致而言,主要有"热因热用""寒因寒用""塞因塞用""通因通用"等。这种治法适用于病势严重,机体不能如常地反映邪正相争的情况的病证,即适用于证情与症象在性质上不相一致的情况。如急性热病有时出现肢冷色青、脉微欲绝的热深厥深证,不用温阳药而仍用清热药来治疗,称"寒因寒用",这是因为证情是属于真热假寒的性质。又如脾虚而见中满痞胀症象时,不用消导药而仍用健脾益气药治疗,称为"塞因塞用",这是因为证情属于真虚假实的性质。此外,有时因为病情比较复杂,在治疗上采用热药中少佐寒药、寒药中反佐热药,或热药冷服、寒药热服等方法,也都属于反治法的范围。因这种治法从表面上看,与正治法恰好相反,所以称"反治法";又因所用药物的药性往往与假象的性质相一致,又称"从治法"。究其实质,还是在治病求本法则指导下,针对疾病本质而进行治疗的方法,故实质上仍是"治病求本"。

第二节　治法的确立

培训目标

1. 掌握确立治法的主要方法。
2. 熟悉八法的含义和适应证。

治法是治则的具体化,是针对疾病和证候的具体方法,既有汗法、下法等用药指针式的具体治法,又有传统方药、针灸、推拿、外治、气功、食疗等治疗模式范畴的治疗方法。本章所涉指的是前者,即在治则指导下制定的治疗疾病的具体方法,它从属于一定治疗原则。比如扶正原则下,会有益气、养血、滋阴、补阳等不同的治疗方法。治法上贯治则,下统方药,承上启下,是中医治疗过程中的关键环节。

一、辨证论治,法从证出

中医主张一证一法,因为疾病的复杂性,可以说治法是无限的。古人为了执简驭繁,把纷繁复杂的治法,归纳为汗、吐、下、和、温、清、消、补八法,在具体运用时,还需要通过相互配合,以产生具体的治法。辨证正确,决定了治法的合理性,只有运用对证的治法才能提高临床疗效。

（一）汗法的含义和适应证

汗法,是通过开泄腠理,促使汗出,以解除邪气的治疗方法,因主要用于表证,又称为解表法。除内服药物外,熏蒸、药浴、烧针等方法也可用于发汗,也可归于汗法范畴。汗法不仅能祛除外邪,还可以透邪于表,调和营卫,畅通气血,故临床常用于解表、透疹、祛湿、消肿等的治疗。

1. 解表法　外感疾病的初期,通常称之为"表证",常见发热、恶寒、肢体疼痛、无汗或有汗、脉浮等症状。表证又有表寒、表热之分,因而汗法也有辛温发汗与辛凉发汗之别。

(1) 辛温发汗法:适用于外感风寒的表寒证,多表现为恶寒重、发热轻、头疼身痛、无汗或少汗、口不渴,苔薄白,脉浮紧或浮缓等症。以麻黄汤、桂枝汤、荆防败毒散为代表方。

(2) 辛凉发汗法:适用于外感风热的表热证,多表现为发热重、恶寒轻或不恶寒、头痛、口渴、有汗,苔薄黄,脉浮数等症。以桑菊饮、银翘散为代表方剂。

上述方法是解表法应用的基本大法。如因患者的体质不同或本有宿疾,以致内因和外因互相结合而使病情复杂化,治疗就不能局限于上述两种汗法,必须采用变通法则。如对阴虚体质兼有表邪者采用滋阴发汗法,对素有痰饮又有表邪者采用蠲饮化痰发汗法等,也可称为表里双解法。

2. 透疹法　麻疹初起,斑疹隐隐不透,或已见疹点而尚未透足时,均可应用汗法发散,使疹毒随汗液透散于外,以缓解病势。以汗法透疹,一般选用具有透疹功能的解表药,宜用辛凉清解剂,如升麻葛根汤、竹叶柳蒡汤等。麻疹虽为热毒所致,但在初起阶段,避免使用苦寒沉降之品,以免疹毒冰伏,不能透达。

3. 消肿法　水肿病用汗法,主要是通过发汗,使皮肤毛孔疏通,通过汗液使体内水湿得以排泄,从而达到消肿的目的,古书称为"开鬼门"法。汗法治疗的水肿多为实证,除有腰以上水肿明显的表现外,尚可见有恶风、发热、口渴、咳嗽等表证的症状,治疗宜疏风解表、宣肺利水之法,常选用越婢加术汤加减。

4. 祛湿法　由风湿或寒湿之邪所致的痹痛,使用汗法起到祛风散寒、祛湿镇痛的作用。如痹证初起,风寒湿邪在表,见有身体关节烦痛,并见恶寒发热、无汗、脉浮紧等表实的症状,可予以解表散寒、祛风除湿之法,选用麻黄加术汤。

汗法的适用范围比较广泛,但应用不当往往会产生一些不良后果。如果表证已用过发汗剂,但发热不退,仍有恶寒的,说明表证未除,故仍宜汗解;若身热不退,但不恶寒反恶热,说明邪已传里,不可再汗。同时,用汗法解表,要以周身微微汗出为度。因此,服发汗药后应加盖薄被,避风寒,或适当饮些温水热粥,使患者津津微汗,稍久则遍身通达为宜。对于阳虚之人应慎用汗法,对于阴血不足之人也当少用汗法,因汗血同源,过汗伤阳气又可耗阴血,临证当仔细辨别,慎重选用。凡遇剧烈吐下之后,以及淋家、疮家、亡血家等,原则上都应禁用汗法,如必须使用汗法时,则应配合益气、滋阴、养血等其他方法进行治疗。

(二) 吐法的含义和适应证

吐法,即通过引起患者的呕吐,将停留在咽喉之下、胸膈、胃脘之上的痰涎、宿食、毒物等有形实邪从口中吐出,从而使疾病得以缓解和消除的治疗方法,属于一个急救的方法。常用如盐汤探吐,或瓜蒂散催吐等。此外,吐法还可以代替升提法,如癃闭或妊娠胞阻等病,在适当范围内也可使用。但目前临床实践中,吐法已经极少运用,仅限于急症时的急救,一般得吐即止,不可反复使用,且吐后宜进糜粥自养,禁食一切硬物,忌七情刺激,房室劳倦,且要谨避风寒。

（三）下法的含义和适应证

应用具有泻下、攻逐作用的药物,以通导大便、荡涤实热、消除积滞、攻逐水饮等的治疗方法,称之为"下法"。下法主要适用于里实证,除燥屎内结、热结于里等证候外,痰饮、蓄血、瘀血、虫积等有形实邪所引起的病证,以及上焦火旺,或血逆于上的吐血、衄血等邪正俱实的病证,均可采用下法治疗。下法分为寒下、温下、润下、逐水等方法。

1. 寒下法　用于热结里实之大便不通,热结旁流及肠垢结滞之痢疾等证候;症见大便燥结,腹满疼痛,不欲按,潮热谵语,舌红苔黄,脉实等。临床常用大黄、芒硝等苦寒、咸寒药物,方如大承气汤、小承气汤等。若阴津已然损伤较甚,则可选用增液汤或增液承气汤。

2. 温下法　用于寒痰结滞、脾胃冷积、寒实结胸伴有大便不通的里寒实证;表现为大便不通,腹胀腹痛,手足不温,甚则手足冰冷,舌苔白滑,脉沉紧等。在寒邪非温不化,实积非下不去的情况下,即须采用温下法治疗,临床多以附子、干姜、细辛之类的辛热药温阳散寒,配合大黄为主的泻下药攻逐积滞,如大黄附子汤等。但若宿冷久积,病程延久,虽经下利而冷积仍在,脐腹痛,手足凉,大便秘者;或久痢赤白,腹痛,手足不温者,温下之时还须加入甘温益气药物,使正气得助,则更能发挥温下的作用,方如温脾汤。

3. 润下法　用于津液不足,阴亏血少的肠燥便秘证候。其病情有二:一是对于热邪伤津,或素体火盛,肠液不足所致大便燥结,以及习惯性便秘,痔疮患者大便秘结等,本法具有润燥滑肠、促进泻下的作用,临床常用麻仁、杏仁、芍药等润燥药物,与大黄配伍组方,如麻子仁丸。若在产后或久病之后,由血虚津亏所致的便秘,还须配合养血滋阴药,如当归、何首乌等。另一种情况是,肠胃功能减弱而有阳虚表现者,如年老体衰或久病亏损,见有大便秘结、小便清长、腰酸背冷等症状,治疗则要在温肾润肠之中,配合行气通便药,代表方剂如济川煎。

4. 逐水法　用于水饮内停,形气俱实的阳水实证,如腹水、胸水、结胸证等。腹水所致的肿胀腹坚满、便秘溲短、脉沉有力等属于实证,可用下法攻逐,倘若肿胀虽盛,而形气俱虚者,则不可攻下。水饮停积胸胁,症见呼吸喘满,咳唾牵引胁痛,心下痞硬,或胸背掣痛不得息,以及水饮与热邪结聚于胸腹之间的结胸证,见有胸腹硬满、疼痛拒按、日晡潮热等症者,均可通过泻下治疗。逐水法的治疗目的,在于使体内积留的大量水分由肠道排出,常用药如牵牛、芫花、甘遂、大戟等,代表方如十枣汤、舟车丸、大陷胸汤等。

下法特别是峻下逐水法,易伤人体正气,应用时必须注意辨证,确定属于实证才可以应用。要根据患者病情及体质,掌握剂量,以邪去为度,中病即止,不可以过量或久服。对于正气不足,如妇女经期、妊娠期、脾胃虚弱及年老阳虚体弱者,或邪不在里而在表或半表半里者,或阳明病腑气未实者,均应慎用或禁用。

（四）和法的含义和适应证

和,即和解、调和的意思,是运用具有疏泄、和解作用的方药,以调和阴阳气血的偏盛偏衰以及表里寒热的错综复杂,从而达到祛除病邪、恢复健康的目的。

1. 和解表里法　和解表里法,又称和解少阳法,用治外感疾病,邪在半表半里的少阳证,表现为寒热往来、胸胁满痛、心烦喜呕、不思饮食、口苦咽干、头晕目眩等症状。常用的药物如柴胡、黄芩、青蒿、半夏等。小柴胡汤即其代表方。

2. 调和肝脾法　本法主要用于肝气郁结,影响及脾的肝脾不和之证。例如临床表现主要以情志方面为主者,如抑郁寡欢、易于恼怒、胸胁胀满、神疲厌食等,治予疏肝解郁法,方用逍遥丸、柴胡疏肝散、四逆散等。

3. 调理肠胃法　多用于寒热错杂,胃肠功能失调的病证。例如上热下寒,肠胃不和所致的胸中烦热、恶心欲吐、肠鸣腹痛便溏等症,治疗就要清上温下、和胃降逆,代表方如半夏泻心汤、黄连汤等。和解法在临床使用中,用药多寒热并用,补泻兼施,上下同治,升降和济,作用较为平和。但和解的方药毕竟是祛邪安正的一类方剂,平和之中都有针对性,切不可因其平和,在辨证不清的情况下率意而用,以免贻误病机。对于病邪在表未入少阳者、或邪已入里的实证及三阴寒证均不可运用和法。

（五）温法的含义和适应证

温法,亦称温阳法,即运用温热性药物,通过扶助人体阳气、振奋血行,以解除因寒邪所致之寒性病证的治法。寒性病有表寒、里寒之分,温法所针对的是里寒证,故以温里助阳为主要治法。由于病情有轻重,病程有久暂,寒邪的侵犯部位又有在脏腑、在经络、在肢节的不同,故温法的具体运用可分为回阳救逆、温中祛寒、温经散寒三类。

1. 回阳救逆法　用于少阴阳衰、阴寒内盛的证候,多因寒邪直中内脏,或热病过用凉药所致。通常表现为四肢冰冷、畏寒蜷卧、精神萎靡、腹痛呕吐、下利清谷,脉沉细微弱,或冷汗淋漓,脉微欲绝等。此等证候乃是阳气欲脱之危候,非用大剂温热回阳难以奏效,常用药如附子、干姜、肉桂之类,代表方如四逆汤。

2. 温中祛寒法　主要用于治疗脾胃虚寒证,而阳虚和里寒都较为轻缓的证候。脾胃属土,位处中焦,主持受纳和运化,若脾胃阳虚有寒,消化功能减弱,就会出现肢体倦怠无力、手足不温、食欲不振、胸满呕吐、脘腹胀痛、大便溏薄、舌苔白、口不渴等症象。常用温中散寒药与健脾益气药相配合,如干姜、吴茱萸、蜀椒、生姜、人参、白术、甘草等。理中丸即其代表方。

3. 温经散寒法　用于寒邪阻滞,经络不通,气血凝滞的证候,如血虚受寒,寒阻经脉,血行滞涩所致的手足寒凉、麻木,甚或疼痛拘挛,遇冷加重,舌淡苔白,脉细等,治宜温经散寒配合养血通脉,代表方如当归四逆汤。

使用温法,必须针对寒证,但寒证有虚实,表象有真假,病势有缓急,病情有轻重,而温法用药辛热燥烈,易伤阴血,用之失误或失当,反致变证骤起,预后难期,故在临床应用时,宜注意辨识假象。以内部、中心的症状为准、为真,而肢末、外部的症状是现象,有时可能是假象,当仔细辨别。

（六）清法的含义和适应证

清法,亦称清热泻火法,是指应用寒凉性质的药物,以治疗热证、火证的方法。主要适用于病邪化热、化火的里热证候。热邪尚在表的,宜用汗法;里热已结实的,则宜攻下。当表邪已解,而热仍不退,或里热已炽,但未结实,即为清法的适应证。此外,疮疡痈肿,表证已解,具有里热证候,以致邪热炽盛引动内风的证候,也可用清法。

由于火热为病,有在气分血分之异、实热虚热之分、脏腑偏盛之殊,故清法的具体运用可分为清热泻火、清营凉血、清热解毒、清脏腑热、清虚热等类别。

1. 清热泻火法　又称清气分热法,用于热病表证已解,气分热盛,表现为高热,不恶寒反恶热,烦热大渴,频频饮水,汗出蒸蒸,舌红苔黄,脉象洪大或洪数等,概括为大热、大渴、大汗出、脉洪大的"四大证"。常用药如石膏、知母等,代表方如白虎汤。若汗出过多,兼见倦怠乏力等气阴两伤的症状,则要配合益气养阴药,代表方如白虎加人参汤。

2. 清营凉血法　用于热病极期,邪热入于营血的证候。本法常用药如水牛角、生地、牡丹皮等。清营凉血法在临床应用时,有清营透热和凉血散瘀之分。前者适用于热邪初入营分,后者则用于邪热深入血分。热邪初入营中,可见身热夜甚,烦躁不眠,时有谵语,舌红绛而干,脉细数,或渴或不渴,或斑疹隐隐,治以清营解毒、透热养阴;清营汤即其代表方。热邪深入血分,除身热夜甚的症状外,由于热甚动血,可见吐血、衄血、咯血、便血、尿血以及发斑紫黑,神昏谵语,舌绛起刺等,治以凉血泻火、开窍醒神;犀角地黄汤即其代表方。

3. 清热解毒法　亦称苦寒泻火法,适用于瘟疫、温毒火邪炽盛,或疮疡痈肿,热毒深重而津液未伤的证候。症见壮热、口渴、便秘或下痢,甚至烦躁狂乱,吐血、衄血、发斑,或头面红肿,口腔糜烂,咽喉干痛等,常用金银花、连翘、蒲公英、紫花地丁、黄连等,代表方有黄连解毒汤、普济消毒饮等。

4. 清脏腑热法　运用寒凉性质的药物治疗脏腑热盛的方法。适用于热邪偏盛于某一脏腑的里热证。常用的药物有黄连、黄芩、桑白皮、龙胆、石膏、栀子等。如心经实热证常见心烦口渴,口舌生疮、小便短赤或涩痛,常用导赤散;肝胆实火,头痛目赤、口苦胁痛者,用龙胆泻肝汤以泻火清肝。

5. 清虚热法　虚热是指体内或某脏阴液损耗,不能济火,而出现阴不敛阳而火热亢盛的病理现象,即"阴虚生内热"。患者常自觉热自肌内蒸腾,面潮红,五心烦灼,形体消瘦,盗汗咽干,舌质红绛,脉细数。治宜滋水济火,养阴泄热。选用青蒿鳖甲汤、清骨散加减。

由于清法所用药物多系寒凉之品,常有损伤脾胃阳气之弊,故不宜久用。对于表邪不解,阳郁发热者、体质素虚脏腑本寒者、气虚或阴虚引起的虚热者、阴盛格阳之真寒假热者、命门火衰之虚阳上浮者,均需禁用清法。

(七)消法的含义和适应证

消法,即通过消导和散结,使积聚之邪消散或消导的治法。消法具有消散和破消的作用,对于渐积而成的积聚胀满,在病势较缓而又虚实夹杂,不必要而又不可能急于排除的情况下,用以渐消缓散,帮助运化。所以,消法是介于和法与下法之间的一种祛邪消积的治法。

消法应用广泛,凡是由脾失健运,胃失和降,气血凝聚所造成的肠胃积滞、积聚肿块、瘰疬瘿瘤,以及水湿内蓄、痰饮停滞、内外痈肿等症,属于慢性病有有形实邪而又不宜攻下者,均为消法的适用范围。

1. 消导法　也称消食导滞法、消食法,用于饮食过饱或进食难以消化的食物所致的消化不良病证,症见上腹胀满、嗳腐吞酸、不欲进食、大便不爽或溏泻等症状,常伴有口黏、舌苔厚腻的表现。常用药物如焦麦芽、焦山楂、莱菔子等,代表方如保和丸。若食积较重,腹痛便秘者,可加枳实、槟榔、大黄等,以攻下通腑,代表方如枳实导滞丸。

2. 消坚法　也称软坚散结法,多用于寒热痰湿与气血相搏结而成的积聚癥瘕,包括各种肿块、肝脾肿大、肿瘤、疝等。这类疾患多属慢性,病久多虚,常出现虚实夹杂的情况,多采用渐消缓散的方法,使之内消于无形,方为妥当。如治疗肝脾肿大的鳖甲煎丸,治疗睾丸肿胀、坚硬如石的橘核丸等,都是常用的代表方剂。此外,消坚法与化瘀散结、攻毒消肿法配合,常用于内消肿瘤。

3. 消瘀法　即活血化瘀法,用于血行不畅或瘀滞所产生的各种病证。常用的药物多以活血化瘀为主,主要作用是促进血行,消散瘀血,常与理气药相配伍。对于病程较短、病情急迫、患者体质尚强的病证,消瘀法常与下法配合,以攻逐瘀血。如热病过程中,热邪传至下焦,与血相搏以致下焦出血,见少腹胀满,大便秘结或色黑,小便自利,谵语烦渴,脉沉实者;或妇女血瘀闭经,或产后恶露不尽,小腹胀满疼痛者,或跌打损伤,瘀血内停,疼痛不能转侧者,均可将活血化瘀法与下法结合以攻逐瘀血,代表方如桃核承气汤。若为久瘀而病势较缓者,常将活血化瘀法与和血或养血法配合。如妇女月经不调、痛经、闭经等,伴小腹硬满、拒按,或触之有块,或时有发热,一般可用平和有效的活血祛瘀法,如桃红四物汤、失笑散等。若冲任虚寒,瘀血内阻,常结合养血散寒法,如温经汤。

此外,如虫积、内外痈肿等,也可采用消法治疗。消法虽不比下法峻猛,但用之不当,也能损害人体,因此对于无有形积滞之气滞腹满、虚胀虚满及妇人血枯经闭者均应禁用。对于积聚癥瘕,也当遵"衰其大半而止"的原则,不可过用消法。

（八）补法的含义和适应证

补法,又称补益法或滋补法,是针对人体气血阴阳或某一脏腑的虚损,给予补益的方法。补法主要适用于正气虚弱、体力衰退的患者,如气虚、血虚、阴虚、阳虚,以及正气不足,无力逐邪者。

根据证候的性质,大略分为补气、补血、补阴、补阳等法。其中,依据病情的轻重缓急,又有峻补、平补之别。

1. 补气法　补气法主要用于气虚的证候,多由脾肺二经不足所致,一般表现如少气懒言、语声低弱、四肢困倦、动则气促、大便泄泻、脉细弱或虚大;或见脱肛、子宫脱垂、疝气、小便失禁等气陷症状。气短懒言、动辄气促等属于肺气虚的表现,而四肢倦怠、大便泄泻等则是脾气虚的特点,故补气药大都兼用健脾之品,如人参、黄芪、党参、白术、炙甘草等,代表方如四君子汤、补中益气汤等。

补气法除补益气虚证外,还可通过补气而生血,代表方如当归补血汤;或补气而固表,代表方如玉屏风散。此外,补气法还可用于疮疡因正虚毒盛,不能托毒外达,代表方如托里透脓汤等。

2. 补血法　补血法用治血虚的证候,如面色萎黄、唇甲或皮肤苍白、头面肢体轻度水肿、头晕、眼花、耳鸣、倦怠乏力、劳则气喘、心悸,或失眠、舌淡苔白、脉细涩无力等。常用的补血药如当归、熟地、白芍、阿胶、首乌等。代表方如四物汤。

补气法、补血法虽各有重点,但也不能截然分开,因气血是相互依赖、维系而不可分割的统一整体,血虚气亦虚,血脱气亦脱。

3. 补阴法　补阴法用治阴虚的证候。阴虚的一般症状表现如身体瘦削、形容憔悴、肌肤干涩、口干咽燥、五心烦热、腰酸腿软、小便黄赤,或耳鸣目眩、舌红少苔、脉象细数等。治疗原则是滋补肾阴,常用药如地黄、龟甲、山萸肉、枸杞子等,代表方如六味地黄丸、左归丸等。

4. 补阳法　补阳法是治疗阳虚证的方法,有脾阳虚、心阳虚、肾阳虚等不同,尤以肾阳虚常见。阳虚证常表现为畏寒怕冷、腰酸膝软、精神不振、小便频数,或尿后余沥不禁,或少腹拘急、小便不利,或阳痿早泄,或羸瘦消渴,脉细软或沉迟,尤以尺脉沉小为甚等,治疗原则是温补肾阳,常用药如附子、肉桂、鹿茸、肉苁蓉、杜仲等,代表方如肾气丸、右归丸。

阴阳对立统一,互根互用,故在运用补阴、补阳法时,不能只强调一面。如张景岳说:"善补阳者,必于阴中求阳""善补阴者,必于阳中求阴"。阳虚而阴不虚,应以甘温补阳为主,可辅以少量滋阴药,使"阳得阴助而生化无穷";阴虚而阳不虚者,应以清润补阴为主,可少佐补阳通利药,以助阴津滋生而防腻滞,使"阴得阳升而泉源不竭"。若阴虚而火旺者,应补阴兼以泻火;如阴阳两虚,又当阴阳两补,如地黄饮子、二仙汤。应用补法时,应先照顾脾胃的功能,因补药多壅滞难化,若脾胃运化能力差,不但不能很好地运行药力,反而影响脾胃对食物的消化吸收,因此在补益药中,每需加入少量健脾理气以及助消化的药物。对于真实假虚者、邪盛正虚者,都要慎用补法,以免犯虚虚实实之误或补而留邪致病势迁延。

以上治疗八法是针对八纲辨证以及方药的主要作用而归纳的基本治疗方法,但临床病情的变化是复杂的,往往需要八法的配合运用才能取得更好的疗效。常用的配合运用如汗下并用适用于内外壅实,表里俱急时;温清并用则针对寒热错杂的病证;攻补兼施适用于正虚邪实俱当兼顾时;消补并用则针对正虚与积滞共存时。随着医学理论的发展和医疗实践的需求,还有理气法、理血法、祛湿法、润燥法、安神法、开窍法等,均可灵活运用于临床。

二、重视协调脏腑关系

各脏腑有着不同的生理功能,但它们彼此之间密切联系,既相互依赖,又相互制约,形成一个统一的整体,因此,当发生病理变化时,脏腑之间常相互影响。一般情况下,若不是由其他脏腑患病传变的一个脏或腑的病证,通常可以直接治疗有病的脏或腑。但人体的五脏六腑相互影响,往往一脏有病就会影响他脏,反之亦然,此时就要应用脏腑相互之间的关系及五行生克规律来治疗疾病,以提高疗效。常用的有"虚则补其母""实则泻其子"和"隔一隔二之治"等。

1. 虚则补其母　依据五行母子相生的规律,当某脏脏气虚弱时,可以间接地补益它的母脏。例如,脾土与肺金是母子相生的关系,脾为肺之母,肺为脾之子。如果肺脏气虚,就可影响其母脏——脾。如虚劳病,久咳肺虚,有时就会出现脾胃不振,食减便溏等症,治疗时就可选用"虚则补其母"的方法,用健脾的药物来治疗。脾胃健全,食欲增加,不仅便溏自止,且肺得谷气之养,久咳等症状也能减轻或痊愈。这在五行学说中称为"培土生金"法。

2. 实则泻其子　这是按母子相生规律而制定的另一种治法。就是某脏的病,是因子脏邪实引起时,可用"实则泻其子"的方法来治疗。如肝木之火偏盛,疏泄太过,可影响肾水的封藏功能,而致遗精梦泄,在治疗时就应清泄肝火,肝火得平,肾的封藏功能就能恢复,遗精病也随之痊愈。

3. 隔一隔二之治 属于把几种生克关系结合运用的治法,如肺金与肝木是相克关系,若肺虚(肺金不足)不能克制肝木,则肝木就会反克肺金出现相侮的症象如胁痛、口苦、咳嗽咯血等,又称"木火刑金",同时因肝木过旺,影响脾土的健运,可出现胁痛吞酸、食欲不振,腹胀痛泻等症,因此在治疗时要运用培土生金法使金旺克肝木,防止木旺克土。这种相邻脏腑的调节称为"隔一之治",而跨越一个脏腑的调节称为"隔二之治",适用于症情复杂的病证。

4. 五脏之间的相互关系调节举例

(1) 心与肾:心与肾的关系主要体现在水火既济、精神互用、君相安位。

案例:邱某,男,24岁。患神经衰弱已数年,头痛不能看书,睡眠不实,多梦,近年来腰酸,易倦,经常遗泄。舌苔正常,六脉软大微数。此患者睡眠不实,多梦,乃心不藏神之故;腰酸、遗泄又属肾虚精不内守之象。肾水不足则心阴亦亏,心火必旺,肾水不足则虚火妄动,二火相煽,故上见失眠,下见肾泄,治宜滋阴补肾。(《施今墨临床经验集》)

(2) 肺与脾:肺与脾的关系主要表现在气的生成和津液的代谢方面。

案例:徐某,女,38岁。凤有肺疾,头晕乏力,夜寐欠佳,纳滞,大便烂。肺病久患不愈,又有疲乏、纳滞、便溏、头晕、夜寐欠安等象,纳少便溏,病在中焦脾胃,脾胃清阳之气不升则头晕,表现病在脾肺两脏,治宜健脾益肺。(《何任医案》)

(3) 肺与肝:肺与肝的关系主要表现在气机调节方面,肺主降而肝主升。

案例:左某,病发痰中带血,咳嗽,骨蒸殊甚,脉左关甚数。咳嗽总属肺气上逆,兼有痰血,脉象见数,当属热迫血妄行所致,然病人左关甚数,左关之脉当属肝脏,以此推断,肝火上炎,木火刑金,而致肺失清肃,治宜清肝泻火。(《清代名医何鸿舫医案》)

(4) 肺与肾:肺与肾的关系主要体现在水液代谢和呼吸方面。

案例:乌某,男,据述喘常发于眠后,脉作沉数。此患者喘病日久,反复发作,肺气久虚,必及于肾,肾失纳气,亦可作喘。其特点在于眠后,盖睡眠之后,阳已入阴,若肾之阴精阳气不足,则夜卧虚阳浮动,致使不得纳气归元,故喘病多发,治宜补肾纳气。(《孔伯华医案》)

(5) 肝与脾:肝与脾的关系主要表现在对血液的调节和消化吸收功能的协调方面。

案例:金某,女,30岁。手术后体虚不复,脘腹作痛,痛则泄泻,苔薄,脉弦。本患者术后体虚,脾气乃虚,又见脉弦,证属肝旺,其主证又以痛泄为特点,故诊为肝气偏旺,脾气虚弱,治拟调和脾胃,和肝泄木。(《程门雪医案》)

(6) 肝与肾:肝与肾的关系主要体现在精与血方面。

案例:田某,男,54岁。失眠多梦,头痛偏左,舌红中剥,脉细弦数。失眠多梦,乃神魂失藏之象。左侧头痛病位在肝胆,脉弦主肝痛,数脉主热证,细脉又主阴虚血少,舌红中剥正属阴虚火旺。肝之阴精充足与否,在于肾水是否充足,正是"肝肾同源"理论,治宜滋阴泻火,养血助眠。(《程门雪医案》)

5. 脏与腑之间的相互关系举例

脾与胃:脾主运化,胃主受纳,脾主升清,胃主降浊,共同协作。

案例：张某，男，36岁。素有饮酒癖好，因病心下痞满，时发呕吐，大便不成形，日三四次，多方治疗，不见功效，脉弦滑，舌苔白。此患者饮酒所致，酒性湿热，湿性下流，热性上炎，脾湿下流则大便不成形，胃热上升则呕吐时作，升降失调，痰湿中阻，故中脘痞满，治宜清热化痰，渗湿除痞。（刘渡舟《伤寒论十四讲》）

三、辨病与辨证结合

西医学对疾病发生发展的基础有具体的了解，注重病因、生理病理与病理形态的改变。中医学的证则注重整体，对局部病变的认识不够深入。现代医家将辨病与辨证有机结合，各取所长，有利于疾病的早期诊断、早期发现和疗效的观察。

案例：张某，女，50岁。胃脘胀满，饥而不能进食月余，每天吃1两亦感困难，夜寐不安，易怒，苔薄质淡，脉细。曾服大黄苏打片后，腹泻，体重下降，钡餐检查发现胃下垂6cm，胃张力较低。胃脘胀满，不欲饮食，似胃下垂而考虑中气下陷，脾失健运所致，当属必然，但用补中益气法而无效。又迭进芳香化湿之剂，考虑脾虚湿盛，湿性重浊之故，亦合情理，但用之仍无功。老中医章庆云据其腹泻后胃失阴液，失于润降，阴不足肝失所养，故见烦躁易怒，而据其饥不欲食，久治不愈，考虑胃阴受伤，以养胃阴之法而治取效。此案患者饥不欲食，是胃阴伤之常见症状，但因其检查示胃下垂而前医以为中气下陷，当用益气升阳之法无效时，章庆云根据其饥不欲食的症状特点，结合其误下伤阴之病因，考虑胃阴不足，选用养胃阴之法治之，取得较好疗效。（《上海老中医经验选编·章庆云医案》）

四、分清先后主次

辨证施治时，注意病症及主病、次病、源与流之关系，确立治法才能有先后主次。

案例：王某，男。头项不适，眩晕，大便不匀，耳内膜觉跳，多梦纷纭，西医谓高血压症，脉弦大。盖弦为肝脉，大为实脉，"诸风掉眩，皆属于肝"，故眩晕多肝病。肝主藏魂，肝不藏魂则多梦纷纭。头项不适，乃肝胆筋脉失养之故，盖肝主筋。又有大便不匀，此胃气和降失调所致，揭示"肝阳极盛而刑于胃土"，说明大便不匀之源在于肝木克土。因此治法为柔肝和中。治疗时，用柔肝之药，治肝病及胃病之源，和中以标本同治，即柔肝为主，和中为辅。（《孔伯华医案》）

五、注意调整气血津液

案例：于某，男，46岁。大便色黑，日久未止，面色白，汗出肢冷，头晕神倦，舌淡脉细。便血日久，血虚则必然，故头晕脉细。但面色白，汗出肢冷，神倦舌淡，又均是一派阳虚而寒的表现。中医学对气与血的关系十分重视，认为气属阳而血属阴，气为血之帅，血为气之母，气可生血，血可载气。故病理上气虚则血无以化生而血虚，血虚则无以化气载血而气脱。此患者血脱在前，气脱在后，属血病及气。张老凭着个人的丰富经验，诊为"阴不敛阳，阳不抱阴"。故气血同治，但"有形之血不可速生，无形之气法当急固"，"补气在补血之先，养阳在滋阴之上"。张老运用了中医气血理论，从气血相关角度入手，补气生血，阴中求阳，妙手回春。（《张伯臾医案》）

第三节 方药的确立

 培训目标

熟悉确立方药的思维方法。

中医论治的过程,先是根据病机拟定治法,然后在治法的指导下组方用药,所以组方对方剂的结构起着决定性作用。组方用药思维,是指在治则治法的指导下,遣方用药,拟定具体治疗方案的思维活动,即确定患者最终处方的过程。因此,组方用药思维方法的正确与否,直接关系到治疗效果。

案例:甘某,男,年20岁,云南姚安县人,体素健壮。1928年6月12日,值暑热天气,外出旅游,汗多渴饮,因畏热贪凉,遂避暑休息于大树阴凉之下,汗出而腠理疏泄,复被凉风吹袭感冒而起病,初起即凛凛憎寒,口渴思饮,头身不适,返家后渐次发热,渴饮更甚,头身疼痛,小便短赤,延余诊视,脉来弦浮而数,面赤唇红,舌红而燥,良由酷暑伤阴,邪热内壅,复被表寒闭束,腠理不通而成表寒里热之证。拟仲景麻黄杏仁甘草石膏汤表里双解以治之。

生麻黄10g,生石膏24g(碎,布包),杏仁10g,甘草10g。

13日复诊:服上方1剂后即汗出淋漓,发热退,头体疼痛已愈,继以清热养阴之剂肃清余热,拟方人参白虎汤合生脉散。

沙参20g,生石膏15g(碎,布包),知母12g,寸冬15g,生地12g,甘草6g,粳米10g。

14日复诊:原已脉静身凉,今又身反灼热,渴饮更甚,唇焦舌干而起芒刺,脉来洪数,何以服清热养阴之剂病反沉重,邪热更甚,是投药失宜,抑或余邪再燃? 询及由来,病者三四日大便不通,经亲友介绍服通便丸1包,内有巴豆温下等药,服后大便虽通泻数次,但反而热势再张而成是状,始知为错服温热丸药所致。当即急以人参白虎汤加重分量,并加黄连、麦冬、玄参以清心肺之热而滋水生津,佐绿豆以解巴豆之热毒。

土人参24g,生石膏36g(碎,布包),知母12g,黑玄参12g,川黄连6g,寸冬24g,小绿豆15g,生甘草6g,白粳米12g。

15日复诊:此方服后,竟然汗出热退,口津回生,舌苔芒刺变软,小便色虽黄赤,但已较长,脉沉细而带数象,手心尚热,仍喜冷饮。此乃大病已退,邪热未净,真阴尚虚,再以养阴生津而清余热治之。方用:

黑玄参12g,生地15g,麦冬15g,知母12g,沙参15g,杭白芍15g,石膏12g(碎,布包),小绿豆10g,甘草6g。

16日复诊:脉已和缓,手心热退,渴饮止,津液满口,小便清长,神食较增,继以生脉散加黄芪、当归、杭白芍,两剂而愈。

沙参15g,麦冬12g,五味子3g,当归12g,黄芪24g,杭白芍12g,甘草6g。(《吴佩衡医案》)

一、选准主方，习用名方

方剂，是古代医家汇聚上千年的智慧，按一定的配伍原则和方式，选择药物组合而成，并确定其适当剂量和剂型的基本固定的医方。方剂是中医师在中医基础理论指导下，应用"四诊"的方法，将患者的具体情况结合天时、地理等因素进行综合分析研究后，在辨证立法的基础上，按照"君、臣、佐、使"的组织原则和药物"七情"而配伍的，是选择性地将一味或几味药物组合成方，并确定适当的药物剂量和制备该方的剂型，以及煎煮和服用该方的方法，由是才构成一个完整的方剂。临床实践中，即使相同疾病的症状也往往不是完全一致的，此时也应考虑患者的临床表现，根据不同症状调整药物。

（一）以治法为导向，合理选方

治法与方剂的关系：方剂之取效，贵于正确之辨证，抓住主要矛盾选准主方。在诊疗上辨证是关键，并依此确定治法，而方剂则是实施治法的具体手段之一。因而，法与方是辨证统一的，不可能有法无方，也不可能有方无法。从辨证论治的程序来看，方是从属于法的，而法又取决于证，所以辨证要严密精准，然后"方从法立，以法统方"。

上述案例中，患者暑热天气外出，出现汗多渴饮的症状，由酷暑伤阴，邪热内壅，复吹凉风，腠理疏泄，出现头身疼痛不适，脉来弦浮而数，面赤唇红，舌红而燥。此由酷暑伤阴，邪热内壅，复被表寒闭束，腠理不通而成表寒里热之证。通过辨证确立的治法为解表散寒清内热的表里双解法。实施治法的方剂为麻黄杏仁甘草石膏汤。为何病案中不选用同样是解表清里的表里双解剂大青龙汤呢？对比大青龙汤和麻杏甘石汤可以发现，用方的转变实际是病机的转变。首先看大青龙汤，因其所主病证的病机为卫阳被寒邪郁遏太重，内生郁热，故治疗时需增强发散之力以解表气之郁闭而重用麻黄，但麻黄辛温又不利于内热烦躁之症的祛除，故配石膏清热除烦。若寒邪束表，阳气郁遏时间较长，在表之气机不畅，还会出现身重。《伤寒杂病论》大青龙汤原方中麻黄用至6两，按折算应当为93.75g；生石膏用鸡子大，折算为56g。麻黄与石膏用量比为1:0.6。再看麻杏甘石汤，麻黄用4两，生石膏则用至8两，麻黄与石膏之比是1:2。此时，石膏用量大于麻黄用量1倍。因寒邪内陷，热势逐增，甚至完全入里而成为内热炽盛之证。总结其病机变化是感受风寒之邪，郁滞较久或寒郁较重，内生郁热，此时属表寒重而内热轻，宜散表寒为重，方宜大青龙汤，麻黄与石膏用量比1:0.6；若表寒进一步入里化热，郁热迫肺，里热重而表寒相对较轻，此时宜麻杏甘石汤，麻黄与石膏之比是1:2。

张仲景曾强调过，要"留神医药，精究方术"，意思是不仅要注意研究医理、药理，尤当精心研究用方之"术"。所以《伤寒论》《金匮要略》书中方剂结构严谨，配伍精当，为后世方术之楷模。后世医家徐大椿形象地比喻"用药如用兵"，因此，方剂配伍既要发挥良好的协同作用突出特点，又要防止盲目"堆药"重复庞杂；既要恰如其分地监制佐使，又要防止喧宾夺主，矫枉过正，反而冲淡了药效。临床上所谓"药少力专"和"药当通神"，就是医药方术的明理之言和科学概括。为此，就必须更好地熟悉药物的特性和在配伍过程中的作用，以及在整个方剂中所处的君臣佐使地位的变化，掌握好剂量的差异和配伍后的药效变换，在临床实践中做到合理选方，针对病机，恰如其分地选取主方。

(二) 以名方为基础,随症加减

中医治疗非常重视个体的特殊性,其组方用药具有很大的灵活性。不同医师的经验不同、思路或方法不同,针对同一病证,可以产生不同的治疗方剂。临床实践中,辨证论治确立治法后,最好选取名方为主方。名方不仅是前人实践经验的记载、古人智慧的结晶,更是经过不断重复验证之后的凝练与升华,历经千年,有它的科学内涵和临床实效。临床运用名方不仅可以重复古人的经验,更能在实践中丰富名方、发展名方,有利于疾病规律和方药规律的把握与总结。在治病过程中,根据病机的变化,也要施以加减化裁以契合病机,以名方为基础,注意随症加减,此处意为增减主方的疗效,而并不是改变原方、颠覆原方的君臣配伍关系。举例说明,如上述案例中,12 日初次就诊表现为口渴思饮,发热,头身疼痛不适,小便短赤,脉来弦浮而数,面赤唇红,舌红而燥,缘由酷暑伤阴,邪热内壅,复被表寒闭束,腠理不通而成表寒里热之证。拟仲景名方麻黄杏仁甘草石膏汤表里双解以治之。13 日复诊,服上方 1 剂后即汗出淋漓,发热退,头体疼痛已愈,继以清热养阴之剂肃清余热,拟方人参白虎汤合生脉散。14 日复诊,因错服温下丸药,而使邪热更重。当即急以人参白虎汤加重分量。可以看出 13 日、14 日的诊治,皆以清气分余热的人参白虎汤为主方,因 14 日的热势更甚,根据临床表现渴饮更甚,唇焦舌干而起芒刺,脉来洪数,生石膏的剂量由原来的 15g 加大到 36g,再加黄连、麦冬、玄参以清复燃的心肺之热而滋水生津,佐绿豆以解温下药巴豆之热毒。

(三) 视病程病情,调整剂量

在临床实践中,需要根据病程病情的发展调整药物的剂量,即方中药味不变,只增减药量,可以改变方剂药力的大小或扩大其治疗范围,增减疗效,而不是颠覆原方,改变原方的君臣配伍关系。上述案例中,13 日、14 日的诊治,皆以清气分余热的人参白虎汤为主方,因 14 日的热势更甚,根据临床表现渴饮更甚,唇焦舌干而起芒刺,脉来洪数,因此调整生石膏的剂量由原来的 15g 加大到 36g,加强清热的作用。

二、巧用经方,方证相应

经方为经典之方。再者,"经"有经常义,经方亦为常用有效的方。经方是与时方相对而言,自成一派,特点是配伍严谨,方小而精。因为张仲景之方流传广而久且用之疗效确凿,故成为经方的代指。方证是用方的证据,其构成为病名与体质,即方证是病与人的结合体。方证相应是保证经方疗效的首要条件。

案例:秦某,男,36 岁。素有饮酒癖好,因病心下痞满,时发呕吐,大便不成形,日三四次,多方治疗,不见功效,脉弦滑,舌苔白。

辨证:证为酒伤脾胃,升降失调,痰从中生,痰饮使胃气上逆而呕吐,脾虚气寒则大便不成形,中气不和,气机不利,故作心下痞。

主方:半夏泻心汤加减。

处方:半夏 12g,干姜 6g,黄芩 6g,黄连 6g,党参 9g,炙甘草 9g,大枣 7 枚。

服一剂,便泻出白色黏液甚多,呕吐遂减十分之七。再一剂,痞与呕吐俱减。又服两剂,则病痊愈。(刘渡舟《伤寒论十四讲》)

（一）方证对应的辨治方法

有是证，用是方，即方证辨证的辨证方法，有称之为"方证对应"的，有称为汤证（或方剂）辨证的，此为《伤寒杂病论》之一大特色。当代不少中医学家称《伤寒杂病论》是"治疗疑难病的专书"，亦有称"经方能起大病"等。经方大家胡希恕更是提出"辨方证是辨证的尖端"，其一生的医疗实践证实了《伤寒杂病论》方证辨证体系的科学性和实用性。方证辨证体系的关键和核心在于"证"。即首先要病者身上确实有客观存在的"证"，才能去讨论相应的"方"。《伤寒杂病论》将所辨出来的证，以方剂命名，称为"某某汤证"，如"柴胡汤证""桂枝汤证"等。即若辨出来的这种证，用这种方来治疗，必定有效，故证与方呈现一一对应的关系。这种方与证一一对应、丝丝入扣的特点，与后世所出现的各种辨证体系有很大不同。具体而言，有以下三个特点：

1. 每证必有与之紧密关联的症状或症候群　《伤寒杂病论》常有此类论述，如"太阳病，头痛，发热，汗出，恶风，桂枝汤主之"等等。此特点，刘渡舟称"主症"，江尔逊称"特征症"，均表明某证必有与其紧密关联的症状出现，见到某个或某几个症状，自然会联想到某某方证（汤证），就用此方。上述案例中，心下痞满，时发呕吐，大便不成形，日三四次，为脾胃升降失调的临床症状。

2. 每证必有其内在病机　《伤寒杂病论》原文中，常以外在的症状表现，来引出相应的病机描述。如小柴胡汤证："血弱气尽，腠理开，邪气因入，与正气相抟，结于胁下，正邪分争，往来寒热，休作有时，嘿嘿不欲饮食，脏腑相连，其痛必下，邪高痛下，故使呕也，小柴胡汤主之。服柴胡汤已，渴者属阳明，以法治之。"原著中对病机的论述极为详尽，包含了辨病位、辨病性及气血津液、痰饮、宿食、燥屎等各方面，形成了《伤寒杂病论》独特的病机理论，以八纲为纲，以气血、津液、痰饮、宿食为目，将人体生理病理变化的精微之处，通过纵横两面层层展现出来。此病因病机的论述，为后世医学的发展奠定了基础。上述案例的病机为患者嗜好饮酒，酒性湿热，湿性下注，热性上炎，脾湿下流则大便不成形，胃热上升则呕吐时作，升降失调，气机不畅，痰湿中阻，故中脘痞满。

3. 每证必有其有效的解决方法　证以方名，就是出示了高效方剂，这是与后世各辨证体系最大的不同。仅举数例，说明如下：

外邪内饮证模式：如小青龙汤证、桂枝去桂加茯苓白术汤证、五苓散证、射干麻黄汤证。

外邪内热证模式：如麻杏甘石汤证、大青龙汤证、越婢汤证、文蛤汤证等。

医者掌握了这些基本疾病模式，则能对患病机体的病情表现、病机变化有清晰的认识，在临证处方中，便会胸有成竹。如临床中所见疑难病，多为数种疾病模式并存于人体，临证应用时，当考虑数方并用，即"合病用合方"的见解，在原著中多有示范，如柴胡桂枝汤方证等。此为将复杂的病机条理化、复杂的问题简单化的有效途径。上述案例，刘渡舟抓住脾胃升降病机，注重调其升降、寒热的关系，治以半夏泻心汤，用半夏、干姜之辛以升，黄芩、黄连之苦以降，且半夏、干姜用以温中，黄芩、黄连用以清热。一升一降，一寒一热，升降相因，寒热得调，故一剂效，四剂愈。

方证体系的运用重点在辨方证，即方剂的适应证，从而迅速定出有效方剂。这个辨方证的过程，同时也是辨认患病机体疾病模式的过程，各经方家各有心得，但运用

最多者,主要有以下几种:

(1) 先辨六经,再辨方证:简便而准确地运用经方。

(2) 辨特征症用方:突出辨证重点。

(3) 辨病机用方:可扩大用方范围。

(4) 合方证用合方:用治杂症的常法。

(5) 体质用方及药证用方。

以上各法,后世医家均有变通应用,为仲景学说增添了许多新的内容。《伤寒杂病论》的方证体系严密精细,中医工作者要以此为规范,从方证入手,可迅速掌握基本疾病模式,可体会出正确组方的诸多原则,为将来进一步研究中医学打下良好基础,故现代中医临床工作者常根据特征症,运用经方治愈多种表现复杂的疾病。如:运用桂枝芍药知母汤治疗足跟痛、骨质增生、关节肿痛、脉管炎等;运用柴胡汤治疗痢疾、不明原因的发热、感冒、小儿肺炎等。

(二) 药大力专的经方用药

方药能否取效的关键除了辨证论治、配伍得当外,还在于用药剂量上。经方也不例外,正所谓"中医不传之秘在用量"。对于经方用量,有的医家赞叹"古今医家,唯张仲景药量称绝",认为张仲景方药的绝妙之处在于最佳治疗剂量上。经方用药味少而精,而效宏,得力于剂量的准确把握。

张仲景《伤寒杂病论》中共有 32 首经方用了附子,如四逆汤、大黄附子汤等。仲景运用附子常是一枚或两枚,现代称重一枚附子约 20g,大附子一枚约 30g,以重剂起沉疴,主要用于阴盛格阳,大汗亡阳,吐汗厥逆,肢冷脉微,心腹冷痛,冷痢,脚气水肿,风寒湿痹,阳痿,宫冷,虚寒吐泻,阴寒水肿,阴疽疮疡等一切沉寒痼冷之疾。如在大青龙汤、越婢加术汤两方中,仲景均用麻黄至大剂量六两,以开宣上焦肺气,宣透表邪,合生石膏清肃肺经之邪热,合而达上焦得开而下焦自利,达源清而流自洁之效。而两方区别在于,大青龙汤适用于风水证兼表闭无汗的患者,而越婢加术汤适用于风水证兼自汗而不渴者。两方中的麻黄,主要是为了开宣肺气、利尿消肿,这是麻黄用治风水病的主要功效。

仲景这些组方法度,均示后人以规矩,医者应该在临床运用中勤加探求。

三、专病专方,效用明显

(一) 专病专方的运用

大学阶段的本科教育,特别强调"辨证论治",这是对的。但是也带来了忽视"病"这个对临床至关重要的层面。一般意义上讲的病,既有传统中医学以症状为主的病,也有西医学诊断的病。临床在宏观辨证的同时结合西医微观辨证的方法,可以更高效地进行专科疾病的诊治。因此,在规范化培训学习阶段,要在复习巩固传统辨证论治理念的基础上,随师更多地学习"辨病论治"的理念和经验,了解更多的专病专方。现代学者通过文献、临床及实验研究,研制出许多十分有效的专方专药,如消瘰丸治淋巴结核长期不愈之证,青蒿素治疗疟疾,雷公藤治疗类风湿病等。

临床治病,应先辨病,后辨证,再论治。先辨病是要了解疾病的本质和特殊性,以便解决疾病基本矛盾;后辨证是要了解证候的属性,以助基本矛盾的解决。因此,应专病专方与辨证施治相结合，根据具体病情灵活运用，使双方特长都得到充分发挥，起到相辅相成的作用。

案例：四妙勇安汤治疗类风湿关节炎

毛某，女，56岁。初诊日期：2009年10月30日。

患者于2004年无明显诱因下出现双足多个跖趾关节肿痛，关节发热，伴晨僵>1小时，后出现双腕、双手掌指、近端指间、双膝关节肿痛，西医诊断为"类风湿关节炎"，曾查类风湿因子(+)，近2年双手腕及近端指间关节出现滑囊肿胀及多发类风湿结节。就诊前长期服用泼尼松2.5mg/d；双氯芬酸钠缓释胶囊50mg/d；来氟米特片10mg/d。1个月前患者右腕背侧肿胀，双膝、双踝疼痛加重，四肢多关节酸痛乏力，疼痛夜重，晨僵半小时，持物、蹲起、上下楼活动受限，纳可寐差，二便调；舌红有瘀点，苔薄白，脉细滑。西医诊断：类风湿关节炎、滑囊炎。中医辨证：湿热毒邪内蕴，痰瘀互结。治法：清热解毒，除湿通痹，活血散结。方选四妙勇安汤加味：金银花30g，玄参20g，当归20g，生甘草10g，川萆薢20g，豨莶草30g，威灵仙20g，桃仁10g，赤芍药15g，白芍药15g，川贝母10g，汉防己20g，川牛膝15g。7剂，水煎服，每日1剂。

二诊：患者关节疼痛好转，右腕背侧肿胀减轻；舌暗淡苔白，脉沉。上方去川贝母、萆薢、豨莶草、川牛膝，加土贝母15g、山慈菇10g、地龙10g，加强软坚散结、活血通络之力。（《房定亚运用专方治疗风湿病经验》）

四妙勇安汤出自清初陈士铎编著的《石室秘录》，后为清末鲍相璈所著的《验方新编》收载；由金银花、玄参、当归、生甘草4味药组成，是清热解毒、活血养血、通络止痛之方，主治火毒内阻、血行不畅、瘀阻经脉之证。方中金银花性味甘寒，具有清热解毒、祛风通络作用；辅以当归活血养血，行血气之凝滞，祛瘀而生新；玄参清热滋阴，助金银花以解热毒，合当归以和营血；甘草生用，泻火解毒而为佐使。药仅四味，量大力专，具清热解毒、活血止痛之功。原书主要用其治手足远端的热毒型脱骨疽，目前被广泛用于治疗血栓闭塞性脉管炎、动脉血栓性坏疽等各类周围血管疾病。现代中药药理研究提示，其复方和单药具有明显的抗炎、免疫调节、抑制血管通透性、保护血管内皮细胞等作用。类风湿患者的体表和内脏血管均发生炎症和坏死，故而将四妙勇安汤用于"湿热毒痹"型活动期类风湿关节炎的治疗。因其症多表现为关节红肿热痛，并伴有口渴、烦躁、身热汗出等全身症状，滑膜炎症明显，遵从"急则治标"之治则，以祛邪为主，选具有清热解毒、利湿消肿、活血止痛功效之验方四妙勇安汤加味，临床取得显著疗效。

（二）专病专药的运用

专病专药，是指对某一病症针对性很强的药物，即特效药。某味药对某病有特效，称之为"专病专药"。专药既为一方之主药，用量必重，这是古今医家的一条宝贵经验。例如，张锡纯先生善用石膏清热，从七岁稚子，到七旬老妪，甚至产妇，均重用石膏而获佳效。其间虽需详审病证之差别而各有配伍，然重用石膏清热则为一不易之法。现代发展出金钱草治尿路结石，蒲公英治乳痈，败酱草治肠痈，鱼腥草治肺痈，土茯苓治梅毒，青蒿治疟疾，苦参纠正心律不齐，雷公藤治疗风湿病等。同时，专病专药必须与辨证论治结合，符合个体化病机才能对症下药。

第四节　方药加减变化的原则

《药治通义》有云"用方之妙,莫如于加减;用方之难,亦莫如于加减",从而有"加减岂易言乎"之叹。中医为辨证的动态医学,一个好的理法方药的贯彻,需要医师时刻注意病机变化,随证加减,才能保证治疗始终有针对性,也才能使疾病最终向愈或缓解。

一、方药加减的目的及原则

病有主证,治有主方,故经方中每一证候,通常有一相对应的主方。但由于疾病的发展变化,在主证的基础上,往往出现兼、夹、变证,同时还可因病情变化出现一些兼症,为了适应病情变化需随时加减方药,使之丝丝入扣,就应当在主方基础上进行加减,不然就可能无效或效不彻底,甚至有使病情变坏的可能。具体原则如下:

（一）辨主证选主方

主证,又叫本证,是由疾病基本病机决定的最基本、最典型、最主要的证型。各种疾病均有独特的主证。对于主证的治疗,《伤寒论》主张在基本治则治法指导下,用专病专证专方治疗。岳美中认为《伤寒论》中某病以某方"主之",即为专病专证专方之意。如太阳病的基本病机为风寒外遏、营卫不调,治疗原则是辛温解表。在此原则指导下,对太阳伤寒证、太阳中风证、太阳表郁轻证三个本证,分别以麻黄汤、桂枝汤、桂枝麻黄各半汤做专证专方治疗。

（二）辨兼证选加减药物

兼证是在本病本证不变的情况下,伴发、并发某些反映不同于主证病机的证候,并居于次要地位。由于主证未变,故治疗的原则、大法不变,只需在主方基础上,适当随证加减以兼顾。如同样是合并血瘀证,根据引起血瘀原因的不同选用不同药物,如寒凝血瘀可加入温散药物,实热所导致的血瘀可加入清热凉血药以助化瘀;根据血瘀所在部位的不同也可选用不同药物,如妇科血瘀证通常可选桃仁、红花,而血瘀在心胸部位则通常加入桂枝、丹参等药物;根据血瘀程度的不同亦有加减变化,轻者可加赤芍、丹皮,重者则加水蛭、三棱等。

（三）辨变证随证治之

变证是指由于误治、失治、宿疾、体质等原因对病证的影响,导致疾病及其主证发生了质的变化所形成的证。对于变证的治疗,仲景提出"观其脉证,知犯何逆,随证治之",强调以辨证论治为主。如在太阳病篇对太阳病变证,辨其寒热虚实等不同,随证选用调胃承气汤、四逆汤、栀子豉汤等治疗。仲景详论变证,示人治病当重视辨病,又不可拘泥于病,必须于病证之常达病证之变,才能圆机活法。金寿山曾指出:"《金匮》

治病,有用通治之方。例如肾气丸一方,一主虚劳,二主痰饮,三主消渴,四主转胞……故凡病涉水液而肾气虚者,用肾气丸闭者能通,多者能约,积者能利,燥者能润。此一方可以通治多病之义也……不掌握通治之方,则不足以应万变之病证,不掌握专治之方,则治病不速效。两者必须相辅相成。以病言之,则同病同治、异病异治是其常,同病异治、异病同治是其变;以医生用方言之,则在于灵活运用,不但通治之方可用于通治多病,则原属专治之方,也可用于通治他病,例如鳖甲煎丸可通治癥瘕,甘麦汤可通治神志疾病。"

（四）辨兼症以随症加减

除了上述的主证、兼证和主证的辨别以确定主治方剂外,临床还要对当下病情的兼症、或然症做随症加减,使治疗更加细致绵密,使方剂具有较强的针对性和全面性。如四逆散证之之或然症的病机虽然均以肝气郁结为主,但反映主证病机已涉及其他脏腑等部位,故需兼顾不同病位之病变,做随症加减。如"咳者,加五味子、干姜各五分,并主下利。悸者,加桂枝五分。小便不利者,加茯苓五分……"

总之,病、证、症三位一体的仔细辨别,选择针对性的方药是张仲景示予后人的独特变化加减原则。如黄疸病,病机为湿热内蕴,法宜清利湿热,由于证有湿盛、热盛、湿热俱盛之殊,故治有茵陈五苓散、大黄硝石汤、茵陈蒿汤之分。若黄疸误治变哕者,施以小半夏汤,是为呃逆而设;"诸黄,腹痛而呕者,宜柴胡汤",是为痛、呕而立。二者皆对症治疗。权宜之计,意在解决主要矛盾,非治黄疸专方,待呃逆停,痛、呕止,再辨病证而施以方治。再如四逆汤为扶阳专剂,主治阳虚阴盛证。但当病情发展,阴盛于内、格阳于外时,须加大干姜、附子的用量,使一般回阳之剂成为引阳返舍之重剂通脉四逆汤。

二、方药加减的主要方法

方剂的组成既有严格的原则性,又有极大的灵活性。通常来说,有四种变化方式:

（一）药味加减的变化

药味加减的变化,即在主证未变的情况下,随着兼证的变化,加入或易去某些药物,使之更合乎治疗的需要,也叫"随证加减"。例如麻黄汤主治风寒表实证,假如外感风寒所伤在肺,症见鼻塞声重,咳嗽痰多,胸闷气短,苔白脉浮者,当以宣肺散寒为主,在麻黄汤中去炙甘草,加上生姜而成三拗汤,使肺气宣畅,自然诸证皆除。此外,根据病位的不同,可选用不同的引经药,例如头痛,太阳经头痛多在后脑,下连于项,可在组方时加入少量羌活、蔓荆子、川芎;阳明经头痛多在前额或眉棱,组方时可加入葛根、白芷、知母;少阳经头痛多在头之两侧,连及耳部,可在组方时加入柴胡、黄芩、川芎;厥阴经头痛多在巅顶,或连于目,组方时加入吴茱萸、藁本可有事半功倍的效果。张洁古的《珍珠囊》提出了全身各部的引经药,李时珍又加以补充:"手少阴心,黄连、细辛;手太阳小肠,藁本;足少阴肾,独活、桂枝、知母、细辛;足太阳膀胱,羌活;手太阴肺,桔梗、升麻、白芷、葱白;手阳明大肠,白芷、升麻、石膏;足太阴脾,升麻、苍术、葛根、白芍;足阳明胃,白芷、升麻、石膏、葛根;手厥阴心包,柴胡、牡丹皮;足厥阴肝,青皮、吴茱萸、川芎、柴胡;足少阳胆,柴胡、青皮。"清代叶天士创立卫气营血辨证,揭示了温热病的演变规律,当温热病邪位于气分之时通常使用麻杏甘石汤以清解上焦气分之邪热,故在方剂中加入麻黄、石膏不失为辛凉重剂;对于疾病在血分之时,元代王好古认为,犀角地黄汤可治"上焦之蓄血",方中犀角具有较强的升散之性,故邪热深入血分之时可加用犀角(现用相应代用品)。在三焦辨证中,研究发现,桔梗可引药上行,使上行血流的血药浓度明显高于下行血流的血药浓度,而牛膝则恰恰相反。临床具体应用时应根据病在气分、血分,病在上、中、下三焦,或病在脏腑、经络的不同,选用相应的引经药。

（二）药量加减的变化

药量加减的变化,是指组成之方剂的药物不变,但药量有了改变,因而改变了该方功用和主治证的主要方面。例如,四逆汤和通脉四逆汤,二方都由附子、干姜、炙甘草三味组成,但前方中姜、附用量较小,主治阴盛阳微而致四肢厥逆、恶寒蜷卧、下利脉微细的证候,有回阳救逆的功用。后方中姜、附用量较大,主治阴盛格阳于外而致四肢厥逆,身反不恶寒,下利清谷,脉微欲绝之证候,有回阳逐阴、通脉救逆的功用。

（三）剂型更换的变化

中药制剂种类较多,各有特点。同一方剂,由于剂型不同,其治疗作用也不尽相同。例如,理中丸由干姜、白术、人参、甘草等量组成丸剂,治中焦虚寒、自下利、呕吐腹痛、舌淡苔白、脉沉迟之证。若治上焦阳虚而致胸痹,证见心中痞闷、胸满、胁下有气上逆抢心、四肢不温、脉沉细等,即用上四味药煎成汤剂分三次服(即人参汤)。这是根据病位有中上之别,病势有轻重之异,所以一取丸剂缓治,一取汤剂急治。临床上经常将汤剂改成丸、散、膏剂,或将丸、散方药改为汤剂,主要是取缓急不同之意。

（四）炮制方法的变化

中药炮制的理论来源于中医临床。中药炮制的理论有很多是根据中医临床长期观察总结而来的。中药炮制得法可提高中医临床疗效,炮制失度则直接影响临床效果。因此,选择适合患者的药物炮制方法同样至关重要。如大黄是一味苦寒攻下药,生用性猛效速,而经酒蒸或制熟后,则为缓和的泻下药,适用于体弱的患者;若炒成炭,则可用于止泻止血;大黄质重性沉,本为下焦药,经酒制后,可引药上行,驱热而下,有清降火邪的作用。再如,"厚朴有油味苦,不以姜制则棘人喉舌","黄芩、黄连、黄柏、知母,病在头面及手指皮肤者,须用酒炒之,借酒力以上腾也。咽之下,脐之上,须酒洗之。在下生用"等理论都说明了为了提高临床疗效,医者必须学会根据患者病情变化对同一种药物的不同炮制方法做出合适的选择。

第五节　中药副反应处理原则的确立

 培训目标

1. 熟悉中药副反应的判断。
2. 熟悉中药副反应的处理方法。

《神农本草经》将中药分为上、中、下三品,上品大多无毒,用于滋补强壮;中品有毒或无毒,治病补虚,兼而有之;下品大多有毒,用于治病攻邪,不可久服。《黄帝内经》

则提出了毒性药物使用的原则:"大毒治病,十去其六;常毒治病,十去其七:小毒治病,十去其八;无毒治病,十去其九。谷肉果菜,食养尽之,无使过之,伤其正也。"这些原则在临床实践中,有效地避免了很多中药不良反应的发生。这里的"毒",主要泛指中药本身的偏性。与食物的醇和之性不同,药物都具有或峻或缓的寒热温凉的偏性,这种偏性是中药治疗疾病的基础,但是如果使用不当,也是多数中药不良反应的原因。因此,古代医家便使用"毒药"来指代中药。此外,也确实有一类药物,由于药性峻猛,本身具有极强的毒性,如马钱子、斑蝥、蟾酥等(后世"毒药"的概念范围缩小了,指的就是这种对人体有害的"猛药")。这些药物虽然使用不当便会导致生命危险,但是对于某些疾病,合理地使用却有良效。所以,不管是药物寒热温凉的偏性,还是其致命的毒性都是相对而言的,对于病患而言,许多"毒药"反而可以成为救命的金丹。正如《黄帝内经》所说:"有故无殒,亦无殒也。"作为临床医师,既要会利用中药之偏性治病,也要学会鉴别其可能带来的副反应,并分析原因,避免并预防之。

一、中药副反应的甄别

中药副反应大致可分为变态反应(即过敏反应)、急慢性毒性反应及特殊毒性反应。其中最常见的是变态反应,而特殊毒性反应则表现为依赖性和"三致作用"(致癌、致畸、致突变),且此类不良反应多集中于雷公藤、细辛、槟榔、半夏等中药及其制剂中。患者在应用中药过程中如出现副反应,首先要鉴别是否为目前所服中药导致,尤其对于平时中西药混用,或同时服用其他中成药或汤药的患者,一定要仔细询问出现副反应的其他可能因素,包括近期使用过的外用药物。对于一过性反应,以及未经处理可以自我恢复的反应,只要方药对证,就可以继续服用,并严密观察是否会有症状再发,同时仔细询问其他可能原因。如出现一过性腹胀腹泻,可能是饮食不节或饮食不洁所致,也可能是受凉后导致;出现一过性胸闷心悸,可能是劳累或天气潮湿所致,或患者本身基础疾病未予重视而出现各种症状与体征等,须仔细甄别。有的患者服用代煎中药时间久了,因代煎中药变质引起的不适也须注意辨别。

二、判断造成中药副反应的原因

中药的副反应包括不良反应和不适反应。

所谓不良反应,是指合格药品在正常用法用量下出现的与用药目的无关的或意外的有害反应。其内容包括副作用、毒性作用、过敏、后遗效应、继发反应等。

所谓不适反应,是指服用中药后出现的体内的不舒服反应,有的是上火,引起齿浮龈肿、牙龈出血、便秘等,稍重的则有恶心、腹胀、腹隐痛、大便稀薄等,一般程度较轻,时间较短,大多能自行消除,或通过方剂加减变化可以比较容易避免和克服,并且不会引起人体脏器的功能性损害,也没有后遗症。

要想避免中药的副反应,首先应明了其产生的可能原因。例如《研经言》称:"凡药能逐邪出某经者,皆能伤正;能补虚者,皆能留邪;能提邪出某经者,皆能引邪入某经。麻桂发表,亦能亡阳;苓泻利水,亦能烁津。于此知无药之不偏矣。"

常见中药副反应的原因如下:

（一）患者因素

1. 性别差异　有书籍记载"妇人尤必问经期"，表明在选择药物对妇女进行治疗时，应考虑女性的月经期这一特殊生理阶段。当处于妊娠期或月经期时，女性对活血药和泻下药的敏感性非常高，因此临床中应禁用该类药物。如果患者病情确实需要，则应小心谨慎地使用。

2. 体质因素　在功能活动以及形态结构方面，个体之间都存在比较稳定的特性。体质因素和部分中药不良反应的发生有直接关系。例如在选择攻下药对患者进行治疗时，如果患者体质比较壮实则应加大给药剂量，如果患者体质比较瘦弱则应适当减少给药剂量，进而对不良反应进行有效控制。

3. 年龄因素　对于老年患者来讲，因为其脏腑功能和代谢功能逐渐降低，所以应适当减少给药剂量，同时不能应用烈性药物；对于年龄较小的患者来讲，因为脏腑功能发育还并未完全，所以应尽可能选择柔和的药物来治疗。

4. 擅用偏方　部分患者轻信游医、迷信单方，擅自使用中药，把有毒药误认为无毒药使用。

（二）医师因素

1. 辨证不合理　对中药不良反应的案例进行分析发现，因为辨证不合理所导致的中药不良反应非常常见。感冒是临床中的多发病和常见病，当出现打喷嚏、鼻塞以及怕冷等临床症状时，常常出现患者自诊自医的情况，而选择最多的药物则是维生素 C 银翘片以及板蓝根冲剂等。中医学认为，感冒包括两大类，分别为风热和风寒，维生素 C 银翘片和板蓝根冲剂均是解表清热类的药物，如果患者为风寒感冒，在应用了维生素 C 银翘片和板蓝根冲剂后则会加重病情，而且可能出现腹泻、病情加重等不良反应。

2. 配伍不合理　中医对药物配伍非常重视，如果配伍合理则会让药效增强，对药物不良反应进行有效制约。但是中药的种类非常多，而且药物之间存在较大的差异，药物之间的组合种类也非常多，因此就需要在临床实践中进行不断分析和总结。

3. 给药剂量不合理　给药剂量不合理也是导致中药不良反应的一个主要原因。给药剂量不合理主要是由于临床医师不熟悉药物的功效和性味所导致的。所有的药物都存在偏性，就算被证明没有毒或者毒性较小的中药，如果给药剂量较大则可能导致不良反应。为避免此类不良反应的发生，我们必须掌握药典中药物的常规剂量，在此基础之上，再不断积累经验，逐渐探索出每一位患者最适合的剂量。

（三）药物因素

1. 中药来源品种不一　中药来源复杂、品种混乱的现象较为普遍。不少药材的基原有数种至数十种之多，如白头翁有 16 种、贯众有 38 种不同的植物来源，而不同植物来源的药材其化学成分也有差异，所呈现的药理作用及毒性也就不同。

2. 炮制不合理　在对中药进行减毒增效时，中药炮制是非常重要的手段之一。通过中药炮制能让药物的毒性有效降低，让药性减缓。大部分中药在经过炮制后均能入药。比如在胃液中，朱砂会析出可溶性汞盐，机体吸收后就会和蛋白质巯基相结合，然后在肝肾等组织中蓄积，进而导致中毒。选择传统水飞法对朱砂进行炮制，能将游离性汞和可溶性汞有效去除，将药物毒性有效降低。但是现阶段在对朱砂进行炮制时,基本上都是选择球磨法,这样就可能增加游离性汞,让药物毒性增强。

3. 药物的自身药理作用　如果药物具有治疗作用,相应地也就存在不良反应。比如临床中有学者选择含砷制剂治疗白血病,但是该治疗方式因为砒霜的毒性反应非常强烈,而限制其临床应用。此外,中药饮片与单体成分的药理作用和毒副作用,有些是一致的,很多是不一致的。有些饮片无毒,但单体有毒副作用。如鱼腥草,用其饮片30g水煎服是没有不良反应的,而提取成单体的鱼腥草素,有的患者会出现皮肤过敏反应。

4. 治疗时间太长　现阶段很多人都没有认识到长时间应用中药会出现不良反应,进而也增加了中药不良反应的发生率。比如,如果儿童过早服用滋补品,如人参等,就会引起性早熟;对于习惯性便秘患者来讲,如果长时间应用番泻叶等通便剂,会出现一定的依赖性。

三、中药副反应的预防和处理方法

中药的副反应是客观存在的,但是如果掌握好对证施药、合理用药、中病即止的原则,许多副反应是可以完全避免或减轻的。具体处理方法有以下几点:

(一) 辨证精准,对证下药

辨证论治是宏观的、方向性的,指明了患者的体质和病情的大方向,据此对证用药就可以减少或避免中药的不良反应。临床除急症、重症需药专力宏外,一些需要长期服药的慢性病患者,在用药时可以从以下几方面预防因配伍失当引起的不适反应——补气防壅塞,温阳防伤阴,滋阴防滞腻,泻火防败胃,补血防凝滞,活血防耗血,止血防留瘀,收敛防呆滞,攻邪防伤正。

总之,中药药物搭配是辩证统一的。综上所述,补气与理气、补血与活血、收敛与宣散、温阳与补阴等是对立统一的用药原则,对预防不良反应有重要意义,应用中不可忽视。

(二) 注意药味配伍及药量安全

古有"十八反""十九畏"等禁忌,医师在处方用药时可作为参考,但非绝对如此。在古今配方应用中也有一些反畏同用的,如党参与五灵脂同用可以补脾胃、止疼痛,但是这些必须要在有经验的临床医师指导下应用。医师用药时应严格遵循中医药理论指导,考虑患者的性别和年龄等基本情况,对于过敏患者、儿童以及妊娠期妇女来讲,有毒中药的应用应小心谨慎,在使用中药或中成药的过程中,应严格按照《中华人民共和国药典》按规定量和用法使用中药。在选择药物时,一定要严格按照中医辨证施治的原则,切忌只根据患者症状随意套用中成药。患者在自行选用非处方中成药时,一定要严格按药品使用说明书上的要求用药,切忌擅自加大剂量服用。对中药的用药知识进行科普和宣传,能让人们了解中药药性,能让人们改变中药没有不良反应的错误观念,能让人们认识到患病才用药、对症用药。

《素问·经脉别论》所云"生病起于过用",提示临床应以平为期。中医治病是利用药物的偏性,来调整脏腑阴阳的偏性。从某种意义上讲,药物都具有毒性,治病就是借助其毒性,以攻致病之邪气,病邪败退则用药适可而止。凡是具有治疗作用的药物,长期服用均有副作用,因此经治疗后,症状消失,就要及时停药,此为"中病即止"。正如《医宗金鉴·辨可汗病脉证篇》所强调的"凡服汤发汗,中病即止,不必尽剂也"。如果患者的疾病经过治疗后已经到达最佳状态,再给予药物,很可能就把已经治好了的疾病治成另外一种疾病;对于药性猛烈的药物而言,病大体已去,就要停止使用该药,或用其他药物进行调理,如果再给药,对病患的身体就是一种损伤。

(沈　琳)

❓ 复习思考题

1. 试述标本缓急的运用原则,并举例说明。
2. 试述桂枝汤原方服法中要求"服已须臾,啜热稀粥一升余"的意义。
3. 以"虚则补其母"试述"培土生金法"。
4. 何谓"乙癸同源"?
5. 为什么补气与补血不能截然分开?

下 篇

中医各科临床思维

第四章

内科疾病常见病证临床诊治思维

第一节 肺系病证

培训目标

1. 掌握肺系病证的常用辨证思维方法和主要证候辨证思路。
2. 熟悉肺系病证的治疗要点。
3. 了解肺的生理特点与肺系病证的病理特点。

PPT 课件

肺主气,司呼吸;主宣发肃降,通调水道;朝百脉,主治节。肺在气体交换、水液代谢、血液运行等生理功能中起重要作用。若感受外邪或其他脏腑失调等病因导致肺之功能失常,继而产生相应的病理产物,可产生一系列肺系病证。临床上常见的肺系病证有感冒、咳嗽、哮病、喘证、肺胀、肺痈、肺痿、肺痨、悬饮、咯血等。因此,在肺系病证辨证时要注重肺脏生理功能失调的病因、相应的病理产物及其他相关脏腑对肺脏的影响,力求辨证求因,论治有方。

一、肺的生理特点与肺系病证的病理特点

(一) 肺的生理特点与肺系病证的病理特点

1. 肺的生理特点 肺主气,司呼吸;主宣发肃降,通调水道,为水之上源;朝百脉,主治节;外合皮毛,开窍于鼻。肺与大肠相表里,肺气宣发肃降有助于大肠传导功能,大肠传导功能有助于肺之肃降功能。

2. 肺系病证的病理特点 肺开窍于鼻,外合皮毛。人体一旦感受外邪,首先犯肺,致肺宣发肃降气机功能失常,表现为咳嗽、哮喘、咳痰、喘息鼻塞流涕、肺胀等;若肺气虚弱,不能助心行血,而发为心悸气短、唇甲青紫等;若肺气不降,则腑气不通,可出现便秘;反之,腑气不通,亦能影响肺之肃降,可出现喘息气促等。肺为水之上源,若肺虚水失宣降,也可出现肌肤浮肿之溢饮。肺外合皮毛,故肺失宣降,皮毛气滞湿阻也可见皮疹瘙疮等。由此可见,不论哪种病理因素影响肺,终会影响肺宣发肃降而致病,所以宣降失常是肺系病证的病机关键。

103

对于肺系病证而言,最易产生的病理产物有气滞、痰浊、水饮和瘀血。这些病理产物可导致全身气机失常、停湿留饮,并进一步耗伤阳气,导致肺脾肾阳气不足,心血瘀阻,发为水肿、痰饮、胸痹心痛诸证。

（二）相关脏腑对肺系病证的影响

肺脏之为病,与脾、肾关系密切,同时也可涉及心、肝、大肠。

1. 脾　脾为肺之母。肺与脾的关系,主要体现在气的生成和津液输布两个方面。脾主运化水谷、化生精微,上输于肺。若脾虚不能化水谷为精微上输养肺,可导致肺气虚,出现少气懒言、咳喘痰多等。若脾失健运,水湿不化,聚湿生痰,上干于肺,则肺失宣降,而出现咳嗽、喘息、痰多等。

2. 肾　肾为肺之子。肺为气之主,肾为气之根;肺为水之上源,肾为主水之脏。肺肾升降相因,相互为用,共同维持气之出入、水液代谢的平衡。若肾气不足,摄纳无权,则气不归原,气逆于上而为喘。肾阳衰危,气不化水,水湿泛滥则为水肿,上凌心肺则咳喘、心悸。

3. 心　肺与心脉相通。肺主治节可以调节全身的生命节律,尤其可以调节心血的运行。若肺气郁滞或肺虚治节失职,不能佐心运行血脉,致血运不畅,可见胸闷、胸痛、发绀、心悸。

4. 肝　肺主肃降,肝主升发,肝升肺降,则气机调畅,脏腑平和。若肝失疏泄,气郁化火,气火循经犯肺,木火刑金,可致咳嗽、喘息、咯血。

5. 大肠　肺与大肠相表里。大肠的传导通畅是保证肺气肃降的重要条件,同时肺气肃降则大肠腑气通畅。若肺气壅闭,肺气不降,可导致腑气不通,发为便秘腹胀;反之,大肠积滞不通;可影响肺之肃降而发为咳喘胸满。（图4-1,图4-2）

二、肺系病证的常用辨证思维方法

（一）辨脏腑病位

肺系病证除明确肺脏本身的病变外,还应明确是否涉及其他脏腑,如脾、肾、心、肝、大肠等。若咳嗽痰多,痰稀色白,多为痰湿咳嗽,多涉及脾。若咳嗽喘促,动则气喘,咯血盗汗,多涉及肾。若喘促心悸、胸闷、发绀,多涉及心。若生气则咳喘,胸胁胀满,多涉及肝。若上有咳喘,下有腹胀便秘,多涉及大肠。

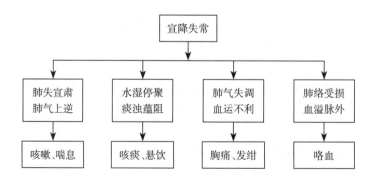

图 4-1　肺系病证的病机关键示意图

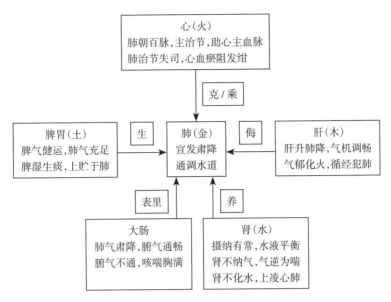

图 4-2 相关脏腑对肺的影响示意图

（二）辨八纲属性

肺外合皮毛，易受外邪侵袭，故肺系病证应当首先辨表里，次辨寒热虚实。一般而言，表证多因外感六淫，侵袭肺系，起病急，病程短，多见恶寒发热、鼻塞流涕、咽痛咳嗽等肺卫症状，属于风寒表证或风热表证。若表证迁延不愈、由表及里，或肺脏自病，或他脏及肺，常咳、痰、喘反复发作，迁延不愈，多属里证，邪实正虚。表证、里证可相互影响，外感表证若迁延失治，可逐渐转为里证；内伤咳喘，肺脏虚损，易受外邪引发或加重。

（三）辨咳、痰、喘、哮

1. 依据咳嗽的声音、节律、时间及加重缓解因素等辨别咳嗽的性质 如咳嗽急剧，咽痛或咽痒作咳，病程短，病势急，多为外感咳嗽。反复咳嗽，咳声嘶哑，病势缓而病程长，多为阴虚咳嗽或气虚咳嗽。早晨咳嗽阵发，痰出咳减，多为痰咳；午后咳重，或夜间咳嗽，咳声轻微短促，多为肺燥阴虚；饮食肥甘、生冷加重者，多为痰湿咳嗽。

2. 依据痰色、痰质、痰量、痰味等辨别痰之寒热 咳痰量少，多为燥热、气火、阴虚。痰多，属痰湿、痰热、虚寒。痰白而稀薄，见于肺寒；痰白而黏稠，多为阴虚、燥热。痰黄而黏稠，多为肺热。血痰，见于肺热、阴虚；脓血痰，见于痰热瘀结成痈；腥臭痰，多见于痰热壅盛。痰液味甘，多见于痰湿内盛；痰液味咸，多见于肾虚。

3. 辨喘 依据喘促的时间长短、喘声高低等辨别喘之虚实。实喘呼吸深长有余，呼出为快，气粗声高，伴有痰鸣咳嗽，脉数有力。因于外感者，发病急骤，病程较短，多有表证；因于内伤者，病程多久，反复发作，外无表证。虚喘呼吸短促难续，深吸为快，气怯声低，少有痰鸣咳嗽，脉象微弱，一般病势徐缓，时轻时重，遇劳则甚。

4. 辨哮 哮分寒热。寒哮痰清稀，或色白如泡沫，口不渴，舌质淡，苔白滑，脉弦紧或浮紧；热哮痰黄稠，咯吐不利，口渴喜饮，舌质红，苔黄腻，脉滑数。

三、肺系病证的治疗要点

（一）宣降肺气为肺系病证的治疗要点

1. 恢复肺主气、司呼吸、主宣发肃降、通调水道之功能，为肺系病证临床治疗要点。外邪犯肺，宜辛散外邪；肺气上逆，宜苦泄肃降；久咳久喘耗散肺气，宜用酸收以补其肺体，收其耗散之气。

2. 肺为娇脏，清虚而处高位，选方多宜轻清，不宜重浊；肺恶燥，治宜辛平甘润以使肺气自降，清肃之令得行。

（二）肺系病证的常用治法

常用的有宣、肃、清、泻、温、润、补、敛八法。

1. 宣法 宣肺者，疏宣肺气。肺气失宣，治疗侧重开宣肺气，常用的药物有麻黄、荆芥、前胡、桔梗等。

2. 肃法 肃肺者，肃降肺气。肺失清肃，气逆不降，治疗侧重肃降肺气。肃法常用的药物有杏仁、苏子、白前、旋覆花等。

3. 清法 清肺者，清泄肺热。肺热内盛，痰热蕴肺，须用清法清泄肺热。清法常用的药物有黄芩、桑白皮、栀子、生石膏等。

4. 泻法 泻肺者，泻降肺气。泻法用于因邪气壅塞，肺气上逆之肺实证。泻法常用的药物有桑白皮、葶苈子、厚朴等。

5. 温法 温肺者，温化寒邪（饮）。此证非有寒邪，即有饮邪，或二者兼而有之。温法常用的药物有干姜、细辛、半夏、白芥子、肉桂等。

6. 润法 润肺者，润养肺燥。燥邪伤肺，须用生津养阴的药物润养肺阴。润法常用的药物有麦冬、天冬、川贝母、玄参、天花粉等。

7. 补法 补肺者，补益肺气（阴）。补法用于久咳肺气虚弱证。补法常用的药物有党参、白术、茯苓、黄芪、麦冬、五味子等。

8. 敛法 敛肺者，收敛肺气。久咳不止，肺气浮散，须用甘酸之药收其耗散之气。敛法常用的药物有五味子、乌梅、诃子、白果等。

以上八法，宣、肃、清、泻属于祛邪；温、润有其祛邪的一面，又有其扶正的一面；补、敛属于扶正。临证时，以上诸法多参合应用，如宣肃同用，可选用前胡配苏子、麻黄配杏仁、桔梗配白前等对药宣降相合，升降相因，恢复肺的正常宣肃功能。

（三）肺系病证的间接治法

根据五行生克关系可对肺系病证进行间接补泻治疗。

1. 培土生金 即补脾养肺，适用于肺脾气虚证。常用药物如黄芪、党参、白术、茯苓、炙甘草。临证可选用六君子汤加减。

2. 补肾纳气 即滋补肾气，适用于肺肾两虚证。常用药物如胡桃肉、冬虫夏草、紫河车、蛤壳等。肾阴虚者，可用七味都气丸；肾阳虚者，可用金匮肾气丸。

3. 通腑泻肺 即泻大肠腑实以肃降肺气，适用于肺经实证、热证而大便干结者。常用药物如瓜蒌仁、杏仁、火麻仁，便秘甚者可选用大黄、枳实、厚朴等。临证可选用麻仁丸、承气汤类方加减。

4. 清肝泻肺 即清泻肝火以泻降肺火。常用药物如桑白皮、地骨皮、栀子等。临证可选用黛蛤散合泻白散加减。

（四）治痰大法

咳痰是肺系病证的主症之一,故有治肺先治痰之说。

1. 散寒化痰　寒痰宜温化,常用药物如半夏、干姜、细辛、白芥子等。临证可选用射干麻黄汤加减;外寒兼内饮者,可选用小青龙汤温里化饮、解表散寒。

2. 清热化痰　热痰宜清化,常用药物如海浮石、胆南星、竹茹、瓜蒌。临证可选用清金化痰汤、桑白皮汤加减。

3. 燥湿祛痰　湿痰宜燥,常用药物如半夏、厚朴、苍术、茯苓等。临证可选用二陈汤、三子养亲汤加减;脾虚证候明显者,加党参、白术以健脾除湿化痰,或六君子汤加减,健脾以截断生痰之源。

4. 润燥化痰　燥痰宜润,常用药物如贝母、百部、杏仁、紫菀、款冬花等。临证可选用桑杏汤、清燥救肺汤加减。

四、肺系病证主要证候的辨治思路

如前文所述,肺系病证主要有感冒、咳嗽、哮病、喘证、肺胀、肺痈、肺痿、肺痨、悬饮、咯血等,症状较多,然而其中较核心的症状不外乎咳、痰、喘、哮,故围绕这四个主症阐明辨证思路,明示辨证重点,意在举一反三。其余悬饮、咯血等均可依此推演。(图4-3,图4-4)

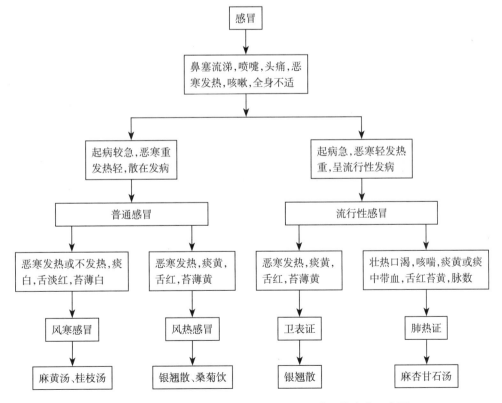

图 4-3　肺系病证感冒症候群的中医临证思维及代表方示意图

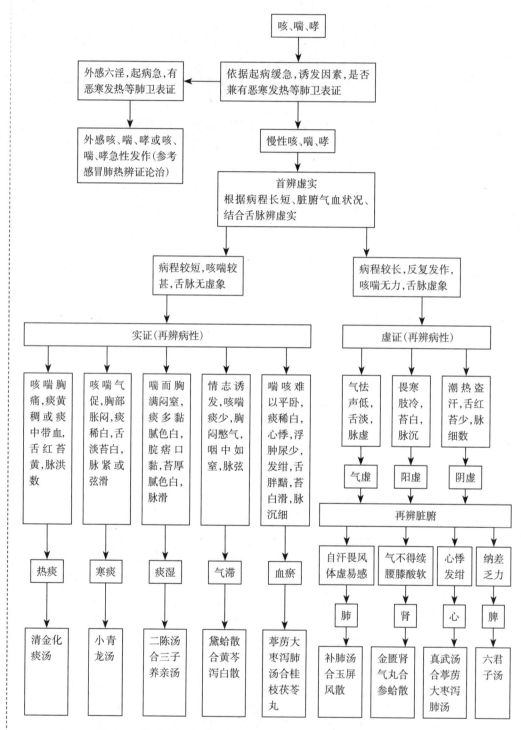

图 4-4　肺系病证咳、喘、哮症候群的中医临证思维及代表方示意图

说明:

1. 以上路径均非彼此孤立或矛盾,可兼而有之,即使寒热亦可同时存在,如喘证之表寒肺热证;病程日久,肺气虚、脾气虚、肾气虚可相兼为病,表现为肺脾气虚、肺肾两虚、肺脾肾三脏皆虚等。

2. 由各路径得到的证素需基于一条主线,有条理地整理提炼成一个个证型。如虚(肺气)、痰湿则可提炼成肺气虚夹痰湿蕴肺证,可结合各主症的严重程度及次要症状来判断证型的主次。

3. 以上各证素和辨证要点为肺系病证常见的主要内容,不能涵盖临床所有情况,临证时可在此基础上发挥,如参考二便等辨证,结合西医学的 X 线、CT、肺功能、支气管镜等检查有助于诊治。

(孙景波)

第二节　心　系　病　证

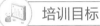 培训目标

1. 掌握心系病证的常用辨证思维方法及主要证候的辨证思路。
2. 熟悉心系病证的治疗要点。
3. 了解心的生理特点与心系病证的病理特点。

心位于胸中,膈膜之上,肺之下,外有心包卫护。心与小肠、脉、面、舌等构成心系统。心为火脏,为阳中之阳脏,主血脉,藏神志,为五脏六腑之大主、生命之主宰。若心功能发生异常,则会导致血脉、神志的病变,如心悸、胸痹、厥证、不寐、痴呆、癫狂、痫病等。因此,心系病证辨证时要注意气血变化之象,神志思维之征,审证求因,细分缓急轻重、标本兼顾。

一、心的生理特点与心系病证的病理特点

(一) 心的生理特点与心系病证的病理特点

1. 心的生理特点　心主血脉,有主管血脉和推动血液循行于脉中的作用。心脏和脉管相连,形成一个密闭的系统,成为血液循环的枢纽。心脏有规律的跳动,需要三个条件——心气充沛、血液充盈、脉道通利。同时心藏神(包含广义之神和狭义之神),通过整个人体生命活动的外在表现,或者是人们的精神、意识、思维活动体现。

2. 心系病证的病理特点　心的病变主要反映在两方面。一是心脏本身及其主血脉功能的异常,不通则痛、不荣则痛,多表现为心悸、怔忡、心痛、心烦,以及脉结、代、促等;二是心藏神的异常,即意识思维等精神活动的异常,多表现为失眠、多梦、健忘、神昏、神识错乱及痴呆等。此外,心开窍于舌,心窍受损则或言语欠利,或口舌生疮;心之华在面,面部疮疡,诸痛痒疮,皆属于心。心属火,火不生土则导致心脾两虚之相关病证;心肾同属少阴,心火与肾水须既济;心肺同属上焦,为气血之上源;所以心病常累及肺脾肾三脏。

　　心的病机变化主要有虚实两个方面。虚证为气血阴阳的亏损,实证为痰、饮、火、瘀等阻滞。正虚邪扰,血脉不畅,心神不宁,则为心悸;寒、痰、瘀等邪痹阻心脉,胸阳不展,则为胸痹;阳盛阴衰,阴阳失调,心肾不交则为不寐;痰气痰火扰动心神,神机失灵,则为癫狂;痰凝气郁,蒙蔽清窍,则为痫病;髓海不足,心神失用,则为痴呆;气血逆乱,阴阳之气不能相接,则为厥证。

　　心系病的主要病理产物主要有瘀血、痰饮两个方面。心主血脉运行,无论心之虚证或实邪影响到心造成心气不足,脉气无力,或心血不畅,血行瘀滞则生瘀血,而瘀血痹阻心脉,则易产生心悸、胸痹诸证。同时,心属火,需肾中真阳蒸腾肾水上济才能正常发挥心主血脉的功能,即正常运行全身气血;血属阴,血行顺畅则阴津和调,而当心主血脉的功能出现障碍时,会出现阴津停聚不行,产生痰饮、水肿等病理改变。心主神明,痰浊瘀阻,心脉不通,则可致心悸、胸痹之证;上蒙心窍,心神不明,则可见痴呆、癫狂等病。

　　(二) 相关脏腑对心系病证的影响

　　心为火脏,居于上焦,与小肠相表里;生我者肝木,我生者脾土,克我者肾水,我克者肺金。心为五脏六腑之大主,心系与肺、脾胃、肾、肝胆的关系密切。

　　1. 小肠　心与小肠通过经脉的络属构成表里关系。心脉属心,下络小肠;小肠之脉属小肠,上络于心;心属少阴里,小肠属太阳表。二者经脉相联,故气血相通。生理情况下两者相互协调,心之气通于小肠,小肠之气亦通于心。在病理情况下则相互影响,如心火过旺时,除表现口烂、舌疮外,还有小便短赤、灼热疼痛等小肠热证和证候,叫做“心移热于小肠”。若小肠实热,亦可顺经上扰于心,则可出现心烦、舌尖糜烂等症状,治疗上既要清泻心火,又要清利小肠之热,相互兼顾,才能取得良好疗效。

　　2. 肝胆　肝生心就是木生火。肝藏血而内寄相火,心生血而司君火,“君火以明,相火以位”。甲木郁而化火,上热之病生焉。临床多见目赤、易怒、头痛、胁痛、口苦、吐血、咯血、脉弦数等。肝藏血以济心,肝血不足,母病及子,心血亦因之而弱。临床上常常是心悸怔忡、面色不华、舌淡、脉细无力等心血不足的症状和头晕目眩、爪甲不荣、肢麻筋挛、视力减退、妇女月经涩少等肝血亏损的症状同时并见,或前者继发于后者。肝失调畅,情志失常,魂不守舍而致神不内守。

　　3. 脾　心生脾,心主血,脾生血又统血,故在病理上心与脾之间的相互影响主要表现在血的生成和运行方面。脾气虚弱,运化失职,则心血的化源不足;脾主思虑,思虑过度,暗耗心血,子盗母气,亦能影响于心,导致心血不足。临床上,既有脾气虚弱之面黄、神疲、食少便溏,又有心悸、失眠、健忘、脉细等心血不足之症。

　　4. 肾　心与肾之间的关系主要为水火既济的关系。水克火,心肾之间阴阳水火精血动态平衡失调,即为心肾不交。其主要病理表现是肾水亏而心火旺,以及心肾阳虚水泛。肾水不足,水火不济,心阴不能制约心阳,使心阳独亢而致肾阴亏于下、心阳亢于上的病理变化,出现心悸、心烦、失眠、多梦,以及腰膝酸软、男子遗精、女子梦交等。心阳不振,不能下温于肾,以致寒水不化,上凌于心,阻遏心阳,则现心悸、水肿、喘咳等“水气凌心”之候。

　　5. 肺　心肺同居上焦,心气上通于肺,肺主治节而助心行血。在五行关系中,心属火,肺属金,火克金,心火之阳热,可以抑制肺气清肃太过。因此,心与肺在病理上的相互影响主要表现在气和血的功能失调方面。肺气的宣肃功能可以助心行血,肺气宣肃失常,日久不治,可由肺及心而呈心肺同病,导致血液运行迟滞,而出现胸闷、气短,以及心悸、唇青、舌紫等心血瘀阻的病理表现。(图 4-5,图 4-6)

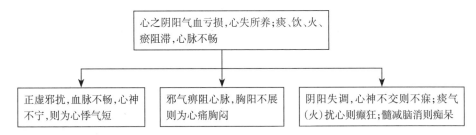

图 4-5　心系病证的基本病机关键示意图

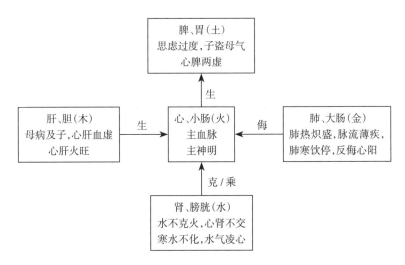

图 4-6　相关脏腑对心的影响示意图

二、心系病证的常用辨证思维方法

(一) 辨八纲属性

心病的证候有虚有实,虚实易于夹杂,而成本虚标实之象,且往往是在本虚的基础上邪气阻滞而心脉不通、气血不畅。心为阳脏,主通明。心脉畅通需心气推动。心气包含阴阳两面,其中温煦推动的力量属阳,凉润宁静的力量属阴,两者协调平和才能保证心气的正常运行。心神清明,需心之阳鼓动兴奋,使人精神振奋,神采奕奕,思维敏捷;需心之阴宁静抑制,制约和防止精神躁动。所以辨清心脏的虚实、寒热、阴阳具有提纲挈领的作用。

(二) 辨脏腑病位

依据五行归属和脏腑生理特点明辨脏腑。在除外心系本身的病变后,宜辨肺、肝、肾、脾胃。若与情志相关多涉及肝脾;若水液代谢异常与肺、肾有关;若心血亏虚多与脾胃有关。

（三）辨气血津液

气血津液是人体维持生命活动所必需的营养物质和动力，其运行化生要靠心气的推动和温煦。因此，辨识气血津液的盈亏及运化状态可以反映心的功能。同时，这些物质运行不畅易于形成病理产物如气滞、血瘀、痰湿，又进一步阻碍脉道的通畅运行。

（四）辨悸忡、痛闷、神志

1. 惊悸怔忡　惊悸、怔忡是指患者自感心中剧烈跳动，惊慌不安，不能自主，或脉见参伍不调的一种证候。因情绪激动、惊恐、劳累而诱发，时作时辍，不发时一如常人，是为惊悸，其证较轻，证多偏实。怔忡则终日觉心中悸动不安，稍劳尤甚，全身情况较差，病情较重，证多偏虚或虚实夹杂，主要由于阳气不足，阴虚亏损，心失所养；或痰饮内停，瘀血阻滞，心脉不畅所致。惊悸日久不愈，可发展为怔忡。

2. 胸痛、胸闷　胸部是心、肺所居的部位，因此问胸部的异常感觉可了解心肺的病变。应着重问胸痛的性质和牵引的部位。若胸痛时兼有憋闷，并牵引到肩臂，多是胸痹证；胸痛彻背，兼见面色青灰，手足发青，多属真心痛；胸胁部胀满而又窜痛，多伴有肝郁证。

3. 辨神志　神志是心气血功能在精神意识层面的外在表现。因此，辨识精神意识思维可以反映心脏的气血功能状况。如表现为失眠、多梦、健忘、神志不宁等，是心的气血不足；如表现为烦躁、谵语，甚至昏迷、不省人事，为血中有热，扰动心神；如表现为狂躁不安、哭笑无常、打人毁物、登高而歌、弃衣而走，属痰火扰动心神，神志昏乱。

三、心系病证的治疗要点

（一）心为君主之官，治宜整体调节气血阴阳

治疗心病，不仅着眼于心，而是把心作为五脏中的一部分，从整体出发，因五脏之气，互相灌濡。同时，在调整阴阳之时，还应注意"阳中求阴"或"阴中求阳"。

1. 气血阴阳的调节　心系病证的虚证不外气、血、阴、阳之虚。气虚日久，失于温煦，则可发展为阳虚，甚则停饮留痰，水饮凌心；血虚日久，损及阴分则可发展成为阴虚，甚者阴虚于下，虚阳浮越。气血同源，阴阳互根，一方受损可涉及多方失调。心系病证的实证不外气血运行障碍而致气闭、血瘀、痰饮水湿阻于清窍或上凌心肺。实邪阻滞，精津阳气不达四肢百骸，脏腑气血不得濡养温煦，虚实互见。故而心系病证的治疗要全面调和气血阴阳，统筹补虚泻实。

2. 相关脏腑兼治　在治疗心血虚时，可补益脾胃、健运脾气，以培生血之源；治疗心气虚时，补肺健脾，补气之主，培气之源，心脾肺同调；治疗心阴虚证，直补真阴，壮水之主以补心阴；治疗心阳虚证，温补元阳以助心阳，为景岳"五脏之阳气，非此不能发"的具体体现。

（二）辨标本、论缓急，治有侧重

1. 缓则治本　由于心系病多为虚人、老人，气血精津亏损，脏腑失于濡养，在此基础上形成痰饮、瘀血、寒凝、气滞等病理改变，在上述内邪比较平稳的状态下当缓治其本，以补益脏腑之亏损为主，待气血旺盛、阴阳调和后，病当自除。如心虚胆怯之心悸，心气不足，不能鼓舞脉气，气血运行缓慢，甚或偶尔停滞，表现为心中悸动不安，脉象结代，此时当养心安神、鼓舞脉气，气血旺盛，脉道流畅，心悸自止。

2. 急则治标 心为君主之官,主神明。心系病证易出现晕厥,此时病情急重,当先救逆开窍,待患者神志回复后,再根据患者是阳气脱失、神不固守,还是痰火蒙蔽清窍之因辨证施治。再就是,真心痛发作,患者胸痛如窒、胸痛彻背、背痛彻心,当先选用速效止痛的药物如麝香保心丸、速效救心丸迅速缓解心痛之证,然后辨证给予补气活血、温阳通脉等之法。

(三)把握好"心、血、脉、神"四大环节

1. 治心之法

(1)清心:清即清降心热,清降小肠热,作用于心、小肠,亦可称为清心火和清小肠火。适用于心、小肠火热证者。常用方:栀子豉汤、清心莲子饮、牛黄清心丸等。常用药:玄参、莲子心、竹叶、麦冬、栀子等。

(2)泻心:泻即清泻火热。泻心即清泻心火,与清心相类似,力量较强。适用于热邪迫血妄行之出血及热扰神明之神昏、谵语等。常用方:泻心汤、犀角地黄汤、清宫汤等。常用药:大黄、黄芩、黄连、水牛角等。

(3)温心:即温扶心阳,兴奋或激发心之阳气,使心气阳不足之证迅速好转。凡有心气虚寒证,皆可用温心法治疗。常用方:四逆汤、参附汤等。常用药:干姜、附子、桂枝、薤白等。

(4)养心:即养阴、滋补心血。适用于心阴心血不足,心脉失养者。常用方:天王补心丹、柏子养心丸、生脉散等。常用药:当归、地黄、麦冬、五味子、酸枣仁、柏子仁等。

(5)补心:范围较广,习惯上有补心气与补心阴的双重含义。补心阴即养心;补心气同时有温心阳之意,但程度较为平和。凡属心之气阴两虚,治疗上需气阴两补者,统称补心。常用方:人参养荣丸、归脾汤、炙甘草汤等。常用药:人参、黄芪、桂枝等。

2. 治血之法

(1)养血:属补法,主要针对心血虚证,可以兼治肝血虚证。常用方:四物汤、归脾汤。常用药:熟地黄、当归、何首乌、阿胶等。

(2)活血:促使气血恢复运行的一种方法,适用于血液运行不畅的血瘀证。常用方:血府逐瘀汤、丹参滴丸等。常用药:川芎、桃仁、红花、丹参、赤芍等。

3. 治脉之法

通脉:温阳通气,振奋心脉。适用于寒凝、痰阻、血瘀等引起的脉道不畅,阳不外达之证。常用方:四逆散、通脉四逆汤。常用药:桂枝、细辛、川芎等。

4. 治神之法

(1)镇心安神:心由于在病因作用下,出现亢进或紧张状态时,使之镇静或镇定的治法。适用于一切心神不安之证。常用方:安神定志丸、朱砂安神丸等。常用药:朱砂、龙齿、珍珠母、龙骨等。

(2)养心安神:阴血亏虚,神不守舍,通过补养心血使得神归其舍。适用于阴血虚而心神不安的证候。常用方:柏子养心丸。常用药:酸枣仁、柏子仁、夜交藤、麦门冬、龙眼肉等。

(3)开窍醒神:心气一时性障碍,致使心窍一时闭塞,使之复苏的方法。适用于平素尚健康,猝倒眩仆,神志昏迷,或在急性疾病过程中,突然神志昏迷者。常用方:苏合香丸、诸葛行军散、外用通关散等。常用药:麝香、苏合香等。

四、心系病证主要证候的辨治思路

如前文所述,心系病证的症状较多,不胜枚举,然而其中较核心的症状不外乎(心)悸、(气)短、(心、胸)痛、(胸)闷、眩(晕)、神志的异常等,故围绕这六个主症阐明辨证思路,明示辨证重点,意在举一反三。其余诸证,皆可依此推演。(图 4-7~ 图 4-9)

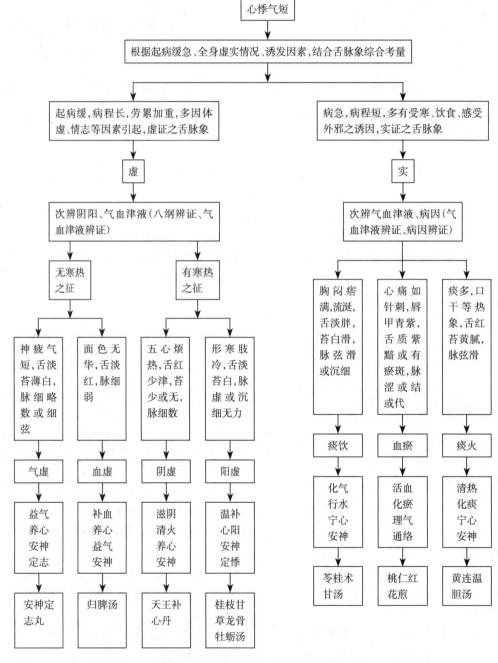

图 4-7　心系病证心悸气短症候群的中医临证思维及代表方示意图

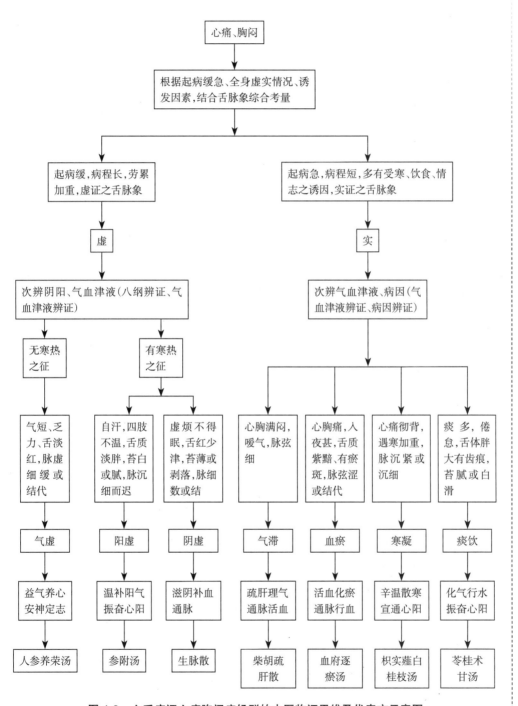

图 4-8　心系病证心痛胸闷症候群的中医临证思维及代表方示意图

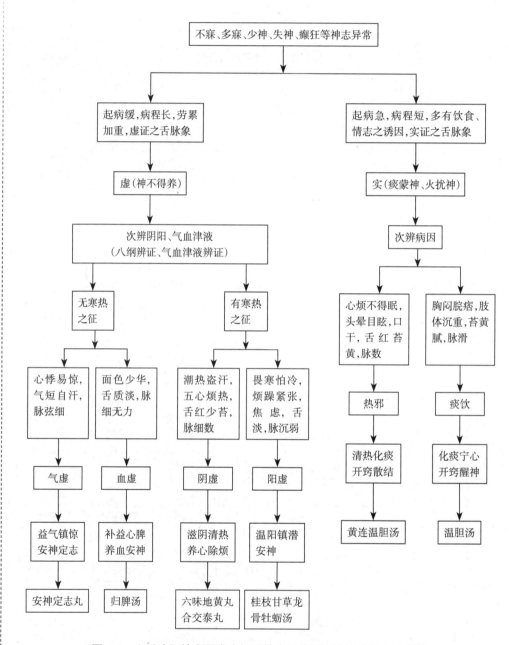

图 4-9 心系病证神志异常症候群的中医临证思维及代表方示意图

说明：

1. 以上路径均非彼此孤立或矛盾，在病位、病性上可兼而有之，如心肾不交、痰瘀互结。即使虚实亦可同时存在而表现为本虚标实之证，如气虚血瘀等。

2. 由各路径得到的证素需基于一条主线，有条理地整理提炼成一个个证型。如阳虚、气滞、血瘀则可提炼成胸阳不振、气滞血瘀，可结合各主症的严重程度及次要症状来判断证型的主次。

3. 以上各证素和辨证要点为心系病证常见的主要内容，不能涵盖临床所有情况，临证时可在此基础上发挥，如结合西医学的生化指标、影像学检查等进行微观辨证或各医家的特色辨证。

（郑景辉）

第三节　脾胃系病证

 培训目标

1. 掌握脾胃系病证的常用辨证思维方法及主要证候的辨治思路。
2. 熟悉脾胃病证的治疗要点。
3. 了解脾胃的生理特点与脾胃系病证的病理特点。

脾与胃同居中焦，为后天之本及气血生化之源，在人体饮食物的受纳、运化及水谷精微的吸收、输布等生理过程中起重要作用。若脾胃功能失常，或继而产生相应的病理产物阻碍脾胃运化，或因其他相关脏腑失调影响到脾胃功能，都可产生一系列脾胃病证，主要表现为脾胃升降失司及运化吸收障碍，且中医的胃尚包括人体解剖结构之大肠、小肠的部分功能，故临床如胃腹部阻滞症状之胃痛、痞满、腹痛及升降失常之呕吐、呃逆、噎膈、泄泻、痢疾、便秘等均可从脾胃系病证论治。因此，在脾胃病辨证时尤需注重脾胃升降失常的原因及其他相关脏腑对脾胃的影响，力求辨证求因，论治有方。

一、脾胃的生理特点与脾胃系病证的病理特点

（一）脾胃的生理特点及脾胃系病证的病理特点

1. 脾胃的生理特点　脾主运化水谷、主统血、主升清，喜燥恶湿；胃主受纳腐熟水谷、主降浊，喜润恶燥。二者同居中焦，互为表里，以膜相连，共同完成水谷的受纳、输布，以及精微的吸收和糟粕的下行。此外，二者一升一降，共同起到维持和升举内脏、通调腑气的作用。

2. 脾胃系病证的病理特点　脾胃两者相互影响，相互联系。脾湿则其气不升，胃燥则其气不降。若脾失健运或升清不利，水谷化而不运，湿浊内生，阻碍气机或下注肠道，可致湿饮肿胀，或下利泄痢；胃失濡润或胃气失和，不降反逆而致呕吐、呃逆；或胃气痞塞而不通，则可致痞满胀痛；或胃肠气机不降、腑气不通，或失于滋润，可致便秘之证。

脾胃失常所形成的病理产物主要有食积、湿浊和血瘀。三者均可阻碍中焦气机升降，又可影响脾胃水谷运化，导致气血乏源或统血失常，血液不循常道，从而变证百出。

由此可见，不论哪种因素影响脾胃，一般总是先脾胃气机的升降失常而致病，所以气机失和是早期脾胃病形成的病机关键。日久则由气及血，或生痰浊水湿瘀积，而成脾胃顽疾。

（二）相关脏腑对脾胃系病证的影响

脾胃居于中焦，五行属土。脾为阴土，胃为阳土。土得木之运化、火之温煦、水之滋润才可化生万物。土能生金，肺脾同属太阴，故肺病日久，子盗母气也可致肺脾两虚。胃肠均属阳明，两者相连，胃热下移大肠，也可致阳明腑实之便秘泄利，而脾寒生湿入于大肠则见泄利不止。故五脏六腑中脾胃系病证与肝胆（木）、肾膀胱（水）、心小肠（火）的关系较为密切，也可与肺大肠（金）之病互为因果。

1. 肝胆　肝胆疏泄气机的作用有利于脾胃气机升降、助运开胃，且分泌之胆汁可以促进脾胃对饮食消化的作用。临床若见厌食或纳呆时，可调肝以助运。若肝失疏泄，胆失通利，可横逆犯胃克脾，而出现肝气乘脾或肝胃不和之证，在脾胃系病证中主要表现为痞满、胃痛、便秘或大便痛泻等。肝藏血、脾统血，若藏统失司，血溢脉外，可见呕血、便血等，故可肝脾同调以止血。

2. 肾膀胱与心小肠　脾土需赖心小肠及肾之命门火的温煦，进而发挥正常的升清及运化功能；肾主水的作用需与脾运湿的作用相互协调才能使机体水液代谢正常，且肾在窍为二阴，主司二便，对大便的排泄起到推动与固摄的作用。

若心肾之阳虚衰，或小肠火不足，均可导致火不暖土，脾胃失于温养，气机失和，则痛、胀、痞、吐诸症迭起；脾失运化，肾失固摄，则可见"五更泻"；若温煦推动能力减弱，肠道阴寒内结，则便下无力而可见便秘等病证。脾病日久湿浊不化，也可累及肾膀胱通调水道功能，导致全身水肿、癃闭。

3. 肺大肠　脾胃主宰肠的受运传导，小肠赖脾之升清以泌别清浊，大肠赖胃之和降以传化糟粕。脾病生湿，浊痰可上贮于肺，肺病日久，金虚耗土，则见肺脾两虚诸证。若脾失升清，则小肠受盛化物功能失调，清浊不分，完谷不化，则见泄泻、痢疾等；若胃失和降，则大肠传导失畅，糟粕不行，见腹胀、便秘等。（图4-10，图4-11）

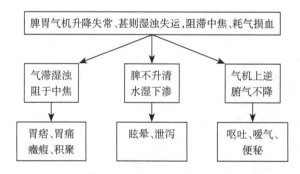

图4-10　脾胃系病证的基本病机关键示意图

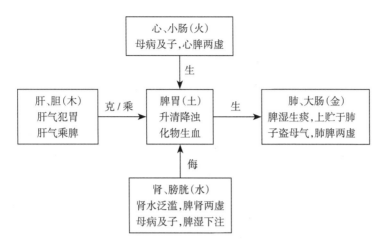

图 4-11 相关脏腑对脾胃的影响示意图

二、脾胃系病证的常用辨证思维方法

(一)辨阴阳表里虚实寒热

脾的病理特点为多虚多寒,以不运不升为主;胃的病理特点为多实多热,以不纳不降为要。因此,辨治脾胃系病证首先宜辨清脾胃本身的病理状态。临床上,脾胃二者相互影响,可呈现寒热错杂的病理状态,须当注意。此外,脾喜燥恶湿,易为湿邪困阻,有碍气机升降,以致气滞不通,故而脾胃病又有多湿多滞的病理特点。

(二)辨脏腑经络气血病位

依据五行归属和脏腑生理特点明辨脏腑。在除外脾胃本身的病变后,宜辨上述相关脏腑的影响及因果关系。若与情绪相关多涉及肝;若呕吐黄绿苦水、口苦咽干多涉及胆;若腰酸肢软、头晕耳鸣多涉及肾;若痛势较剧、腹部切诊痞硬,并见发热恶寒者,需考虑肠腑急症。

(三)辨本系主要症状

1. **饮食** 饮食主要是依赖脾胃的纳运作用进行消化吸收,故观察纳食的状况有助于了解脾胃疾病的病情。若饮食过量,胃纳过盛,宿食停滞,则致食积气滞;过食肥甘、辛辣烈酒,酿湿生热,则致湿热中阻或胃肠积热;过食生冷,寒凉药物,耗伤中阳,则致脾胃虚寒;若饥饱失常,进食无规律,则致脾胃亏虚。

2. **口味** 口味的正常与否相应地反映脾胃的功能状态,故与脾胃系病证存在密切关联。口淡属寒湿阻胃,或脾胃气虚;口甜为湿热蕴脾或脾气亏虚;口苦为胃中有热或肝胆湿热;口酸为伤食或肝胃郁热;口中有灼热感,多属胃热。常感饥饿嘈杂,多为胃热或脾虚;没有食欲,多属肝虚或脾胃虚弱。

3. **大便** 大便的形成及排泄与脾、胃、肠的腐熟运化传导密切关联,故审察大便的异常变化有助于对脾胃系病证的判别与诊治。若大便溏薄、完谷不化,多为脾虚湿困或脾肾两虚;若大便黏滞不爽,肛门坠胀,多为湿阻气滞;若大便溏结不调,多为肝郁脾虚;若大便夹有黏液脓血,多为寒湿或湿热;若大便带鲜血或黑便,当辨湿热与脾虚;若大便秘结不通,则当分清寒热虚实。

三、脾胃系病证的治疗要点

(一) 基本治则:治中焦如衡,非平不安

脾胃的消长平衡可以概括为四个方面,即温与清、补与通、升与降、润与燥。

1. 温与清　胃属阳而阴易伤,病变多从热化。临证多有胃肠热证或湿热之证,治疗以清热、清化立法。脾属阴而阳易损,病变多从寒化。临证多有寒湿、阳虚(气虚)之证,治疗以温化、温补立法。脏阴有寒,腑阳有热,又可见寒热错杂。临证可有脾胃同病、脾肠同病,治疗以辛开苦降、寒热并调立法。但须注意寒证当用热,可根据病情少佐寒凉;热证当用寒,可少佐温散,用药不可寒热均等,而缺乏针对性。

2. 补与通　脾之为患多虚,胃腑病变多实。脏腑同病,往往虚实错杂。治疗应权衡虚实主次,补虚泻实,攻补兼施。临证应注意补而勿呆滞,通而不伤正。总以恢复脾胃纳运职能为关键。在不足与有余共存时,不忘胃以通降为顺之要,先去其滞,后补其虚,往往更能取效。

3. 升与降　脾气以升为顺,胃气以降为和,升降相依,纳化有序,升降失调,则清浊混淆。治宜升降并举,前提是辨明升清不足还是胃降不及,有针对性地予以升清降浊之治,或有时予以少量反佐以达欲升先降或欲降先升之效。

4. 润与燥　脾喜燥,胃喜润。根据脾胃的喜恶之性,养胃阴不宜用苦降或苦寒下夺之品,而用甘平或甘凉濡润之品;化脾湿多用温燥之品,但在配方用药时不可温燥或滋腻太过,即益胃润燥与健脾燥湿兼顾。

(二) 具体治法举例:温、通、清、和四法

《金匮要略》多运用温、通、清、和四法治疗脾胃系病证,值得借鉴。

1. 温法　主要包括温散、温补、温通、温化、温涩等法。

(1) 温散法:即温中散寒法。主要用于治疗外感引起的胃痛、呕吐、呃逆等。代表方如良附丸、香苏散等。

(2) 温补法:即健脾温中法。主要用于虚寒胃痛、胃痞等。代表方如附子理中丸、黄芪建中汤等。

(3) 温通法:即温中和胃、理气散寒法。主要用于脾胃虚寒引起的胃痞、胃痛等。(详见"通法"之"温通法")

(4) 温化(燥)法:即苦温燥湿法。主要用于湿邪困阻中焦引起的证候。代表方如平胃散、二陈汤等。

(5) 温涩法:即温中收敛止血法。主要用于脾胃虚寒,中气不足,统摄无权所引起的胃出血。代表方如黄土汤、柏叶汤等。

2. 通法　包括疏通、通降、温通、润降、通瘀等法。

(1) 疏通法:即疏肝理气,和胃止痛法。主要用于肝胃不和所引起的胃痛、胃痞、呕吐、呃逆等。代表方如四逆散、柴胡疏肝散等。

(2) 通降法:即降气理气和胃法。治疗胃病之第一要法乃"通降"二字,主要用于胃脘痞满,或胀痛,纳少,嗳气、恶心、呕吐等。代表方如旋覆代赭汤、香苏散、沉香降气散等。

(3) 温通法:即温中和胃,理气散寒法。主要用于脾胃虚寒所致胃脘痞满、疼痛、

呃逆、呕吐等。代表方如良附丸、大建中汤、理中丸、附子理中汤等。

(4) 润降法:主要用于胃阴不足所致之胃脘痞满、疼痛、呕吐、呃逆等。代表方如益胃汤、沙参麦冬汤等。

(5) 通瘀法:即理气和胃,活血化瘀法。主要用于瘀血阻滞之胃痛、胃痞等。代表方如丹参饮。

3. 清法 包括清化、清解、清润、清凉等法。

(1) 清化法:即清热化湿法。主要用于湿热中阻所致的证候。代表方如泻心汤、平胃散等。

(2) 清解法:即清热解毒法。主要用于饮食所伤引起的急性胃痛。常用药如蒲公英、连翘、金银花等。此时常与芳香化湿、和胃降逆、理气消导药同用。

(3) 清润法:即清热润胃法。主要用于胃热阴虚证。代表方如玉女煎、芍药甘草汤等。

(4) 清凉法:即清热凉血止血法。主要用于胃热炽盛或肝火犯胃所致之吐血、便血等,同时配以凉血止血之品。代表方如泻心汤、龙胆泻肝汤、十灰散等。

4. 和法 通过调和阴阳、营卫、脏腑、表里、寒热、气血来恢复脏腑功能、调畅气血、鼓舞正气,从而平衡人体自身的紊乱和与外环境的失调关系。如表里双解法、调和营卫法等。代表方如小柴胡汤、半夏泻心汤等。

(三) 畅达情志,心肝同调

脾胃系病证与情绪变化密切相关,情志失调则脾胃气机升降失常,运化失职,直接或间接引起脾胃的损害。因此,临床治疗上应重视调肝养心安神,以调节情志,舒畅气机,从而使脾胃升降有序,气血生化运行如常。

1. 养心以安五脏 心神不安,人的精神情志必然会出现异常,从而影响到其他脏腑,产生病变;反之,胃肠病反复日久,脾胃必伤,气血生化乏源,而难以补养心气心血,又易产生心神不安之象。两者在胃肠病中的相互影响颇为多见,对此,在其治疗中多参以养心安神之法,使五脏安和,以助脾胃功能的恢复。处方用药首推甘麦大枣汤。

2. 疏肝以调脾胃 在脾胃系病证的治疗中宜注重情志对肝脾的影响,可采用疏肝之法,以解郁缓急,调理脾胃气机,促进脾胃运化功能。代表方如柴胡疏肝散、逍遥丸等。

四、脾胃系病证主要证候的辨治思路

如前文所述,脾胃系病证的症状较多,不胜枚举,然而其中较核心的症状不外乎(胃、腹)痛、(胃、腹)胀(痞)、吐、利、秘,故围绕这五个主症阐明辨证思路,明示辨证重点,意在举一反三。其余诸如呃逆、嗳气、反酸等,皆可依此推演。(图 4-12,图 4-13)

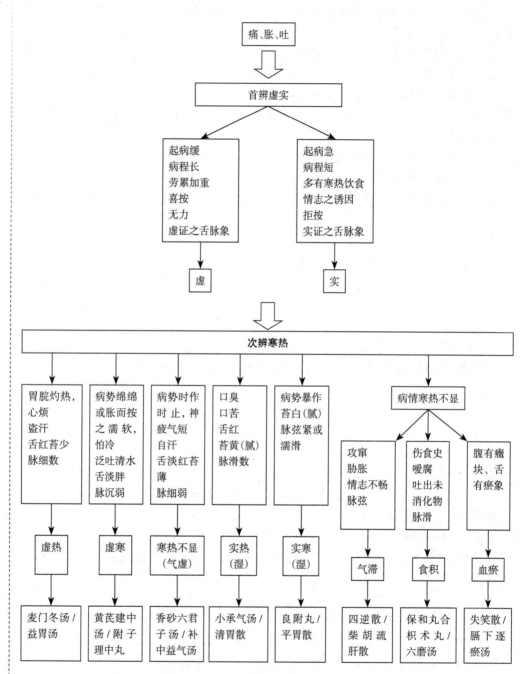

图 4-12　脾胃系病证主要症候群的中医临证思维及代表方示意图一

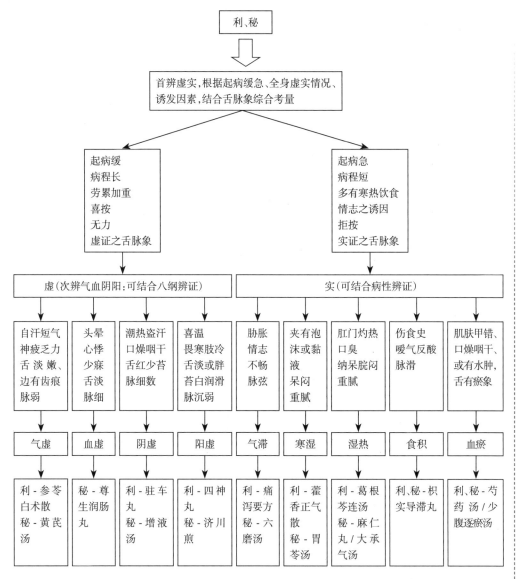

图 4-13 脾胃系病证主要症候群的中医临证思维及代表方示意图二

说明:

1. 以上路径均非彼此孤立或矛盾,可兼而有之,即使寒热亦可同时存在,如胃热肠寒、寒热互结等。

2. 由各路径得到的证素需基于一条主线,有条理地整理提炼成一个个证型。如虚、寒、湿则可提炼成脾胃虚寒夹湿或寒湿蕴脾兼脾虚,可结合各主症的严重程度及次要症状来判断证型的主次。

3. 以上各证素和辨证要点为脾胃系病证常见的主要内容,不能涵盖临床所有情况,临证时可在此基础上发挥,如结合西医学的胃镜或肠镜下微观辨证或如前文论述的辨口味等。

扫一扫
测一测

案例示范
PPT

(顾军花)

PPT 课件
04章04节PPT

第四节　肝胆系病证

培训目标

1. 掌握肝胆系病证的常用辨证思维方法及主要证候的辨证思路。
2. 熟悉肝胆系病证的治疗要点。
3. 了解肝胆的生理特点与肝胆系病证的病理特点。

　　肝位于右胁,主疏泄、升发、藏血、舍魂、主筋,开窍于目;胆附于肝,表里相络,肝胆相照,主决断,贮泄精汁。两者以肝为主导,于功能上相辅相成;在病理上相互影响,往往形成肝胆同病的结局;同时肝胆病变最易影响脾胃功能,使肝胆脾胃共病,从而导致一系列相关病证,如胁痛、胆胀、黄疸、胃痛等。因此,对肝胆系病证进行辨证时要尤为注重肝胆本脏与脾胃之间的相互关系,以及外邪侵袭对肝胆的影响,力求审证求因,治方有度。

一、肝胆的生理特点与肝胆系病证的病理特点

(一) 肝胆的生理特点及肝胆系病证的病理特点

　　1. 肝胆的生理特点　厥阴肝,体阴用阳,主藏血,调血量,内寓一阳升发之机,为"阴中之少阳";风气通于肝,为风木之脏,气善生发,主疏泄,为三焦气血升降之枢纽,喜条达,恶抑郁,能调畅气机,疏泄胆汁,调节情志;少阳胆,附于肝,藏精汁,胆汁又为肝之余气所化生,其正常藏泄有赖于肝的疏泄功能;又,肝主谋虑,胆主决断,以防御和消除不良精神刺激。两者经脉互相络属,脏腑相为表里,功能上相辅相成。

　　2. 肝胆系病证的病理特点　在病理状态下,以肝脏病变为主导,肝胆气郁,经气不利,肝络不和,不通则痛;肝失疏泄,气机逆乱,则精神异常;肝气郁滞,疏泄不利,胆汁不循常道,上蒸眼目,外溢肌肤,下注膀胱,发为黄疸;肝不藏血,肝气郁结,日久影响血分,瘀血阻络,血不利为水,气血水壅滞腹中而成臌胀。肝胆失常所形成的病理产物主要有气郁、血瘀和水湿。肝失疏泄,肝胆经气运行失常,致气滞、津停、血瘀,发为胀、痛、疸、聚、臌等病证。

　　由此可见,对于肝胆系病证,气机不畅是病变基础,继则胆汁外溢、血瘀、津停,可致各证。

(二) 相关脏腑对肝胆系病证的影响

　　肝胆之为病,与脾胃、心、肾均关系密切。

　　1. 脾胃　脾主运化水谷、主统血、主升清,喜燥恶湿;胃主受纳腐熟水谷、主降浊,喜润恶燥。二者同居中焦,互为表里,以膜相连,与肝胆同居腹中,肝气条达,疏泄正常,才能使脾胃升降有度、运纳如常。肝属木,脾胃属土,而脾胃为后天之本,气血生化之源,"木得土则荣",气血充盛,则使肝血旺、肝气足,以助其功,使气血流通全身。

　　若肝胆失司,疏泄失职,横逆犯胃乘脾,导致中焦气机失调,脾胃受纳、腐熟、运化

功能失常,气滞腹中,湿浊内生,出现肝脾不调或肝胃不和之证,在肝胆系病证中主要表现为呕恶、腹胀、纳差、泄泻、水臌等。肝藏血、脾统血,故在防止出血方面二者有协同作用,若藏、统失司,血溢脉外,在肝胆系病证中主要见呕血、便血、发斑等。

2. 心　心主血,肝藏血,心藏神而肝主疏泄、调畅情志。心肝两脏,相互配合,共同维持血液运行和正常的精神活动。心血充盈则肝有所藏,肝气疏泄有度则心神内守。若肝血亏虚,心血不足,可见惊骇多梦、卧寐不安、梦游、梦呓及出现幻觉等;若肝气郁结,心神不宁,可见情志抑郁、精神恍惚等;若心火亢盛,肝火亢逆,则可见心烦失眠、急躁易怒等。肝为罢极之本,肝病者本不耐劳,若惊恐伤气,夜寐不安,则肝伤难复。另,臌胀后期,屡屡吐血,则肝失所养,或黄疸加深,内侵营血,蒙蔽心窍,出现神昏之症。

3. 肾　肝藏血,肾藏精,二者同源互化。肝肾阴阳之间也存在相互滋养和制约的关系。肾阴不足,累及肝阴,肝肾阴虚,水不涵木,以致肝阳上亢,可见眩晕、中风等。肾为先天之本,阴阳水火之根,水为至阴,需赖肾阳的温煦蒸腾,若肾阳虚衰,则水无统摄,初则聚于腹中,久则泛溢周身,致水臌严重,若反复攻逐,则气愈虚,水成愈快。

总之,肝胆系病证的发生主要为肝胆生理功能失常引起,同时与脾胃、心、肾关系密切,而气滞、血瘀、水停为肝胆系病证三大病理因素,往往逐层深入,递进互结,终致变证蜂起。(图 4-14,图 4-15)

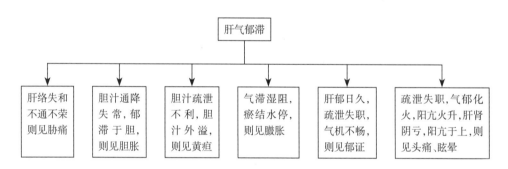

图 4-14　肝胆系病证的病机关键示意图

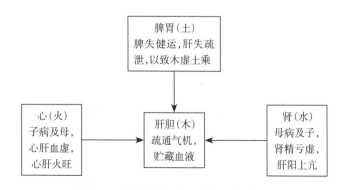

图 4-15　相关脏腑对肝胆的影响示意图

二、肝胆系病证的常用辨证思维方法

(一) 辨脏腑经络

肝胆系病证以肝气郁结为基础证候,因此应熟知肝胆经络的循行。足厥阴肝经依次经过会阴、小腹、肝胆、胃、胁肋、咽喉、目、巅顶、肺,而胆足少阳之脉起于目锐眦,途经耳、颈、缺盆、腋、胸胁、肝胆、气街(小腹)、毛际、髀厌、膝外廉、外辅骨之前,最后"下出外踝之前",即整个身体的侧面。一者从下至上,一者从上到下,故经络所经过之处的病变在肝胆系病证的辨证中尤其突出,因此肝病常见胸胁、胃脘、少腹之胀痛、窜痛,以及头晕胀痛、月经不调等。另,肝在志为怒,主筋,开窍于目,如见烦躁易怒、精神抑郁、多疑善哭,肢体抽搐、震颤、麻木等,以及目疾等,也是肝胆系病证的辨证依据。胆藏精汁,又主决断,胆病则易见口苦发黄、惊悸失眠等。

(二) 辨八纲气血

对于肝胆系病证来说,由于肝胆的生理病理特性的关系,以热证、实证偏多,如气郁、血瘀、火热、湿热等;虚证则以血亏及阴伤多见,而内伤肝胆之证日久则为寒热虚实错杂。落实到具体病证上,需进一步辨析各自的辨证特点,如胁痛起在气病,继则为血病,故应注意辨别在气在血;臌胀应首辨虚实,其次辨明气血水三者轻重和寒热偏盛。以上这些,都涉及治疗方药当以何为主。

(三) 辨本系主要症状

1. **皮肤** 望皮肤色泽对于本系辨证十分重要。黄疸以身目黄染、小便黄为主症,阳黄则见皮肤黄色鲜明如橘皮色;阴黄则见黄色晦暗或黧黑,如烟熏色;急黄则见黄色如金,高热神昏等。同时本系辨证时应注意是否有面色苍黄、晦暗无泽等肝病面容,以及肝掌、蜘蛛痣等体征。

2. **腹部形态** 腹部切诊有助于对臌胀病气血水偏重的判别。腹部膨隆,按之空空然,扣之如鼓,则为气臌,多为肝郁气滞;腹部胀满膨大,按之如囊裹水,则为水臌,多为阳气不振,水湿内停;脘腹坚满,痛如针刺,则为血臌,多为血瘀水停。

(四) 辨病势缓急

黄疸因湿邪壅阻中焦,肝气郁滞,胆汁疏泄失常引起。若湿热蕴积化毒,疫毒炽盛,深入营血,内陷心肝,则见猝然发黄、高热神昏、痉厥出血等危重症。臌胀后期,肝肾阴虚,邪从热化,内蒙心窍,引动肝风,亦可见神昏谵语、痉厥等严重征象。

三、肝胆系病证的治疗要点

(一) 木郁达之

肝胆喜条达而恶抑郁,故"木郁达之"是治肝胆之总法。而肝胆病以情志影响,郁而不达起病者为多;百病皆以气为先,气郁为六郁之首,开达解郁,首当其冲。而具体的选择,需视情况或和、或升、或降、或温、或利、或补等。

(二) 标本缓急,分期论治

对于胁痛而言,"不通则痛"和"不荣则痛"均可导致肝络失和,故疏肝和络止痛为基本治则。实痛宜理气、活血、清热、利湿之法,如柴胡疏肝汤、丹栀逍遥散、龙胆泻肝汤;虚痛则用滋阴、养血、温阳、益气以养肝柔肝的方法,如补肝汤、一贯煎等。

针对黄疸,《金匮要略》有云"诸病黄家,但利其小便",因此化湿邪、利小便当为治疗黄疸第一要务,同时结合发汗、通腑法,选方如麻黄连翘赤小豆汤、栀子柏皮汤、茵陈蒿汤、大柴胡汤;对于阴黄,可用茵陈五苓散、茵陈术附汤;急黄须开窍解毒、凉血止血,宜安宫牛黄丸合犀角地黄汤之类。对于正虚邪恋的虚黄,可以黄芪建中汤、柴芍六君汤为主。

臌胀当分三个阶段来治疗:初期以邪盛为主,用行气、活血、利水、攻逐之法,方如血府逐瘀汤、胃苓汤、中满分消丸、大陷胸汤等。中期为邪气渐深,正气耗损,以虚实夹杂证为主,治疗上当根据正虚邪实之具体情况,采用扶正兼祛邪、先扶正后祛邪或先祛邪后扶正等攻补兼施之法。后期以正虚为主要矛盾,久病久攻损伤正气,脏腑功能失调,虚者愈虚,实者愈实,须注重温阳滋阴、利水消臌,方如实脾饮、真武汤、附子理中丸、济生肾气丸、六味地黄丸、二至丸、一贯煎。同时须注重脾胃运化功能,若脾胃一败,饮食药饵,无由入焉。

(三) 治肝六法

1. 疏肝法　又称理气法,适用于一切肝胆系病证初起。常用药如柴胡、白芍、郁金、川芎、延胡索、香附、青皮、陈皮、枳壳、佛手、香橼、苏梗等,或用叶天士所谓的"辛润通络"之品,如旋覆花、新绛、归须、桃仁、泽兰叶等,即须、叶、仁等轻细柔润之品,助之以通。

2. 清肝法

(1) 清肝泻火法:气有余便是火。肝郁多易化火,故肝胆系病证多兼有肝热肝火证。王旭高论治肝火,清滋并举:清肝、泄肝,如羚羊角、牡丹皮、黑栀子、黄芩、蒲公英、金铃子、菊花、竹叶、连翘、龙胆、夏枯草等,方如当归龙荟丸、泻青丸、龙胆泻肝汤之类。尚可兼以泻心,实则泻其子,如生甘草、黄连。若清之不已,亦当制肝,乃清金以制木也,如沙参、麦冬、石斛、天冬、玉竹、枇杷叶、石决明,实则养阴为主,佐以降气潜阳,如水亏而肝火盛,清之不应,当益肾水,乃"虚则补母",以六味丸、大补阴丸之类。另有"化肝"一法,如张景岳治郁怒伤肝,气逆动火,烦热胁痛,胀满动血等证,用青皮、陈皮、山栀、芍药、泽泻、贝母,清化肝经之郁火。另,对于热极生风致高热神昏、抽搐拘挛、项背强直者,首选羚角钩藤汤、安宫牛黄丸等。

(2) 清热祛湿法:多用于黄疸病证。常用方剂为龙胆泻肝汤、小柴胡汤、茵陈蒿汤、蒿芩清胆汤,主以清热化湿、通腑利水;若湿重于热,结石阻滞,宜加重利湿排石之品,方用茵陈蒿汤、五苓散、四苓散等,药选川木通、泽泻、车前子、茯苓、生苡仁、滑石、金钱草、海金沙、鸡内金、郁金、芒硝等。

3. 活血法　活血药的选择有层次、部位之分,如胸胁部位的瘀血,当重用赤芍、川芎、丹参,可配用柴胡、青皮、陈皮、枳壳、郁金、桔梗等行气药;脘腹部的瘀血,形成癥块者,应重用三棱、莪术、桃仁、红花、乳香、没药,并需配用虫类药,如地鳖虫、九香虫、鳖甲、水蛭等,代表方为鳖甲煎丸、大黄䗪虫丸;少腹部位的瘀血,偏寒者宜生用官桂、小茴香、艾叶、炮姜或失笑散,若为瘀热交结,以桃核承气汤、大黄牡丹汤为主。

4. 利水法　利水法包括活血利水、宣肺利水、温阳利水、滋阴利水。臌胀患者至后期,血不利为水,单纯攻逐法少效,需扶正祛邪,首选当归芍药散。宣肺利水,即是提壶揭盖,于行气、活血、利水中可加入宣肺解表药,如麻黄、浮萍等。温阳利水、滋阴利水的代表方分别为真武汤、猪苓汤。需要注意的是,对臌胀患者用利水攻逐法易导致真阴亏虚,如真武汤中不忘用芍药即是敛阴之意。

5. 健脾法　肝胆系病证多涉及脾胃,若脾胃功能失调,肝胆病更不易向愈,因"木得土方荣",故"见肝之病,知肝传脾,当先实脾"。该法的代表方为痛泻要方,以及治疗肝郁血虚、脾气虚弱的逍遥散。这类方药多由辛香理气、健脾益气两部分药物组成,前者如柴胡、香附、郁金、川楝子、青皮、陈皮、枳壳、木香、砂仁,后者多用黄芪、党参、人参、茯苓等,即"肝苦急,急食甘以缓之""损其肝者,补其中""以酸泻之"之谓,所谓"肝气甚而中气虚者"。

6. 补肝法　主要针对肝血虚、肝气虚、肝阴虚,因肝胆系病证如胁痛、黄疸、臌胀到后期都为虚实夹杂,虚多实少,尤须重视扶助正气,除了健脾益肾外,补肝也是必不可少的。主要有以下几类:

(1) 补肝血:当肝病出现血虚证时可用此法。代表方为四物汤,或补肝汤(四物汤加木瓜、酸枣仁、炙甘草)。若并发心悸怔忡、失眠健忘或多梦,可加柏子仁、桂圆、何首乌、阿胶等养心补血安神之品。王旭高认为,补肝当用何首乌、菟丝子、枸杞子、酸枣仁、柏子仁、山萸肉、沙苑蒺藜,以及熟地、当归、川断、牛膝、川芎等温润补养肝血,亦是柔肝之法。

(2) 补肝气:肝胆病病势缠绵,正邪相争,迁延不愈,除中气虚馁外,须振奋肝气,常可配合健脾益气法同用。吴萸、川椒、肉桂性味辛温,王旭高即将其归在补肝阳中。其中吴萸一味,王旭高又提出"肝气乘脾,脘腹胀痛,治以六君子汤加吴萸、白芍、木香",而叶天士也常以之泄肝,如《临证指南医案》谓"泄肝如吴萸、椒、桂……"类似于痛泻要方的土中泄木。而同一药物分别冠以"泄肝""补肝",也可理解为一种"异病同治":在肝实肝旺横逆之时,病及他脏,以辛药散、通、走,故曰"泄";而肝虚所致肝气不行,更宜温通,所谓"肝欲散,急食辛以散之,以辛补之",则以辛药之温壮,既散又补,如吴萸、肉桂、艾叶、细辛、乌药、茴香等均是此意,而天台吴茱萸汤、天台乌药散、暖肝煎即是代表方。

(3) 滋肝阴:肝肾阴虚于胁痛、臌胀后期很常见,方选一贯煎或杞菊地黄丸。药选甘苦寒,以及质厚滋腻或血肉有情之品,层层递进,如沙参、天花粉、石斛、麦冬、天冬、玉竹、枸杞子、女贞子、楮实子、生鸡子黄、龟甲、阿胶、玄参、生地、熟地、何首乌等;亦可酸甘化阴,如白芍、五味子、木瓜、酸枣仁、山茱萸、山楂等与甘草、大枣、小麦相配。

四、肝胆系病证主要证候的辨治思路

肝胆系病证的症状较多,包括肝胆经络所经之处症状(一侧或两侧胁部痛、胀,腹部胀大如鼓等)、色泽异常(身黄、目黄、小便黄等)以及情志异常(心情抑郁、情绪不宁等),故围绕此症候群阐明辨治思路,明示辨证要点及代表方剂。(图4-16~图4-19)

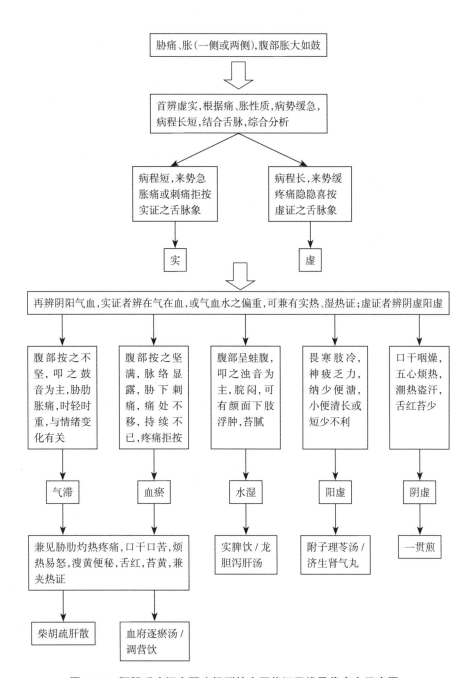

图4-16　肝胆系病证主要症候群的中医临证思维及代表方示意图一

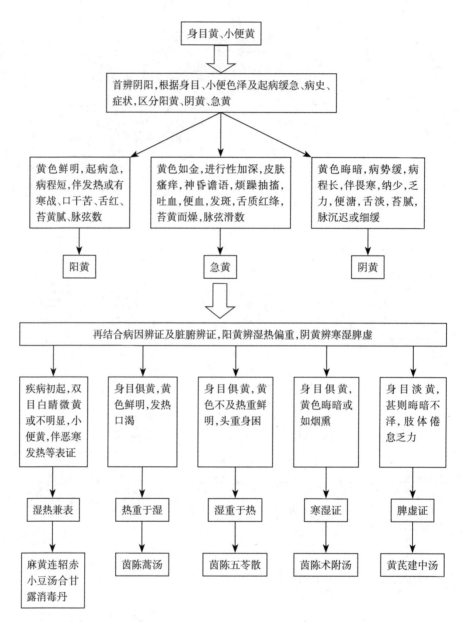

图 4-17 肝胆系病证主要症候群的中医临证思维及代表方示意图二

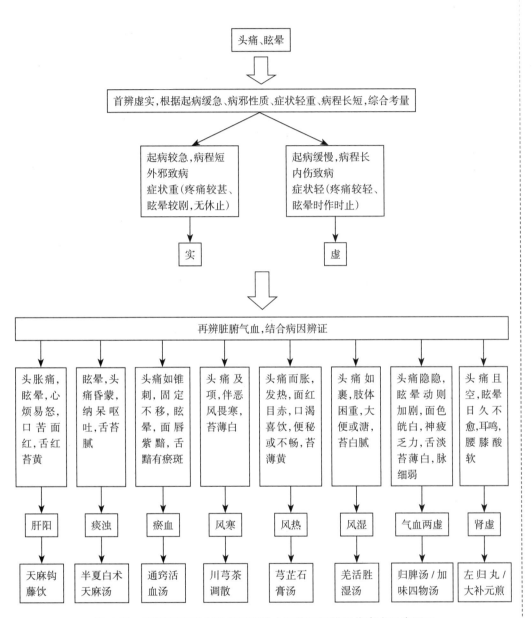

图 4-18　肝胆系病证主要症候群的中医临证思维及代表方示意图三

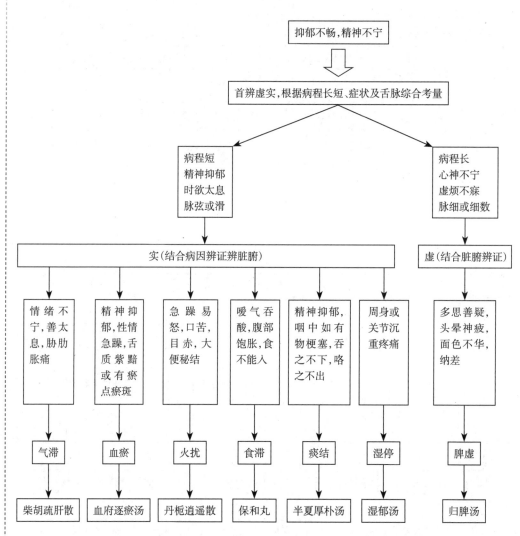

图 4-19 肝胆系病证主要症候群的中医临证思维及代表方示意图四

说明：

1. 以上路径均非彼此孤立或矛盾，可兼而有之。病证日久可见寒热虚实错杂，需结合八纲辨证进一步分析。

2. 肝胆之为病常与气滞、血瘀、湿邪、痰邪等相关，同时虽起病在肝，但常涉及心、脾、肾等脏腑，故需结合病因辨证、脏腑辨证进一步明确主次病因及病位，有条理地整理提炼成证型。

3. 以上各证素和辨证要点为肝胆系病证常见的主要内容，不能涵盖临床所有情况，临证时可在此基础上发挥，如结合西医学的影像学检查进行微观辨证，或如前文论述的辨皮肤色泽及病势缓急等。

（王彦刚）

第五节　肾系病证

培训目标

1. 掌握肾系病证常用的辨证思维方法及主要证候的辨治思路。
2. 熟悉肾系病证的治疗要点。
3. 了解肾的生理特点与肾系病证的病理特点。

肾为脏腑阴阳之本，内藏真阴真阳，是人体生长、发育和生殖之源，人体生命活动的原动力。足少阴肾经与足太阳膀胱经相互络属于肾与膀胱，互为表里。人体水液的正常输布和排泄必需依靠肾中阳气的蒸腾气化，方能清升浊降，膀胱开合有度，维持人体水液的代谢平衡。若肾的功能失常，或他脏影响，或水湿、痰浊、砂石、瘀血败精等病理产物的影响，导致肾失气化，水湿内停或膀胱气化无权，或肾失封藏，精关不固，皆会产生水肿、淋证、癃闭、关格、尿浊、遗精、阳痿等一系列肾系病证。因此，对肾系病证的辨证应围绕肾的生理功能和病机特点，并注重脏腑之间的关联性，临证时方能辨证求因，论治得当。

一、肾的生理特点与肾系病证的病理特点

（一）肾的生理特点与肾系病证的病理特点

1. **肾的生理特点**　肾主藏精，主水，主纳气。肾为水脏，膀胱为水腑，两者密切相连，又有经络互相络属，构成脏腑表里相合的关系。肾藏精，精化气。人体生、长、壮、老、已的生命过程，以及生殖能力，都取决于肾精及肾气的盛衰。肾主水，主要指肾中精气的气化功能对体内津液代谢的平衡所起的调节作用。肾中阳气的温煦和蒸化作用正常，则脾运化水湿、肺通调水道、肝疏泄水液、三焦司水道之决渎、膀胱开合适度，从而清升浊降，并行不悖，各守其职，协调一致，使人体水液代谢平衡。

2. **肾系病证的病理特点**　若肾气化失司，水液运化障碍，以致肺失宣降、脾失健运，则致水湿不运、泛溢肌肤，或膀胱气化功能失调，从而出现水肿、癃闭等。水溢

日久,络道被阻,瘀血阻滞,更致水肿日久难消。若肾不主水,膀胱气化无权,水道不利,湿热蕴结,就会导致小便频数艰涩疼痛之淋证;甚或煎熬尿液,结为砂石,堵塞尿路。若肾不纳气,则肺气不能肃降,出现呼吸表浅,动则气喘,甚至呼吸困难;而肾的封藏、固摄功能失职,就会引起精耗妄泄的病证,轻则精关不固而致遗精、早泄、尿浊,重则因精气不足、宗筋不强而致阳痿。肾系病证的主要病理产物为水湿、痰瘀、砂石。三者又可影响气血运行,成为新的致病因素,对肾系病证发生发展的作用不可小视。

由此可见,无论哪种病理因素阻碍肾的气化功能,均可导致水湿不运、泛溢肌肤致水肿,或气化不及州都,而致膀胱气化功能失常,或肾失封藏、精关不固而为病,所以肾的气化无权是肾系病证的病机关键。

（二）相关脏腑对肾系病证的影响

肾系病证的发生发展,与脾、肺、肝、心的关系较为密切。

1. 脾　肾与脾具有水土互约、先后天互养的关系。若脾虚气弱,水湿内停,或久蕴化热,湿热下注,皆可影响肾的气化功能。肾失开阖,水道不利,而现水肿、淋证、癃闭、尿浊等;如病延日久,脾肾衰败,湿浊瘀毒弥漫三焦,则会成关格重证,甚则肝风内动,邪陷心包,出现昏迷谵妄之危候;脾虚气血生化乏源,肾失充养,气虚精少,命门火衰,则会出现女子经少不孕,男子遗精、早泄、阳痿等。

2. 肺　肺主呼吸,肾主纳气,肺与肾金水相生,上下通连,主要体现在呼吸和水液输布两方面。若肺失通调,宣降失职,肾失开阖,水道不利,则可发为水肿;而肺肾功能失常,肾气虚损、摄纳无权,或肺气虚损、久病及肾,致下元虚衰,气不归根,在水液潴留的同时,也会出现咳喘、呼吸困难或动则喘甚等严重证候。若热伤肺津,肾失滋源,通调不利,则为癃闭之证。

3. 肝　肝肾同源,精血互化,此为对肝与肾关系的精辟概括。乙木属肝,癸水属肾,因此肝肾同源即乙癸同源,精血互化是其物质基础。肝郁不舒,君相火动,肾失封藏,可见女子月事减少、排卵障碍,男子阳痿、遗精、早泄或阳强不泄等症;或因肝郁气滞,膀胱气化不利,而见小便滞涩之淋证、癃闭。

4. 心　水火既济,精神互用,此为对心与肾关系的高度概括。若心火亢盛,君火妄动,则会出现肾阴或肾阳的亏损,使相火亢盛,以致心肾不交,水火不济,或精神失养,或心肾阳虚,水湿泛溢,临床证见早泄、阳痿、遗精、水肿顽固不消等。

总之,肾系病证的发生主要为肾气化失常或封藏失职,与脾、肺、肝、心的功能失调密切相关,且脏腑之间互为影响。肾与膀胱功能失常最易产生的病理产物是水湿、湿热、砂石和瘀血,但无论哪一种病理因素阻碍了肾的生理功能,皆可导致肾的气化无权或封藏失职而发病,所以,临床辨治肾系病证,应抓住此病机关键。(图4-20,图4-21)

二、肾系病证的常用辨证思维方法

（一）辨虚实寒热阴阳

肾的病理本质多属于虚,故肾病以虚证和本虚标实证多见;膀胱病证有虚有实,以气化失常为要。因此,肾系病证的辨证当首辨肾与膀胱的病理状态。根据其临床症状特点的不同可表现为气虚阳弱或阴精亏虚,实热证者也非少见。由于肾与膀胱

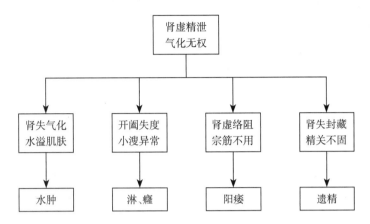

图 4-20　肾系病证的病机关键示意图

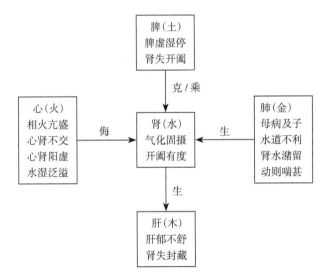

图 4-21　相关脏腑对肾的影响示意图

经络相通,互为表里,肾的气化功能强健与否,直接影响膀胱的病变,同时从六经辨证来看,两经均标本异化,太阳膀胱标阳而本寒,少阴肾标阴而本热,临床见症或从标化或从本化,故在临床上多呈现寒热错杂的病理状态,使辨证复杂化,应当仔细辨别。

（二）辨相关脏腑病位

根据五行归属和脏腑生理功能,以明辨脏腑病位。肺、脾、心、肝等脏的病变,均与肾系病证存在着密切关联。因此,应详加辨识。若尿色红赤有血块或夹有砂石、尿痛加剧者,应为脾虚湿热、下注膀胱所致;若小便点滴不畅、烦渴欲饮,此为肺经壅热之候;若因情志抑郁、小溲不畅或阳事不举者,需考虑肝之病变;若梦则遗精、或阳痿不振、心悸善惊者,当考虑心经之病变。

（三）辨肿势、辨小便

1. 水肿　水肿作为肾系病证的最常见证候,其发生发展与肾的气化功能及肺之通调、脾之转输密切相关,故辨识水肿是认识肾系病证的重要环节。依据水肿的发病特点、证候特征及患者全身情况,结合水肿起病急缓、水肿开始部位、肿势及有无表证等,以区分水肿之阴阳属性。水湿稽留体内日久,既可出现寒热转化,又可壅阻经络,出现瘀水互结之候,临证当明辨。

2. 小便　排尿的通畅与否以及尿量的多少,均决定于肾的气化功能,直接反映了肾的功能状态以及津液代谢正常与否,此为肾系病证重要的临床证候。尿频尿急伴尿痛或尿少,为湿热蕴结膀胱;排尿不畅或点滴而下,尿如细线伴尿痛,常属砂石结聚或瘀血败精阻塞尿路;小便点滴不爽,排出无力,当属肾阳衰惫、气化不及州都;小便量少,点滴而下,甚则闭塞不通者,为膀胱气化失调,当分清病势之急缓、证候之虚实。

（四）辨病势急缓

肾的气化功能和在水液代谢中至关重要的作用决定了肾系病证的病势有缓急、病情有轻重之不同,临证当细加辨识。若水蓄膀胱少腹胀急疼痛,小便闭塞不通为急症;若小便点滴而下,尿量虽少,并无水蓄膀胱者为缓证。若小便不利,伴见胸闷呕恶、水肿烦躁、神昏抽搐等,提示病情转为关格危候;如水肿日甚,水邪上逆,阻遏心阳或水饮凌心射肺,出现心悸、喘促、大汗等为喘脱急重危候;而淋证若湿热毒邪弥漫三焦,热入营血,将现高热、神昏、谵语、惊厥等重危证候,此皆为急危重症。

三、肾系病证的治疗要点

（一）治下焦如权,非重不沉

肾位居下焦,在里在下,故用药上无论攻补,多使用味厚、质重下沉之品,且药物剂量往往较上、中焦用量为大,使其直达病所、重药取效。如鳖甲、生龙骨、生牡蛎,甘咸质重,为血肉有情之品,能摄纳收敛浮越之阳、涣散之阴,滋阴潜阳,益肾固脱。代表方如左归丸、右归丸。

（二）开鬼门,洁净腑,去菀陈莝

肾主水,司二便。肾系之疾患,多有水肿见症。"开鬼门"以疏通腠理皮肤而发汗,"洁净腑"以利二便使水湿浊邪得去,"去菀陈莝"以祛除郁结已久的瘀血痰积之堵,开上泄下,使水液从汗、从二便而出,收肿消邪祛之功。代表方如越婢汤、五苓散。

（三）通阳法是治疗之本

肾的气化作用正常,则人体水液代谢功能正常。气化作用靠肾阳温煦才能完成。肾阳虚则温化推动无力,久而湿毒内蕴。阳虚需通,阳郁亦需通,故通阳之法含扶正通阳、祛邪通阳。扶正通阳,一是温通肾阳,以性温之剂补肾阳、祛虚寒,如肉桂、附子、人参;二是温振心阳,兼通血脉,以性温而走之剂通阳气、行心血,如桂枝、川芎之类;三是宣通卫阳,以性温而散之剂宣散表寒而使卫阳之气通达于表,如细辛、麻黄之类。祛邪通阳,则是通过利水、渗湿、行气、化瘀、祛寒、豁痰等法,使邪去则阳气通和。代表方如四逆散、真武汤。

（四）培土制水，脾肾同治

水惟畏土，其制在脾。脾实则水治，水液各行其道，而无泛溢之忧，临证以黄芪、党参为代表药物。肾虚无以温润脾阳，则脾肾两虚，肾不主水，脾不制水，水湿不化，肿溢四肢，故治当温肾健脾，以消水湿。代表方如补中益气汤、参苓白术散。

（五）动静结合，补泄相宜

肾系病证多本虚标实，虚实错杂，故治疗上常需补虚泻实，在补肾健脾的同时，加入祛湿、化瘀、理气、降浊、解表之品。如石淋日久，湿热蕴结下焦，日久脾肾亏虚，虚实夹杂，当标本兼顾，可予补中益气汤加金钱草、海金沙、石韦，补益脾肾，清热利湿。此外，水肿患者久病入络，气机不利，或阳气受损，血失温运，则瘀水互结，因此行气活血药常常贯穿于水肿治疗的始终，瘀去则邪消水退。代表方如桃红四物汤。

（六）寒温并用，尤重气化

肾司开阖，肾气从阳则开，从阴则阖。阳太盛则关门大开，水直下而为消；阴太盛则关门常阖，水不通而为肿。寒温并用，以调肾之开阖。临证补肾常用温药以和为平，寓意既助肾之气化，又有少火生气，气能化精，方能使三焦水道通利，水湿之邪自除。代表方如真武汤、苓桂术甘汤等。

（七）疏肝怡性，益肾固精

在肾系病证中，均存有肝郁为患。疏肝解郁则肝气条达，脾气健旺，则诸窍启闭如常，溺道自通；疏肝怡性，益肾固精，潜藏守位，方能使精关得固。因此，临证常用解郁益火、泻南补北或补养心肾、固涩填精等法。代表方如越鞠丸。

总之，肾系病证与脾、肝、心、肺等脏腑密切相关，其发病与七情、六淫、饮食、禀赋、劳倦等因素都有不可分割的关系。以五脏而论，肾为先天之本、生命之根，肾脏一虚，百病乃生，因此顾护肾元、气化有权尤为重要。然病证之变化，因人、因地、因时有别，临诊时尚须结合具体病情，详加辨识，洞察症结所在，把握疾病发展演变规律和临证配伍辨证施法的"病-证-症"三结合组方原则，表里分治、虚实同医、寒温并用，方能谨守病机，斡旋气机，灵活化裁，体现治有主次、分进合击的组方配伍思路，牢记中医辨证论治精髓，以达提高临床疗效的最终目的。

四、肾系病证主要证候的辨治思路

如前所述，肾系病证的症状多端，证候繁杂，但其核心症状主要是水肿、小便异常（淋、癃），且病机复杂，涉及脾、肺、肝、心等脏腑病变，且互为影响，临证当围绕诸证候梳理辨证思路，多加推敲，并应注重结合现代科学检测手段以综合判断，勿忘四诊合参、识病辨性、求因明本。（图4-22，图4-23）

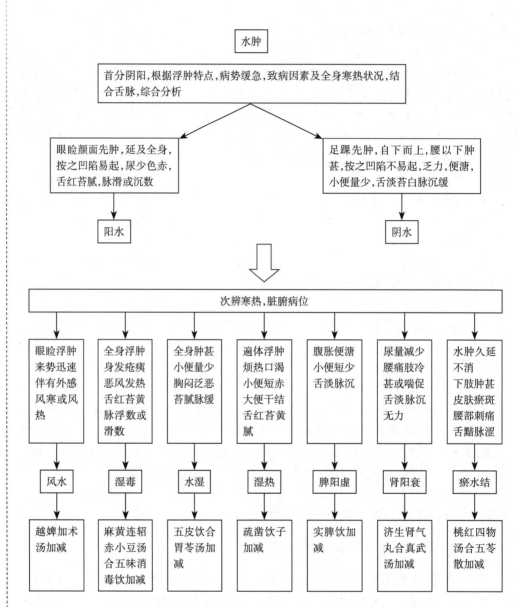

图 4-22　肾系病证水肿症候群的中医临证思维及代表方示意图

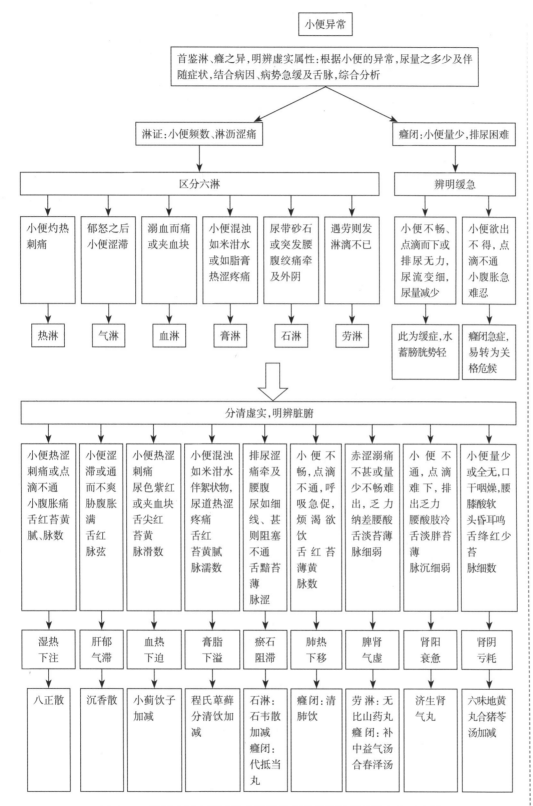

图 4-23 肾系病证小便异常症候群的中医临证思维及代表方示意图

扫一扫
测一测

日日测一测

案例示范
PPT

04章05节案例示范

PPT 课件

04章06节PPT

说明

1. 以上路径均非彼此孤立或矛盾,可兼而有之,即使虚实、寒热亦可同时存在,如瘀水互结、寒热错杂等。

2. 由各路径得到的证素需基于一条主线,有条理地整理提炼成诸个证型。如虚、寒、瘀则可提炼成肾阳虚兼瘀,可结合各主症的严重程度及次要症状来判断证型的主次。

3. 以上各证素和辨证要点为肾系病证常见主要内容,不能涵盖临床所有情况,临床时可在此基础上发挥,必要时可结合西医学肾脏病理检查进行微观辨证。

(于小勇)

第六节 气血津液系病证

📊 培训目标 -

1. 掌握气血津液系病证的常用辨证思维方法及主要证候的辨证思路。
2. 熟悉气血津液系病证的治疗要点。
3. 了解气血津液的生理特点与气血津液系病证的病理特点。

气血津液是滋养机体的源泉,又是脏腑功能活动的产物。脏腑的生理现象、病理变化,均以气血津液为重要的物质基础。若在外感或内伤等病因的影响下,引起气血津液的运行失常、输布失度、生成不足、亏损过度,都可导致气血津液病证,如癥病、汗证、消渴、郁证、血证、痰饮、内伤发热、虚劳、肥胖等。在气血津液辨证时,首先要了解气血津液生理功能失调的原因,阴阳盛衰及相关脏腑对气血津液的影响,才能达到补泻适度,使气血津液运输畅达。

一、气血津液的生理特点与气血津液系病证的病理特点

(一) 气血津液的生理特点与气血津液系病证的病理特点

1. 气血津液的生理特点 气血津液是构成人体和维持人体生命活动的基本物质,对人体脏腑组织起着营养、防卫、固摄、调控等作用。人体脏腑组织的生理活动、病理变化,均以气血津液为物质基础。在外感和内伤等多种致病因素影响下,脏腑功能失调,引起气血津液的运行和输布失司、统摄失常、生成不足或耗损太过,发生瘀滞、停聚、溢泄、亏虚等多种病理变化,从而导致病证发生。

2. 气血津液系病证的病理特点 气机郁滞失调可以产生郁证;气郁日久化火或外感内生之火热亢盛、迫血妄行和气虚失摄、血溢脉外可以产生血证;气虚卫外失司或阴虚火旺、邪热郁蒸而致津液外泄失常可以出现汗证;气滞、痰凝、血瘀、湿聚、

热毒相互纠结可以产生积聚；气血津液亏虚可以产生虚劳；三焦气化失宣，津液停积体内各处可以产生痰饮；素体津液亏损，燥热偏盛则出现消渴；以及正虚邪结，气、血、痰、湿、毒蕴结而引起癥瘕等。不论哪种病理因素阻碍气血津液的生成运化，都可影响气血津液的输布而致病，所以气血津液的运行失常、输布失度、生成不足或亏损过度是气血津液病证的病机关键。气血津液系病证最常见的病理产物有痰饮、瘀血等。

（二）相关脏腑对气血津液系病证的影响

气血津液的生成和代谢是一个复杂的过程，有赖于脏腑、经络等各组织器官正常的生理活动，而脏腑、经络等组织器官的生理活动，又依赖气的推动和温煦营养，血和津液的濡润和滋养，因此，无论生理还是病理状态，气血津液等生命物质与脏腑、经络等组织器官之间，始终存在互为因果的密切关系。如肺主呼吸之气，肾主纳气，肝主疏泄，任何器官的功能失调都可引起气机失调而导致气虚、气逆、气滞等。所以辨证过程中要注意证候与发病脏腑的关系，给予相应治疗。（图 4-24）

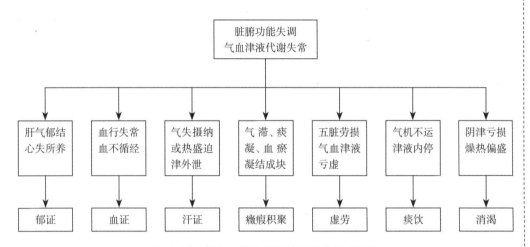

图 4-24　气血津液系病证的病机关键示意图

二、气血津液系病证的常用辨证思维方法

（一）辨气血津液和脏腑定位

不论外感内伤，最先波及的便是气，导致气的异常，由此再影响到血、津液、脏腑、经络。气病临床常见的证候，概括为气虚、气陷、气滞、气逆、气脱、气闭。血的病证表现很多，因病因不同而有寒热虚实之别，其临床表现可概括为血虚、血瘀、血热、血寒。津液病证，一般可分为津伤化燥和水液停聚两个方面。此外，辨证过程中当重视气、血、津三者之间的关系。气血津液系病证，虽有其共同性，但发病的

脏腑不同,则症状表现的侧重点也就有所不同,应结合五脏病变的不同特点进行治疗。

（二）辨寒热虚实阴阳

气血津液系病证的病机总属本虚标实,多是因虚得病,因虚致实,是一种全身属虚,局部属实,虚实夹杂的疾病。因此,辨治气血津液系病证首先宜辨患者正气的盛衰,病邪的性质,疾病所在的部位深浅等病理状态。除纯属虚证者外,当分清标本缓急,虚实兼顾,补虚勿忘实,祛邪勿忘虚。

三、气血津液系病证的治疗要点

（一）整体辨识,攻补适宜

针对气血津液系病证的病变性质,补其不足,祛其有余。气虚宜补气益气,气郁宜理气解郁,气滞宜理气行气,气逆宜顺气降逆,血虚宜补血养血,血瘀宜活血化瘀,津伤化燥宜滋阴润燥。内生痰湿,多属由虚致实,应分清标本虚实。标实为主,宜祛湿、化痰、蠲饮;同时还应辨其发病脏腑,如同为气虚,属肺气虚者,当补肺益气;属脾气虚者,当补中益气;属肾阳虚者,当温肾纳气。只有把辨证落到具体脏腑上,才能使治疗得当有效。

（二）气血津液,互为资生

气具有温运血脉和温化津液的作用。气能生血,如失血较多所致之血虚,当采用补气以生血的方法。因气能行血,故气滞血瘀者在活血化瘀的同时往往配合行气药,"气行则血行"。痰饮在表当温化发汗,痰饮在里当温化利水,这些都需要运气温化,而气不摄津的自汗、小便失禁,气不摄精的滑精、早泄等都需要补气固脱;血、津液均为气之母,血、津液皆能载气、亦能养气,故养血生津可益气;津与血互相滋生与转化,伤津可致血少,血虚可引起津亏,津血同源,故而血虚时常加以养阴,津亏时则佐以补血。

（三）调摄得当,情志畅达

做好调摄护理工作对气血津液病证的好转及治愈有重要作用。保持心情舒畅可以减轻气郁;控制饮食对消渴有重要的治疗价值;适度运动对气血津液的正常运行有积极的作用。

四、气血津液系病证主要证候的辨治思路

气血津液为病,主要表现为其生成、输布、代谢障碍。许多病证不同程度地与气血津液相关,包括积聚、汗证、消渴、郁病、血证、内伤发热、虚劳、厥证、肥胖等。本节选取癥瘕积聚、汗证、消渴这三种疾病阐述其辨证思路。（图 4-25~ 图 4-27）

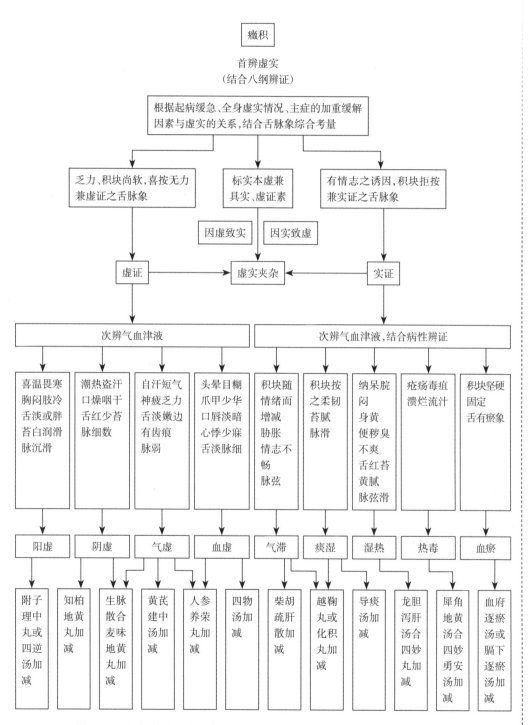

图 4-25　气血津液系病证癥积症候群的中医临证思维及代表方辨证示意图

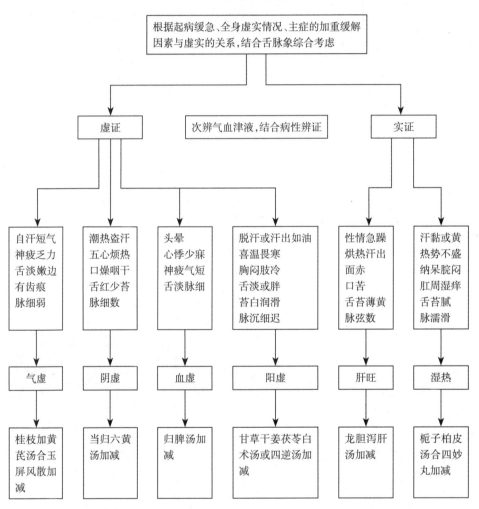

图 4-26   气血津液系病证汗证症候群的中医临证思维及代表方辨证示意图

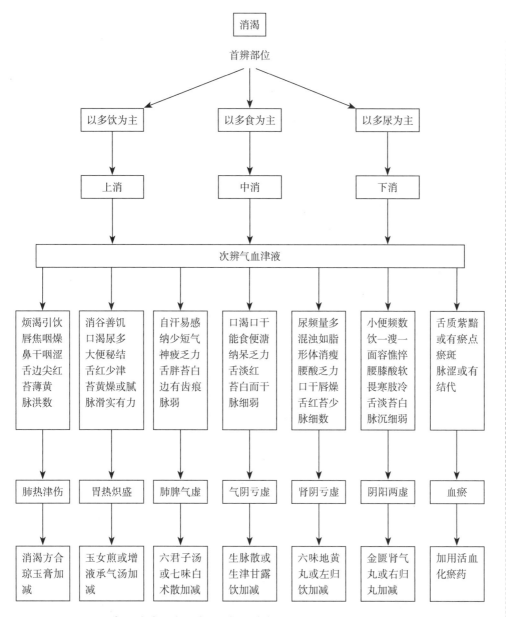

图 4-27　气血津液系病证消渴症候群的中医临证思维及代表方辨证示意图

说明：

1. 以上路径均非彼此孤立或矛盾，可兼而有之，即使寒热亦可同时存在。

2. 以上各证素和辨证要点为气血津液系病证常见的主要内容，不能涵盖临床所有情况，临证时可在此基础上发挥，必要时可结合西医学诊疗仪器微观辨证等。

（于小勇）

扫一扫
测一测

案例示范
PPT

04章06节案例示范

PPT课件

第七节 肢体经络系病证

肢体经络外联皮、肉、筋、脉、骨,内合五脏,维系着躯体和四肢的活动功能和结构完好。若有外邪侵袭,或五脏功能失常,均可导致肢体、经络、筋脉失养,产生痹、痿、颤、痉等病证。因此,肢体经络系病证的辨证当分清外邪性质、脏腑气血的盛衰,以及经络、筋脉的传变关系。

一、肢体经络的生理特点与病理特点

(一) 五体的生理特点与病理特点

生理上,人体的组成部分主要是皮、肉、筋、骨、脉,中医称为五体,这构成了人体外在的基本轮廓。五体与五脏有着相对特定的联系。《素问·宣明五气》曰:"心主脉,肺主皮,肝主筋,脾主肉,肾主骨。"五体既受五脏精气滋养,又是卫外之主要场所。五体通过经络气血联系五脏六腑。五体受损,邪可经五体内达五脏;五脏失常,也可致五体功能异常。

病理上,肢体经络系病证在临床上主要指痹证。《素问·痹论》谓:"风寒湿三气杂至,合而为痹也……痹在于骨则重,于脉则血凝而不流,在于筋则屈不伸,在于肉则不仁,在于皮则寒。"此论是说痹证有骨、脉、筋、肉和皮的不同病位特征,并分别命名为骨痹、脉痹、筋痹、肌痹和皮痹。由此可见,痹证是五体痹的总称。当然,病久不去而复感于邪者,还可内舍五脏,相应成为肾痹、心痹、肝痹、脾痹和肺痹。华佗《中藏经》补充了《黄帝内经》对痹证内因的阐发不足,如认为"肉痹者,饮食不节,膏粱肥美之所为也""筋痹者,由怒叫无时,行步奔急,淫邪伤肝,肝失其气……使人筋急而不能行步舒缓也""骨痹者,乃嗜欲不节,伤于肾也",提示五脏内有虚损也可外生五体痹。

(二) 经络的生理特点与病理特点

人体的经络为气血运行之主要通道。经络的生理功能主要有联系作用、感传作用、濡养作用、调节作用。经络与脏腑、骨骼、筋脉、肌表等有机相联,沟通表里上下,内联五脏六腑,通行气血,使机体能够正常运行。同时,经络还通过感应传导和调节作用维持人体各部分功能平衡,疏通气血,调整脏腑功能,并通过濡养作用输布营养至四肢百骸,维持机体生命活动。经络既是躯体各部的联络系统,又是运行气血的循环系统,主束骨而利关节的运动系统,并具有防御外邪、保护内在脏腑组织的作用,还是疾病传变的反应系统,抗御外邪的防卫系统。

在病理状态下,机体受邪,由表及里,经络可成为传播病邪,反映病变的一种途径。同时,脏腑功能失调,产生病理产物,如气滞、痰瘀、水湿等也可影响经络的气血运行和盛衰,从而出现皮、肉、筋、骨、脉等形体的损伤,以致其功能障碍、结构失常而产生相应病证。如外邪侵袭,脉络痹阻不通,不通则痛,则产生痹证的表现。外感风邪或内部肝阳上亢,肝肾阴亏,肝风内动,窜扰经络,筋脉失养,阴不制阳则出现肢体痉证、颤证。经脉的濡养作用失调,运行营养受阻,筋脉肌肉失养,也可出现痿、痹、痉、颤诸证。因此,经络既是运行气血的通路,又是疾病传播的通路。经络在生理上以通利为顺,在病理上因瘀滞或失养而为病,大多数可以表现为痛证,其机理类似痛证的"不通则痛"和"不荣则痛"。因此,在临床上可以根据疾病的症状,出现部位的五体层次,经络循行的部位及所联系的脏腑来诊断肢体经络系病证。

肢体经络系病证中的主要病理产物是气滞、痰湿与血瘀。气滞多与外感风邪、热邪或内生肝郁、肝火、肝风相关,若久病痿痹也会导致气滞不通,临床多症见痉挛、抽搐、颤抖、麻木等表现;痰湿多与外感湿邪、寒邪或内生脾虚湿阻、肾水泛滥、肺气不宣有关,若肢体经络运行不畅日久也会停痰留湿,造成局部阻滞不通,而见肿胀、僵硬、屈伸不利、局部痰核肿块等表现;血瘀多与外感寒、湿、热、燥之邪,内部气血经络不畅、心血受阻及久病伤津耗液、阴虚、阳虚有关,且血瘀可停留于五体的任何部位,造成肢体功能障碍或瘀斑瘀点、肌肤甲错、瘀肿、局部畸形、癥积等。

（三）相关脏腑对肢体经络系病证的影响

肢体经络系病证的发生,除经络气血的影响外,与五脏六腑的关系均非常密切,尤其是肝、脾、肾三脏。外邪侵袭,经脉受损,五脏六腑受病,气血津液运行受阻,产生痰浊、血瘀等病理产物。这些病理产物痹阻经脉气血,出现肢体经络系病证的相关表现。另外,肢体经络系病证日久,又会影响脏腑功能,使脏腑进一步受损。即肢体经络系病证可以传入内脏,内脏病亦可累及肢体经络。

1. **心**　心主血脉。经络气血的正常运行,有赖于心气的推动。心气心血亏虚,血行不畅,瘀阻筋脉,肢体经络失养,则可发生肢体痿弱、震颤等。心在体合脉,脉络气血不通,痹阻日久,亦可内合于心,而产生心的病变。

2. **肺**　肺为娇脏,外合皮毛,不耐邪侵。外邪袭肺,可致肺热叶焦,不能敷布津液以润五脏,筋脉皮肤失其濡养,而成痿、痹之证。

3. **肝肾**　肝藏血主筋,肾藏精主骨,肝肾功能旺盛,则筋骨强健。肝肾亏虚,精气不足,筋脉失养,或肝风内动,筋脉失于主持,以致痹、痿、颤、痉、腰痛等诸证峰起。如张仲景在《金匮要略·中风历节病脉证并治》中认为:"寸口脉沉而弱,沉即主骨,弱即主筋;沉即为肾,弱即为肝。"其将历节病归属于筋骨痹,与肝肾不足的病机有关。肝为罢极之本,与人体运动密切相关,如临床上的风湿性关节炎、小儿生长痛、产后风湿、腰腿痛等筋痹证与肝不藏血、肝失疏泄、不能养筋、肝风横窜四肢的内因有密切关系。肾为先天之本,藏精生髓主骨。以骨痹为主的骨关节病、类风湿关节炎,内因与肾精亏虚、骨髓化源不足、骨骼失养有密切关系。骨关节病属老年性疾病,主病位在骨,但关节属肝,肝虚不能主筋则关节拘紧、屈伸不利,故骨关节病往往是肝肾两亏的疾病。

4. **脾胃**　脾主四肢肌肉,运化水谷精微。脾胃亏虚,一方面气血生化不足,无从濡养五脏,运行气血;另一方面,脾运失健,痰湿内生,流窜经络、肢体、关节,均可导致经络失养,产生痹、痿、颤、痉等诸病。脾为后天之本,生化血气之源,主四肢百骸。风湿痹证的发生或缠绵难愈,内因与脾失健运,化源不足,气血虚弱,痰湿痹阻有密切关系。(图 4-28)

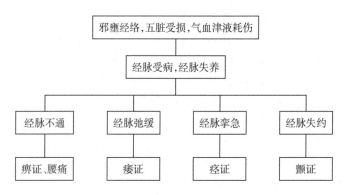

图 4-28 肢体经络系病证的病机关键示意图

二、肢体经络系病证的常用辨证思维方法

(一) 辨病位与脏腑经络

1. 辨五体痹以识五邪、五脏痹   由于五体与五脏在生理上有密切关系,因而,五体痹辨证,既要明确病位特点,又要明确五体与五脏的病机联系。五体即皮(毛)、肉、筋、骨、脉,五邪即风、寒、暑(火/热)、湿、燥,五痹即皮痹、肉痹、筋痹、骨痹、脉痹。如从整体观来考虑,则临床见五体痹表现时当进一步询问所感六淫之邪及是否有内脏五脏痹之表现,以确定病位及相应的病邪、病机,方能给出切实可行的治疗方法。具体临床表现及辨证特点如表 4-1 所示。

表 4-1 五体痹及其相关症状辨别表

五体痹	五邪	相关脏腑	五体表现	相关脏腑经络表现
皮痹	燥	肺	皮肤干燥脱屑或有色素沉着;皮疹色黯或有疮口不愈;皮肤僵硬增厚;毛发脱落或稀疏……	咳嗽咳痰、喘鸣气短、胸闷声低、鼻塞流涕、手太阴肺经不适或有结节疼痛……
肉痹	湿	脾/胃	肌肉酸楚或肿胀不适;肌肉萎软无力;肌肉中结节团块……	脘闷纳呆、大便秘结或溏垢不爽、反复口疮、体形肥胖、足太阴脾经或足阳明胃经不适或有结节疼痛……
筋痹	风	肝	关节韧带屈伸不利、关节胀痛、肌腱弹响、拘挛抽搐、震颤……	口苦咽干目眩、失眠多梦、性急易怒或忧郁、胁肋胀痛、少腹切痛、足厥阴肝经或足少阳胆经不适或有结节疼痛……

续表

五体痹	五邪	相关脏腑	五体表现	相关脏腑经络表现
骨痹	寒	肾	骨节疼痛活动不利、骨痿不行、局部骨质断折或缺损……	腰酸腰痛、耳鸣耳聋、夜尿频、遗精阳痿、下肢浮肿、足少阴肾经不适或有结节疼痛……
脉痹	暑(热)	心	肢端发冷发白发紫、紫癜、神昏、血管显露或闭塞……	心悸胸痛、言语欠利、脑力衰退、口舌灼痛、手少阴心经或手厥阴心包经不适或有结节疼痛……

　　上述五体痹、五邪、五脏痹的相关性均为单一的相关性,临床所见往往数痹相兼,脏腑也因五行生克乘侮关系而出现各种复杂的表现,医者当首先根据五体痹表现定位相关病邪及脏腑,并通过详细问诊及肢体经络的检查以发现问题,进行全面考虑。如风湿性关节炎以游走性大关节红肿热痛为主,不留后遗症,其病在关节,而风邪善行而数变,其游走性与风邪相关,"诸筋者皆属于节",当属筋痹。类风湿关节及强直性脊柱炎,病因和病位与风湿性关节炎相类似,但部分患者由于发生软骨或骨的破坏,或骨赘形成或骨质疏松、脱钙,甚至关节畸形、强直,所以往往初属筋痹,后则既属筋痹又属骨痹,且邪与风寒关系密切,治多从肝肾入手。风寒湿之邪,之所以杂至而为痹,是由于营卫失调、卫外不固所致,其责主要在肝脾肾三脏。因为肾为卫气之源,肝出卫气,脾为之卫,"四季脾旺不受邪",肾虚或脾虚或肝虚则不能抗御外邪入侵,导致六淫袭体而五体受损,以成五体痹,日久则为五脏痹。因此,痹在五体属标,五体痹与五脏的病机相联系,其由五脏失调以致虚弱不能卫外,不能濡养五体,故大多数五体痹实为五脏虚损所致。此为五体痹的本证,故扶五脏之虚在临证中有重要意义。

　　2. 辨三焦经络以明脏腑　上述以皮、肉、筋、骨、脉来辨别病位的方法属从表入里的辨证思维,而三焦辨证则从上至下辨别肢体经络之病位。《张氏医通》说:"诸肢节疼痛,身体羸,脚肿如脱,头眩短气,温温欲吐,桂枝芍药知母汤主之。此即总治三焦痹之法。头眩短气,上焦痹也。温温欲吐,中焦痹也。脚肿如脱,下焦痹也。肢节疼痛,身体羸,筋骨痹也。由是观之,当是风寒湿痹其营卫筋骨三焦之病。"此论提示肢体经络之痹也可从三焦论治,上焦可见头胸不适,中焦则见脾胃不适,下焦可见肝肾不适,同时结合营卫气血之辨,其实质也是五脏虚损之反映于上、中、下所见。临床也可据患者肢体经络所患部位确定相邻脏腑所处三焦而采用相应的三焦调治方法治疗之。除上述内外上下定痹证的相关脏腑外,痿证病位在肌肉、筋脉,与肝、肾、肺、脾胃关系最为密切;腰为肾之府,腰痛与肾关系最为密切;膝为筋之府,膝痛与肝关系密切;痉证病位在筋脉,肝主筋,故痉证与肝关系最密切,而腰脊督脉僵硬不适者则涉及于肾;颤证病位在筋,但与肝、脾、肾损伤有关。因脏腑与经络存在络属关系,故各五脏之痹又可能通过其相络属的经脉影响五体之痹,并在经脉循行部位出现反映点或筋结包块皮疹,临证时可仔细辨别。此外,脏腑表里关系决定了脏与腑之间也可相互影响,即心与小肠、肺与大肠、脾与胃、肝与胆、肾与膀胱相表里,因脏为阴,腑为阳,相关脏腑之间通过经络相互维系与络属维持阴阳平衡。例如"肺与大肠相表里",肺痹可由腑气不通进而引起肺气闭阻不通所导致,而肠痹属大肠气滞者也可因肺失肃降而致。临床在辨清脏腑时也须注意表里关系的互相影响。

3. 辨脏腑别通　脏腑别通关系又称经别关系,指手足相表里的脏腑之间经脉相互属络,络脉在体表相沟通,经别在体内相互联系。《医学入门》引《脏腑穿凿论》曰:"心与胆相通(心病怔忡,宜温胆为主;胆病战栗癫狂,宜补心为主),肝与大肠相通(肝病宜疏通大肠,大肠病宜平肝经为主),脾与小肠相通(脾病宜泻小肠火,小肠病宜润脾土为主),肺与膀胱相通(肺病宜清利膀胱水,或用分利清浊;膀胱病宜清肺气为主,兼用吐法),肾与三焦相通(肾病宜调和三焦,三焦病宜补肾为主),肾与命门相通(津液亏虚,宜大补右肾),此合一之妙也。"也有从《灵枢·根结》"太阳为开,阳明为阖,少阳为枢""太阴为开,厥阴为阖,少阴为枢"之说推导出太阳与太阴互通则肺与膀胱通、脾与小肠通,阳明与厥阴互通则胃与心包通、肝与大肠通,少阳与少阴互通则心与胆通、肾与三焦通。临床也可据此理论观察别通之脏腑关系是否可以导致肢体经络系病证而找到新的治疗线索。

(二) 辨脏腑五行生克制化及阴阳表里

从阴阳表里辨证而言,古人有言"在阳为风,在阴为痹",是指外感表证及半表半里之证时,或为风寒,或为风热,或为少阳病而见半表半里之证,均可在外感诸证时伴见肢体经络之不利、不遂或疼痛,此时因多与风邪相关,故曰为风;而邪入三阴,肝脾肾受损,则见痹痿不去,关节筋骨疼痛畸形,此时当责之三阴受损,需峻补阴经及肝脾肾之精血,方能取效。五行相生相克与相乘相侮理论也对肢体经络系病证有较大指导意义,如五行中肝主条达,五行属木,其伸展条达之象类似人体之经络四肢,故肢体经络系病证与肝密切相关,又因肝为罢极之本,肢体经络系病证患者常可伴见疲劳、睡眠障碍和情绪障碍,同时脾属土,肝病日久克犯脾土往往见湿阻痰凝,而见局部肿胀沉重,或胃纳不佳等;肾属水,水能生木,故通过填补肾之阴精也可补充肝之阴血不足。肝阴得补,则阴可涵阳,肝阳无妄动之患,从而改善痉、痿、颤、痹诸证。从虚实辨证而言,肢体经络系病证多见本虚标实之证。五脏受损,气血阴精亏虚为本,风、寒、湿、热、痰、瘀等邪壅经络为标。急性发作者以标实为主,缓慢起病或久病者多虚实夹杂。

(三) 局部辨证

对于五体痹,结合四诊的局部辨证有利于辨别病邪性质。如关节红肿,扪之灼热,为热邪;关节漫肿,肤色不变,扪之不热,为痰湿;关节僵硬变形,屈伸不利,为久病入络,瘀血内阻。皮肤红斑鲜艳为热入血分,皮肤晦暗瘀紫不荣则为血瘀。筋脉僵硬抽搐,提示肝经不畅,肝血不足而有动风之象。肌肤肿胀湿冷,提示脾虚湿浊阻滞,津液不行。

三、肢体经络系病证的治疗要点

(一) 总体治疗

遵循标本缓急,以"急则治其标,缓则治其本"为原则,根据四诊、八纲,结合脏腑、经络、气血辨证,进行分证论治。在治疗过程中需要注意以下几点:

1. 祛风为要　肢体经络系病证中，痹证、痉证、颤证均可由外风和内风引起，因此祛风在治疗中极为重要，包括祛风胜湿以除痹、祛风和络以止痉、平肝息风以制颤。

2. 止痛要区分缓急　急痛宜止，缓痛当调。肢体经络系病证或因经脉闭阻不通而致痛，或因筋脉失养而致痛，即所谓"不通则痛"和"不荣则痛"。急痛当用祛邪通络止痛之法，如清热、利湿、散寒、理气、活血。缓痛当以调理为主，如健脾益气、温肾助阳。

3. 酌用活血通络及虫类药　肢体经络系病证日久，耗伤气血，多虚多瘀，久痛入络，临床上应在辨证论治的基础上，注重调气活血，酌情应用活血通络之药，如羌活、独活、桂枝、牛膝、川芎、乳香、鸡血藤、忍冬藤等。对于病邪较顽固的，亦应在辨证论治基础上，酌情应用虫类药，可以搜风剔络，加强活血通络之功，如全蝎、蜈蚣、乌梢蛇等。

4. 久病当重视补养气血　如前所述，五体痹与五脏虚损密切相关，久病者更易气血亏虚，肝肾精血不足，因此在辨证论治基础上，应注重运用补养气血、补益三阴(肝脾肾)的方法。如湿胜者，健脾益气；风胜者，养血柔肝；寒胜者，温肾散寒；久病正虚者，益气养血；阴虚血少者，养血滋阴；阴阳两虚者，温养气血，濡润助通；久病肝肾阴亏者，宜补益肝肾。肢体经络系病证常因虚致实，虚实夹杂较多，因此在治疗上宜虚实兼顾，慎用辛温、苦寒、香燥之品耗伤津液，损伤正气；补虚还要分清是气虚，还是阴虚，以及有热无热；补虚的同时还要针对夹湿、夹热、夹痰、夹瘀之不同，佐以祛邪，补虚勿忘实。

(二) 注重调理气机

气的升降出入出现障碍，则机体的功能活动失常。气机失调表现有气机不畅、气机阻滞、气机逆乱。肢体经络系病证表现为痹、痿、痉、颤。治疗当中不能忽视调畅气机。又，气为血之帅，故气行则血行，气机顺畅，百脉皆通，筋脉得养。

(三) 重视调理情志

肢体经络系病证与情绪变化密切相关。情志失调，则气机升降失常，运化失职，直接或间接引起脏腑损害。因此，临床治疗上应重视调肝，疏肝解郁，养心安神，以调情志，畅气机，从而使脾胃升降有序，气血生化运行如常，经脉通畅。

(四) 重视调理脾胃

脾胃为后天之本，气血生化之源；有胃气则生，无胃气则亡。因此，重视脾胃的调理，扶助正气，抵御外邪侵袭，对任何疾病的恢复都是有利的。

(五) 强调综合治疗

除内服药物之外，应配合中医传统疗法，如针灸、推拿、拔罐、理疗、药物外敷、穴位贴敷、食疗、功能锻炼等，对疾病的恢复甚为重要，并有利于提高疗效。

四、肢体经络系病证主要证候的辨治思路

肢体经络系病证的主要证候可以表现为静态的肢体经络的疼痛、麻木、痿弱，也可以表现为动态的拘挛、抽搐、颤动。本节围绕这两大症候群阐明辨证思路，明示辨证重点。(图 4-29，图 4-30)

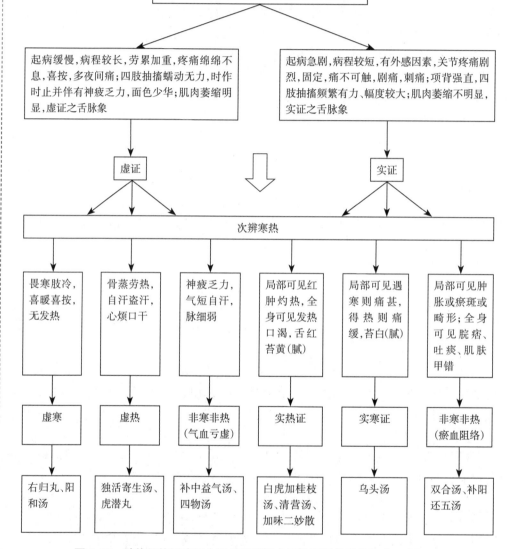

图 4-29 肢体经络系病证主要症候群的中医临证思维及代表方示意图一

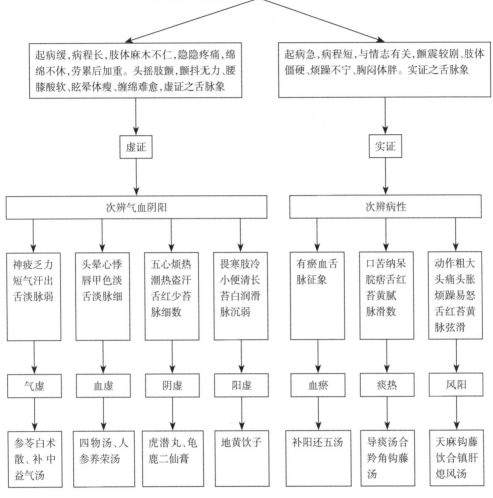

图 4-30 肢体经络系病证主要症候群的中医临证思维及代表方示意图二

说明：

1. 以上路径可兼而有之，同时存在，临证时应灵活运用。

2. 由各路径可结合各主症的严重程度，以及次要症状来判断证型的主次。

3. 以上各证辨证要点为肢体经络系病证常见的主要内容，但不能涵盖临床所有情况，临证时可在此基础上，结合西医学的影像学、肌电图、脑电图、脑脊液穿刺及免疫生化等检查结果，进行综合判断。

（顾军花）

复习思考题

1. 对肺系主要病证应如何进行临床辨治?

2. 患者,女,45岁,已婚。主诉:胸痛月余。1个月前因天气骤然转凉出现胸痛,心痛如绞,痛甚彻背,出冷汗。症见面色苍白,手足不温,胸闷气短,舌苔薄白,脉沉紧。请写出该病案的中医诊断、治则及方药。

3. 脾胃病的本系主要症状指哪些方面? 为什么?

4. 试述黄疸的诊断依据及辨证要点。

5. 患者,男,52岁。病史:患肝硬化腹水已1年余。初由愤怒饮酒诱发,在当地治疗未愈而来诊。刻下腹大坚满,腹部青筋暴露,形体消瘦,面色晦滞,小便短少,午后潮热,口燥咽干,心烦少寐,鼻时衄血,舌红绛少津,脉弦细数。

要求:写出疾病诊断、证候诊断和分析、治法、方药。

6. 何谓水肿? 怎样区分阳水和阴水?

7. 自汗、盗汗的辨证总纲是什么?

8. 痹证日久容易引起哪些病理变化? 请叙述各自的治法、用方。

第五章

外科疾病常见病证临床诊治思维

 培训目标

1. 掌握中医外科疾病的常用辨证思维方法和主要证候辨证思路。
2. 熟悉中医外科疾病的治疗要点。
3. 了解五体的生理及病理特点。

中医外科学历史悠久,内容丰富,经过长期临证经验的总结,从理论到实践不断充实和完善,逐步形成具有独立性和鲜明特点的学科,成为中医学的重要组成部分。中医外科学有其独特的理论体系,其特点是运用"有诸内必形诸外""治外必本诸内"的中医内外合一,即中医整体观去认识疾病的发生和演变规律,应用内治和外治相结合的方法防治疾病。

中医所谓外科病,就是外在的五体出现的异常状况。按病位所在,外科疾病可分为疮疡类、皮肤病类、乳房病类、瘿瘤岩病类、肛门直肠病类、泌尿男科病类及周围血管病类等。按致病因素,外科疾病又大体可以分为两大类,第一大类是外感类疾患,第二大类是内伤类疾患。前者与感受外界的六淫疫疠之邪或金创损伤为主,以湿热火毒为主,多见于疮疡、肛肠疾病、皮肤感染性疾病;后者与内伤情志、饮食及他病迁延累及有关,以正虚气滞血瘀为主,多见于瘿瘤岩类疾病、泌尿男科疾病、周围血管病等。

第一节 五体的生理与病理特点

一、五体是身体的重要组成部分

皮、脉、肉、筋、骨在人体的外层,起着保护人体完整性、保护人体免受外来邪气侵袭入里的作用。脏腑在里主持人体正常生命活动的进行。脏腑藏神,神是人体真正的主宰者。如果没有外在的皮、脉、肉、筋、骨的维护,脏腑暴露于外,神无所依则人亡。

外在的皮、脉、肉、筋、骨,是五脏感受外界变化的场所,是五脏气机与外界交换的

155

通道,又是五脏的外在对应部位。因而,外在的皮、脉、肉、筋、骨又负责着信息交换,也就是人体气机开阖的作用。

皮、脉、肉、筋、骨都是人体腠理所在的部位,是三焦通会元真之处。其中,作为人体质量及面积、体积最大的器官,皮肤占到人体质量的10%以上,并构成人体的天然保护屏障,如果再算上肌肉、筋骨、血脉的质量,则外科疾病所影响的范围,真的不容小视。

二、五体与脏腑的相互影响

心、肝、脾、肺、肾分别与外在的血脉、筋、肌肉、皮毛、骨五体相对应。五脏的功能能够外现于五体。从中医的整体观而言,人体并非孤立的整体,疾病也并非孤立地存在于或内或外,或在经络等部位,因此,很难将外科系统、内科系统、经络体系截然分开。在临床中,不同的治疗方式、外用药、内服药、针灸也是互相配合发挥作用的。

就发于外部五体的皮、脉、肉、筋、骨来说,它们必然是与人体内部五脏息息相关的。正如《黄帝内经》所说:"人始生,先成精,精成而脑髓生,骨为干,脉为营,筋为刚,肉为墙,皮肤坚而毛发长。"从发生学的角度来说,人体就是先由最重要的器官的发育开始,逐步向外发展,最后才形成了五体系统。从脏腑到五体的发育过程是连续不断,共成一体的。所以很容易理解,为什么外科与内科息息相关。

一方面,皮、脉、肉、筋、骨的存在,需要由内而外的源源不断的气、血、津液的滋养,需要依赖上、中、下三焦不断的气化作用,需要在人体的升降浮沉系统中具体进行,需要饮食入胃,游溢精气,上输于脾,脾气散精,将水精和部分谷精一同上输于肺,其中清纯部分经肺的宣发作用,输布于皮毛、肌腠和头面诸窍而润泽之;浓厚部分在肺的肃降作用下,下行濡润五脏六腑。输送到皮肤肌腠的津液被利用后可化汗排出体外。当人体的气、血、津液资生不足或传导障碍,就会产生各种各样的外科疾病。

五体与内脏息息相关,五体的失衡也会波及五脏。皮痹不已,内舍于肺,则为肺痹;脉痹不已,内舍于心,则为心痹;肌痹不已,内舍于脾,则为脾痹;筋痹不已,内舍于肝,则为肝痹;骨痹不已,内舍于肾,则为肾痹。可见,人体存在着内外相关的结构类型。五体之间也是互相影响的,在五体之内也分不同的层次,从皮毛到血脉、到肌肉、到筋骨是由浅入深的过程。同样,五脏六腑功能失调也会波及五体,最常见的是火毒内生,外损皮肤。

所有外在的部位,相对于内在的部位都具有卫护的功能;所有内在的部位,相对于外在的部位都具有滋养支持的作用。由外感所引发的疾患往往是由最表面的部位开始,然后依次波及内在的部位,比如外来的风寒湿邪可以直接损伤皮毛产生皮痹,皮痹不已既可以内舍于肺而为肺痹,也可能就近传导到肌肉形成肌痹。在这个过程中存在着两种传导方式,其一是由表循序渐进而入里,其二是由外之五体痹或内之脏腑痹相互呼应而为病。

总之,五体对于人体有重要的保护作用,同时也是人体气机开阖的重要通道。五体疾病既可以由内脏疾患迁延而来,也可能迁延日久之后波及脏腑。

第二节　外科疾病常见病证的常用辨证思维方法

一、疮疡类外科疾病的常用辨证思维方法

外科疾病的主要发病机理是邪正盛衰、气血凝滞、经络阻塞、脏腑失和四个方面。从外科疾病的发生、发展、变化的过程来看,它与气血、脏腑、经络、正气的关系是极其密切的。局部的气血凝滞,营气不从,经络阻塞,以致脏腑功能失和等,虽是总的发病机理,但概括而言,脱离不了阴阳的平衡失调或偏胜,因为阴阳平衡失调是疾病发生、发展的根本原因。气血、脏腑、经络均寓于阴阳之中。气为阳,血为阴;腑属阳,脏属阴;经络之中有阳经、阴经之分。它们之间相互依存、相互制约、相互转化。由于各种致病因素破坏了这种关系,造成了阴阳的平衡失调,就能导致疾病的发生。因此,临床病象尽管千变万化,总是能以阴阳来分析疾病的基本性质,属阴证或阳证,为阴虚或阳虚。在"审证求因"过程中,要抓住八纲辨证中的总纲,才不致有误。

1. 先辨病　中医外科自古以来强调辨病,举凡外科专著均以病名论述,其中《外科图说》则更以图示之法予以辅助说明,为辨病提供了依据。所谓辨病,就是认识和掌握疾病的现象、本质及其变化规律。例如,疫疔、手足疔疮、颜面疔疮均为疔疮,但其症状表现、施治方法和预后转归等是不同的。

临床中,我们观察患者,要观察他所得何病,首先进行辨病。在识病的基础上,才开始辨证。每个病都有其内在的发展演变规律。明确疾病诊断之后,就能对疾病发生发展的一般过程、并发症、预后有基本的认识,而对其有整体把握。

2. 辨阴阳　阴阳是八纲辨证的总纲。一般来讲,在辨清疾病的表、里、寒、热、虚、实之后,即可判明是阴证或阳证,或半阴半阳证。但外科在辨别阴阳属性上还有自己的特点,即根据疾病的发生、发展、症状和转归等各方面的相对性,可直接辨认其为阳证或阴证。外科疾病虽千差万别,但都可以用"阴阳失调"来概括。疮疡类外科疾病特别强调阴阳辨证,不明阴阳用药,犹如"以安胎之药服其夫也",会导致严重的治疗错误。

阴阳的辨析涉及三个层面:其一,善恶,评价的是人整体的精气神情况;其二,阴阳,评价的是皮损的状况;其三,顺逆,是综合了局部和整体评价之后对于外科疾病转归的判断。

(1) 阳证:起病及发展急骤,症状变化起伏剧烈,多见体实阳亢之象,甚至抗邪过度,而危及生命。常见于急性外科疾病、热证、疮疡、变态反应性外科疾病等。临床多见壮热、烦渴、面红、尿赤、便干、苔黄、脉数等症状。皮损多发于身体上部,以鲜红、灼热的脓疱、丘疹、斑片为主,如面部见毛囊炎、痈、痤疮等。

(2) 阴证:病程迁延,症状缠绵,时轻时重,多见阴盛阳衰之象,伴痰、瘀、湿、水饮等病理性代谢产物积聚。临床多有畏寒肢冷、大便溏薄、气短神怯等表现。皮损多低矮、平塌、皮温低、色泽黯或淡,色多苍白或黧黑,疮疡不易成形、不易化脓、不易溃破、不易收口,如冻疮、雷诺病、黑变病、手足发绀症等。

在阴阳辨证过程中要注意:①局部和全身相结合:虽然阴阳辨证以局部症状为

主,但不能孤立地以局部症状为依据,还要从整体出发,全面地了解、分析、判断。以乳痈为例,有些乳痈由于病位深在,初期时表现多似阴证,实属阳证。②辨别真假:不能只从局部着眼,要深入分析,抓住病的实质,才不会被假象所迷惑。如流注,初期多为局部色白、漫肿、隐痛,到了化脓时才微红微热,容易误作阴证。其实流注病灶深在肌肉,红热虽不显露,但化脓很快,脓质稠厚,溃后也易收口,同时伴有急性热病的全身症状,多属阳证。③消长与转化:疾病在发展变化过程中阴证和阳证之间是可以互相转化的,这是由于阴阳与病位之深浅、邪毒之盛衰有关,或是疾病的自身转化,或是治疗后的转化。临证中凡不属典型阴证或阳证的,即界于两者之间表现者,称之为半阴半阳证。

3. 整体辨善恶顺逆　疮疡外科有一个非常有特点的辨证内容就是善恶的辨析,其中"五善""七恶"就是这一部分的内容。"五善"(即心善、肝善、脾善、肺善、肾善)是指心肝脾肺肾五脏功能正常,没有受到外在五体发生的疮疡的影响。"七恶"(即心恶、肝恶、脾恶、肺恶、肾恶、脏腑败坏、气血衰竭)则是指心肝脾肺肾五脏受到外在疮疡的影响,也就是出现了五体邪气内陷五脏的问题。外科疾病在其发展过程中,按着顺序出现应有的症状者,称为"顺证";反之,不按顺序演变而出现不良症状者,称为"逆证"。在脏腑受影响之外,还有水火失调的问题。出现了"五善"大多表现为顺证,疮疡能够按照一般的发展变化规律经历成形、成脓、溃破、生肉、痊愈的过程;而出现了"七恶"的表现,疾病就进入了一个逆证的过程,由于外在侵袭五体的毒邪内陷,侵袭脏腑,造成脏腑功能严重失调,进而危及生命,这时疮疡已经变为次要问题,而拯救生命变成主要问题。需要注意的是,善证与恶证多指全身表现;顺证与逆证多指局部表现。临证中善证与恶证、顺证与逆证之间是可以相互转化的,所以要密切观察病情变化,及时调整治疗和护理措施,尽可能转恶为善、转逆为顺。

4. 部位辨证　部位辨证是按外科疾病发生的上、中、下部位,进行辨证的方法,又称"外科三焦辨证"。外科疾病的发生部位,不外乎上部(头面、颈项、上肢)、中部(胸腹、腰背)、下部(臀腿、胫足)。以上、中、下三个部位,作为探讨其共同规律的出发点,与其他辨证方法相互补充、相互联系,对临床具有简洁而有效的指导作用。部位辨证既与内科三焦辨证相联系,又具有鲜明的外科特点,从而进一步完善了外科辨证方法。

5. 经络辨证　经络是体表组织与脏腑器官之间的重要联络渠道。经络辨证的目的在于更好地指导诊断与治疗:一是探求局部病变与脏腑经络之间的内在联系,以了解疾病传变规律。二是依据所患疾病部位和经络在人体的循行分布,根据局部症状循经了解脏腑的病变,在经络循行的部位或经气聚集的某些穴位处存有明显压痛或局部形态的变化,反映了不同脏腑的病变,亦有助于诊断。三是经络气血的多少与疾病的性质密切相关,气血盛衰关系疾病的发生与转归,依据疾病所属经络,结合疾病发展特点、性质等情况,可以明确地指导用药原则。

6. 局部辨证　外科疾病辨治中,首要关注一个问题,就是它是发生于局部还是与整体相关。如果发生于局部,而与整体并无明确关系,那么就按照外科疾病自身的规律特点进行辨治;如果外科疾病很明显,同时并见内科的反应,那么必须对其加以关注,注意辨别何者为主,采取内外合治的方法。

外科疾患最显著的特征就在于局部病灶的存在,一般都有着比较明显的外在表现,主要包括红肿、发热、疼痛、成脓、麻木、溃疡、结节、肿块、瘙痒、功能障碍以及皮肤部位的各种损害等。由于局部病灶存在的直观性,有效地提供了临床辨证的客观依据。也有某些全身性疾病,其病灶却反映于在局部。由于疾病的病因不同,程度各异,因而转归顺逆,相差甚远。因此,外科辨证虽多从局部病变着手,以局部症状为重点,但也绝不能孤立地以局部症状为依据,只有从整体观念出发,局部与全身辨证相结合,外在表现与五脏六腑相结合,辨证求因,全面分辨疾病的性质,综合起来进行辨证,抓住证候的主要致病因素,才能为施治提供可靠依据。

(1)辨肿胀:肿是由各种致病因素引起的经络阻隔、气血凝滞而形成的体表症状。肿势的缓急、集散程度,常为判断病情虚实、轻重的依据。由于患者体质的强弱与致病原因的不同,发生肿的症状也有所差异。辨肿要分虚实寒热,比如虚性肿胀常常漫肿无头,实性肿胀则是高突、灼热、鲜红,并且界限明确。寒邪所导致的肿胀常常是僵硬麻木,并且颜色是紫色的、黯青色的,皮温不高。湿邪导致的肿胀,摸上去柔软,并且很有深度和弹性,而比较表浅的湿邪会导致水疱。风邪侵袭人体也会出现肿胀,但这种肿胀非常宣浮松软,微微有些发热,微微有些疼痛,并且变化不居。对于一些顽固、坚硬、固定的肿块,常常是顽痰所形成的,既不发热,也不红肿,如果气机郁结,那么就会形成像岩石一样、触之有形的更硬的肿块。

(2)辨肿块、结节:肿块是指体内比较大的或体表显而易见的肿物,如腹腔内肿物或体表较大的肿瘤等。而较小触之可及的称之为结节,主要见于皮肤或皮下组织。临证时应注重对肿块、结节的大小、形态、质地、活动度、位置、界限、疼痛及内容物等进行辨析,以明确肿块、结节的性质。

(3)辨痛:痛是气血凝滞,阻塞不通的反映。通则不痛,不通则痛。痛为疾病的警示,也是疮疡最常见的自觉症状,而疼痛增剧与减轻又常为病势进展与消退的标志。由于患者邪正盛衰与痛的原因不一,以及发病部位的深浅不同,而疼痛的发作情况也有所不同。因此,欲了解和掌握疼痛的情况,还应从引起疼痛的原因、发作情况、疼痛性质等几方面进行辨证,必要时痛肿合辨。疼痛也有轻重不同的程度,有血虚,或实邪阻滞的不同类型,有寒有热,有的因为瘀血导致疼痛,有的因为脓不能出导致疼痛,有风痛,有气痛。

如果仅仅是皮肤肌肉的病变病位表浅,疼痛会比较轻;如果痛彻筋骨,那么就属于比较深的疼痛了。因为正气不足,不能荣养所导致的疼痛,常常在空腹的时候加重,没有胀满感,喜欢揉按触摸;而气血痰瘀等有形邪气阻滞导致的疼痛常常在进食后加重,有胀满感,怕触碰,痛不可言。寒冷所引发的疼痛,疼痛部位固定不变,并且表面的肤色不变,遇暖减轻;火热导致的疼痛,外表皮色鲜红,并且遇到寒冷可以减轻。因为脓液积聚不能排出导致的疼痛,会伴随着发热怕冷。因为受风或气滞导致的疼痛,常常部位变化不定,刺痛难忍。

(4)辨瘙痒:瘙痒是皮肤病主要的自觉症状,且多有不同程度的局部表现,如皮肤脱屑、潮红、丘疹、水疱、风团块等;在疮疡的肿疡、溃疡阶段也时有发生。中医认为"热微则痒",即痒是因风、湿、热、虫之邪客于皮肤肌表,引起皮肉间气血不和,郁而生微热所致;或由于血虚风燥阻于皮肤,肤失濡养,内生虚热而发。由于发生痒的原因不一,以及病变的发展过程不同,故痒的临床表现也各异。

疮疡外科也会出现瘙痒的表现,但与皮肤疾病的病因不同。肿疡初起之时的瘙痒常常是因为感受风热;肿疡破溃、形成溃疡之后,常常因为局部的浸渍或感受风邪而瘙痒;当溃疡将要收口愈合的时候出现瘙痒,则是气血通畅、生长新肉的表现。

(5) 辨麻木:麻木是由于气血失调或毒邪炽盛,以致经脉阻塞,气血不达而成。由于麻木的致病原因不同,其临床表现也有差别。如疔疮、有头疽坚肿色褐,麻木不知痛痒,伴有较重的全身症状,为毒邪炽盛,壅塞脉道,气血不运,常易导致走黄和内陷;如麻风病患部皮肤增厚,麻木不仁,不知痛痒,为气血失和;脱疽早期患肢麻木而冷痛,为气血不畅,脉络阻塞,四末失养所致。

(6) 辨脓液:脓液是外科疾病中常见的病理产物,因皮肉之间热胜肉腐蒸酿而成。疮疡早期不能消散,中期必化腐成脓。疮疡的出脓是正气尚强能载毒外出的现象,所以在局部诊断时辨脓的有无是关键所在。及时正确辨别脓的有无、脓肿部位深浅,然后才能进行适当的处理。依据脓液性质、色泽、气味等变化,有助于正确判断疾病的预后顺逆,这是外科疾病发展与转归的重要环节。如脓稠厚者,为元气充盛;淡薄者,为元气较弱。如先出黄白稠厚脓液,次出黄稠滋水,是将敛佳象;若脓液由稠厚转为稀薄,体质渐衰,为一时难敛。如脓成日久不泄,一旦溃破,脓液如水直流,其色不晦,其气不臭,未为败象;若脓液稀似粉浆污水,或夹有败絮状物质,且色晦腥臭者,为气血衰竭,此属败象;如黄白质稠,色泽鲜明,为气血充足,最是佳象;如黄浊质稠,色泽不净,为气火有余,尚属顺证;如黄白质稀,色泽洁净,气血虽虚,未为败象;如脓色绿黑稀薄,为蓄毒日久,有损筋伤骨的可能;如脓中夹有成块瘀血者,为血络损伤;如脓色如姜汁,则每多兼患黄疸,乃病势较重。一般略带腥味,其质必稠,大多是顺证现象;脓液腥秽恶臭者,其质必薄,大多是逆证现象,常为穿膜损骨之征。其他有如蟹沫者,也为内膜已透,每多难治。

(7) 辨溃疡

1) 色泽方面:阳证溃疡,色泽红活鲜润,疮面脓液稠厚黄白,腐肉易脱,新肉易生,疮口易收,知觉正常;阴证溃疡,疮面色泽灰黯,脓液清稀,或时流血水,腐肉不脱,或新肉不生,疮口经久难敛,疮面不知痛痒。如疮顶突然陷黑无脓,四周皮肤黯红,肿势扩散,多为疔疮走黄之象。如疮面腐肉已尽,而脓水灰薄,新肉不生,状如镜面,光白板亮,为虚陷之证。

2) 形态方面:化脓性溃疡,疮面边沿整齐,周围皮肤微有红肿,一般口大底小,内有少量脓性分泌物。压迫性溃疡(缺血性溃疡),初期皮肤黯紫,很快变黑并坏死,滋水、液化、腐烂,脓液有臭味,可深及筋膜、肌肉、骨膜,多见于褥疮。岩性溃疡,疮面多呈翻花如岩穴,有的在溃疡底部见有珍珠样结节,内有紫黑坏死组织,渗流血水,伴腥臭味。

(8) 辨出血:出血是临床中常见而重要的症状之一。中医外科疾病以便血、尿血最为常见。准确辨认出血性状、部位、原因,对及时诊断、合理治疗具有十分重要的意义。

7. 关注火毒 "痈疽原是火毒生,经络阻隔气血凝。"这句话精辟地概括了疮疡类外科疾患的病机特点。

凡致病具有炎热升腾等特性的外邪,称为火;凡凝聚于某一局部的火热之邪,称为毒。火毒与热邪的主要区别是:热邪致病,临床多表现为全身性弥漫性发热征象;火毒致病,临床多表现为某些局部症状,如肌肤局部红、肿、热、痛,或口舌生疮,或目赤肿痛等。火与热同源,火为热之甚,热为火之渐,热甚则化火化毒。在临床上有"五气皆能化火"与"五志皆能化火"之说。火(热)邪的性质及致病特点如下:

(1)火性炎上:其病常见于人体上部,如颜面丹毒、面部疖肿等。

(2)消灼津液:火热致病临床表现除热象明显外,常伴有口渴喜饮、咽干舌燥、小便短赤、大便秘结等。

(3)迫血妄行:火热邪气侵犯血脉,轻则可扩张血脉,加速血行,甚则可灼伤脉络,迫血妄行,引起皮肤发斑及各种出血病证。

(4)火为阳邪:发病暴速,蔓延也快,如急性丹毒、急性湿疹、急性皮炎等。

(5)火毒易致疮痈:火毒入于血分,可聚于局部,腐蚀血肉,发为痈肿疮疡。《灵枢·痈疽》说:"大热不止,热胜则肉腐,肉腐则为脓……故命曰痈。"由火毒壅聚所致之痈疡,其临床表现以疮疡局部红肿热痛为特征。

火热之邪常与他邪结合而致病,如风热化为火毒,则发抱头火丹;湿热下注,化火化毒,则发流火;暑热化火化毒,则成痱毒、疖丹。

心火上炎,可致口疮;心肝之火,则发缠腰火丹;脾胃之火上炽,则发热疮;肺胃火蒸,常致肺风粉刺、酒齄;水少火盛,本色外露,则面起黧黑斑。

"毒"的概念在广义上讲,是一种对生物体有害的物质;从狭义上说,凡能致病的因子,均谓之"毒"。《医宗金鉴·外科心法要诀》云:"痈疽原是火毒生。"由此引申出许多解毒的方药,而解毒之道也可以分解为四个不同的阶段:急性阶段是毒初犯体表,表现为红肿热痛;随着病情的发展,毒热入侵气营,毒气攻心,表现为高热烦渴,甚则神志昏聩,即危笃阶段;邪正相争阶段,相当于毒热侵入营血阶段;正气已伤,则为毒热未尽阶段。

二、疥癣类外科疾病的常用辨证思维方法

1. 辨气血津液　对于疥癣类外科疾病,辨明气血津液是框架性的问题,其中尤其以津液辨证为其特点。

疥癣类外科疾病的病机特点,实际上就是气血津液的失常,以及它们之间相互关系的问题。气血津液的关系,是阳和阴的关系,动力和物质的关系,温煦和荣养的关系,无形和有形的关系。在人体健康状况下,气血津液没有明显的外在表象,只有当气血津液出现了问题,才会有外象可见,才能看到风、湿、火、毒。气正常就能推动血的运行,推动津液的输布;气异常会导致血的停滞和津液的停积。血的停滞就是血瘀,津液的停积就是湿邪。血不利则为水。停滞状态的血液会分解为两部分,第一部分是凝结成块的有形瘀血,第二部分是停滞于局部的水湿。这两种有形的成分,又会进一步导致继发的气的通行障碍,如此辗转相因进入恶性循环。

津液的异常,包括多种情形。对于皮肤病来说,津液的异常积聚产生湿邪。赵炳南说:"善治湿者,当治皮肤病之半。"湿邪本身是以不同的状态而存在的,有的表现为气态,状如云雾,天地氤氲,弥漫四维,表现为肿胀、风团;也有的表现为流动的液体状态,如水疱、糜烂、渗出、结痂;还有的呈现为凝聚状态,表现为苔藓样变、肥厚块、丘

疹、结节。表现为气态的往往是最好治的风湿合邪致病,表现为流动状态的往往是与寒热相关,而凝聚状态的斑块、结节、肥厚往往属于顽湿聚结。风湿相搏,可以损伤外在五体(皮、脉、肉、筋、骨)的任何部位。湿疹皮炎类皮肤病占到中医外科门诊量的近1/3,最常见的是湿热和寒湿两种情况。对于这一大类疾患往往需要辨别湿和热的比例,根据二者的比例而调整治疗方案,分别应用清热除湿、健脾除湿等系列治疗方法。

风湿邪气与疥癣类外科疾病密切相关。火毒与疮疡类外科疾病密切相关。

2. 风邪辨析　风邪分外风和内风,前者指六淫之首的风邪,后者言肝血不足的内风,不可混淆两者概念。凡致病具有善动不居、轻扬开泄等特性的外邪,称为风邪。风邪为病,四季常有,以春季为多见。风邪来去疾速,善动不居,变幻无常;其性轻扬开泄、动摇,且无孔不入。风邪侵入多从皮毛而入,使营卫不和,气血运行失常,肌肤失于濡养,引起外风病证。

(1) 风性趋上,其性开泄:风为春之主气,具有升发、向上、向外的特点,因此,风邪引起的外科疾病常侵犯人体的头面及肢体上部。如病变在头面部位的疮疡等,系风邪所致。

(2) 风为阳邪,易于化火化热,热盛则致血燥,肌肤失养,发生外科疾病可表现为皮肤粗糙、肥厚、干燥、脱屑及瘙痒不止,如白疕。此外,风常无形,与风有关的外科疾病如皮肤瘙痒症,初起皮肤表面往往没有皮疹,仅觉瘙痒而已。

(3) 风性善行而数变:风无定体,由此而推论,大凡发无定处,倏起倏灭,变化无常,游走不定的疾病,与风邪有关,如赤白游风、瘾疹等。

(4) 风能全兼五气,如兼寒则曰风寒,兼暑则曰暑风,兼湿则曰风湿,兼燥则曰风燥,兼火则曰风火。风亦能鼓荡五气(寒、暑、湿、燥、火)而伤人,所以称为百病之长,如风寒所致的荨麻疹、风热引起的玫瑰糠疹,以及风湿热三邪相搏所引起的湿疹等。《素问·骨空论》说:"风者,百病之始也。"许多外科疾病初起阶段均与风邪有关,如肺风粉刺、白疕等。

(5) 感受风邪多引起瘙痒:风性疏泄,侵袭人体,肌腠开泄,故可有怕风的症状,如瘾疹。内风所致外科疾病相对较少,最常见者为血虚生风。若营血不足,血不养肝或柔筋,或毒热伤阴,或水不涵木,均致肝风内生,表现为风胜化燥的白屑风(又称面游风)、虚风内旋的红斑狼疮性脑病、肝血不足的爪甲病、肝阴亏损的老年性瘙痒病等。

3. 湿邪辨析　凡致病具有重浊、黏滞、趋下特性的外邪,称为湿邪。湿邪为病,长夏居多,但四季均可发生。湿有内湿、外湿之分。湿邪侵入所致的病证,称为外湿病证,多由气候潮湿、涉水淋雨、居处潮湿、水中作业等环境中感受湿邪所致。内湿则由饮食不节,过食鱼腥海鲜、膏粱厚味、茶酒五辛之品所致;或由多食甜腻、生冷水果,损伤脾胃,影响运化而生。湿为重浊有质之邪,属阴,其性黏腻、停滞、弥漫,其侵入多隐缓不觉,导致多种病变。外湿伤人,除与季节有关外,还与生活、工作、环境有关。

湿邪的性质及其致病特点如下:

(1) 湿性重浊下趋,易袭阴位:"伤于湿者,下先受之",故湿邪发病多在下肢、外阴等人体下部。如湿疹等病以下肢较为多见。发于下肢的外科疾病多兼有湿邪,如丹毒发于下肢者。

(2) 湿为阴邪,其性黏滞:湿淫所致外科疾病的病变过程较长,多缠绵难愈,如湿疹等。而病情反复缠绵不愈者,多兼有湿邪,如结节痒疹即为顽湿聚结所致。

（3）湿邪常合并其他邪气致病:如湿热、寒湿、风湿等,且湿侵入体可以热化或寒化,以致病情演变。湿邪常与风邪、寒邪、热邪兼夹为病,如湿热郁阻肌腠,则发为下肢流火;湿热下注,阻于胫腓,则患生臁疮;湿热稽留于皮内膜外,则发为瓜藤缠;湿化水气,熏蒸于面,则患旋耳疮、羊胡疮等;寒湿互结,阻于肌腠,旁窜手掌,则病发痫疮。

4. 皮损辨析　辨皮损是疥癣类皮肤病的特色辨证方式,类似于疮疡类疾病辨别皮损的阴阳。

（1）原发损害

1）斑疹:压之退色,多属气分有热;压之不退色,多属血分有热。斑色紫黯,则属于血瘀,可由寒邪外束所致,如冻疮;也可由于湿热壅盛所致,如硬红斑、结节性红斑;也有先天性的,如胎记、皮肤血管瘤等斑痣。白斑多由于色素减退或消失所致,多属于气滞或气血不调。黑斑可由于气血瘀滞或瘀血造成,也可由于肾阳不足、命门火衰所致,还可见于滥用药物、损伤肾阴所致。

2）丘疹:红色丘疹,密集如粟粒、自觉灼热瘙痒者,多属心火过盛;慢性肥厚、聚合成苔藓状的丘疹群,多属脾虚湿蕴;血痂性丘疹,身痒夜甚者,多属血虚风燥。

3）水疱:红色小水疱周围绕以红晕,多属肝经湿热;大水疱多属湿毒、毒热、心火脾湿;深在性小水疱多属脾虚湿蕴或寒湿凝聚;浅表性水疱多由于感受暑湿。

4）脓疱:热盛肉腐而成脓,脓质稠厚,色泽鲜明,略带腥味,为气血充实;脓质如水,色不鲜明,味不腥臭,为气血虚衰。脓疱多属毒热内蕴。

对于疮疡,观察脓液的性质色味,也是观察气血多少、邪正盛衰的重要方面。正气充盛的疮疡脓液是黄白稠浓的,而正气不足、虚寒的脓液是清稀臭秽的。

5）结节:性质接近丘疹而形大根深,形状颜色不一。红色结节多属于血瘀,皮色不变的结节属于气滞或寒湿或痰核流注。

（2）继发损害

1）鳞屑:干性鳞屑属于血虚风燥或血热风燥、肌肤失养,油腻性鳞屑属于湿热或脾虚湿蕴。

2）糜烂:渗出多者属于湿热,糜烂结有脓痂属于湿毒,慢性湿润性外科病属于脾虚湿盛或寒湿。

3）痂皮:浆痂类似于渗出,多属于湿热;脓痂类似脓疱,多属于毒热;血痂属于血热风燥或血虚风燥。

4）溃疡:急性溃疡红肿疼痛、局部灼热为热毒;慢性溃疡平塌不起、肉芽晦暗属于气血虚寒;创面肉芽水肿属于湿热。

5）皲裂:总的病机是气不能温煦,血不能濡养。具体分析,或因风寒外袭所致,如户外劳动者常患手足皲裂;或因血虚风燥所致,还与脾虚湿蕴有关。

第三节　外科疾病常见病证的内外合治原则与方法

外科的治疗方法,分内治和外治两大类。内治之法,基本与内科相同,但其中有透脓、托毒等法,以及结合某些外科疾病,应用某些比较独特的方药,则与内科有显著区别,是为外科内治法之特点。外治中的外用药物、手术疗法,和其他疗法中的引流、垫棉等法,则为外科所独有。临证时,由于病种不同,病情不一,有时专恃外治而竟全功,亦有专用内治而获痊愈的。但一般来说,大部分外科疾病必须外治与内治并重,相辅相成,以增强疗效。不论内治法与外治法,在具体应用时,都要根据患者的正气强弱、致病因素和疾病的轻重、缓急、阶段的不同,辨别阴阳及经络部位,确定疾病的性质,然后确立内治与外治法则,运用不同方药,才能获得满意的治疗效果。

一、内治要点

内治法除了从整体观念进行辨证施治外,还要依据外科疾病的发生发展过程,按照疮疡初起、成脓、溃后三个不同发展阶段(即初起为邪毒蕴结,经络阻塞,气血凝滞;成脓期为瘀久化热,腐肉成脓;溃后则为脓毒外泄,正气耗损),确立消、托、补三个总的治疗原则。由于疾病的病种、病因、病机、病位、病性、病程等的不同,因此在临床具体运用时,治法很多,归纳起来,大致有解表、通里、清热、温通、祛痰、理湿、行气、和营、内托、补益、调胃等法则。虽每种治法均各有其适应证,但病情的变化是错综复杂的,在具体运用时,往往需数法合并使用。因此,治疗时应根据全身和局部情况、病程阶段,按病情的变化和发展,选法用药,才能收到较好的治疗效果。

(一) 内治法的三个总则

消、托、补三法是疮疡类疾病治疗的主要方法。在外科疾病形成之初,常常使用发汗的方法,使疾病从体表解散;这种治法,适合体质比较强壮的人。如果患者还有发热、口渴、便秘等体内实热的症状,就需要表里双解。对于经络阻隔、气血不通者,在清热解毒的同时还要配合行气活血的药物。

对于皮损久久不能消退,或很难进入正常的成形、成脓、溃破、生肌、收口的演变过程的,就存在气血亏虚的问题,这时需要在清热解毒的同时补益气血,托毒外出,让疾病进入正常的发展、演变、消退过程。气血阴阳不足也常会导致风寒湿邪内陷,发生顽固的皮肤病,此时也必须扶正才能托毒外出。

在疮疡发生发展过程中,因体质差异及病邪不同会出现气虚、血虚、阴虚、阳虚,一旦出现会导致疮疡自然向愈的过程停滞,或处于一种恶化的过程,在此过程中,就不能单单关注清热解毒,而需要配合扶正补虚,甚至在某个阶段暂停攻邪而以扶正补虚为主。

1. 消法　消法是运用不同的治疗方法和方药,使初起的肿疡得到消散,不使邪毒结聚成脓的治疗法则。消法是一切肿疡初起的治法总则。此法适用于尚未成脓的初期肿疡和非化脓性肿块性疾病以及各种皮肤性疾病。该法可使患者免受溃脓、手术之苦,而又能缩短病程,故古人有"以消为贵"的说法。但由于外科疾病的致病原因不同,病机转化有别,症状表现各异,因而在具体应用消法时,是极其灵活的,必须针对病种病位、病因病机、病势病情,分别运用不同的方法。如有表邪者解表,里实者通里,热毒蕴结者清热,寒邪凝结者温通,痰凝者祛痰,湿阻者理湿,气滞者行气,血瘀者和营化瘀等。此外,还应结合患者的体质强弱、肿疡所属经络部位等,选加不同药物。按此施治,则未成脓者可以内消,即使不能消散,也可移深至浅,转重为轻。若疮形已成,则不可用内消之法,以免毒散不收,气血受损;或脓毒内蓄,侵蚀好肉,甚至腐烂筋骨,反使溃后难敛,不易速愈。故《外科启玄》云:"如形症已成,不可此法也。"

2. 托法 托法是用补益气血和透脓的药物,扶助正气、托毒外出,以免毒邪扩散和内陷的治疗法则。托法适用于外疡中期,即成脓期,此时热毒已腐肉成脓,由于一时疮口不能溃破,或机体正气虚弱无力托毒外出,均会导致脓毒滞留。治疗上应根据患者体质强弱和邪毒盛衰状况,分为补托和透托两种方法。补托法用于正虚毒盛,不能托毒外达,疮形平塌,根脚散漫不收,难溃难腐的虚证;透托法用于毒气虽盛而正气未衰者,可用透脓的药物,促其早日脓出毒泄,肿消痛减,以免脓毒旁窜深溃。如毒邪炽盛,还需加用清热解毒药物。

3. 补法 补法是用补养的药物,恢复其正气,助养其新生,使疮口早日愈合的治疗法则。此法则适用于溃疡后期,此时毒势已去,精神衰疲,血气虚弱,脓水清稀,肉芽灰白不实,疮口难敛。补法是治疗虚证的法则,所以外科疾病只要有虚的证候存在特别是疮疡的生肌收口期,均可应用。凡气血虚弱者,宜补养气血;脾胃虚弱者,宜理脾和胃;肝肾不足者,宜补益肝肾等。但毒邪未尽之时,切勿遽用补法,以免留邪为患,助邪鸱张,而犯"实实之戒"。

(二) 解表法

解表法是用解表发汗的药物达邪外出,使外证得以消散的治法。因邪有风热、风寒之分,故法有辛凉、辛温之别。辛凉解表用于外感风热证,疮疡局部焮红肿痛,或皮肤出现急性泛发性皮损,皮疹色红、瘙痒,伴有咽喉疼痛、恶寒轻、发热重、汗少、口渴小便黄、舌苔薄黄,脉浮数者,如颈痈、乳痈初起,头面部丹毒、瘾疹(风热证),药疹等。辛温解表用于外感风寒证,疮疡局部肿痛酸楚,皮色不变,或皮肤间出现急性泛发性皮损,皮疹色白,或皮肤麻木,伴有恶寒重、发热轻、无汗、头痛、身痛、口不渴、舌苔白、脉浮紧者,如瘾疹(风寒证)。凡疮疡溃后,日久不敛,体质虚弱者,即使有表证存在,亦不宜发汗太过,否则汗出过多,体质更虚,进而加重病情。

(三) 通里法

通里法是用泻下的药物,使蓄积在脏腑内部的毒邪,得以疏通排出,从而达到除积导滞,逐瘀散结,泻热定痛,邪去毒消的目的。外科通里法常用的为攻下(寒下)和润下两法。攻下法适用于表证已罢,热毒入腑,内结不散的实证、热证。如外科疾病局部焮红肿胀,疼痛剧烈或皮肤病之皮损焮红灼热,并伴口干饮冷、壮热烦躁、呕恶便秘、舌苔黄腻或黄糙、脉沉数有力者。润下法适用于阴虚肠燥便秘。如疮疡、肛肠疾病、皮肤病等阴虚火旺,胃肠津液不足,口干食少,大便秘结,脘腹痞胀,舌干质红,苔黄腻或薄黄,脉象细数者。年老体衰者,妇女妊娠或月经期宜慎用。

(四) 清热法

清热法是用寒凉的药物,使内蕴之热毒得以清解。由于外科疮疡多因火毒所生,所以清热法是外科的主要治疗法则。急性阶段是火毒初犯体表,表现为红肿热痛,选用力专解毒、清热之药。随着病情的发展,毒热入侵气营,毒气攻心,表现为高热烦渴,甚则神志昏聩,即危笃阶段,此时选用清营解毒、凉血护心之品。清解之中又要注重养阴扶正。在高热不退或者神志昏迷之时,可用安宫牛黄丸或西黄丸。邪正相争阶段相当于毒热侵入营血阶段,此时选药必须大刀阔斧,方能挽救患者的生命。清营凉血当选犀角地黄汤,其中的犀角需要用水牛角替代、但用量需要20~30g,同时重用银花炭、生地炭,直入血分,既能清解血分毒热,又能养阴护心,两药同用,能助水牛角之效。红皮病型银屑病、系统性红斑狼疮活动期、剥脱性皮炎及重症多形红斑时,用之效验恒多。疾病后期,正气已伤,毒热未尽而气阴大伤,正气不能鼓邪外出,千万不可过用苦寒清热之剂,重伤脾胃,否则正气更衰,致使毒邪留滞膏肓,不能逆转。此时当以益气养阴为主,佐以清热解毒之品。

(五) 温通法

温通法是用温经通络、散寒化痰的药物,以驱散阴寒凝滞之邪,以治疗寒证的主要法则。本法在外科临床运用时,主要有温经通阳、散寒化痰和温经散寒、祛风化湿两法。温经通阳、散寒化痰法适用于体虚寒痰阻于筋骨,患处隐隐作痛,漫肿不显,不红不热,面色苍白,形体恶寒、小便清利,舌淡苔白,脉迟或沉等内寒证,如流痰、脱疽等。温经散寒、祛风化湿法适用于体虚风寒湿邪侵袭筋骨,患处酸痛麻木,漫肿,皮色不变,恶寒重发热轻,苔白腻,脉迟紧等外寒证者。

(六) 祛痰法

祛痰法是用咸寒软坚化痰的药物,使因痰凝聚之肿块得以消散的法则。一般来讲,痰不是疮疡的主要发病原因,因为外感六淫或内伤七情,以及体质虚弱等,多能使气机阻滞,液聚成痰。因此,祛痰法在临床运用时,大多数是针对不同的病因,配合其他治法使用,才能达到化痰、消肿、软坚的目的。因此,祛痰法分为疏风化痰、清热化痰、解郁化痰、养营化痰等法。疏风化痰适用于风热夹痰之证,如颈痈结块肿痛,伴有咽喉肿痛,恶风发热。清热化痰适用于痰火凝聚之证,如锁喉痈红肿坚硬、灼热疼痛,伴气喘痰壅,壮热口渴,便秘溲赤,舌质红绛苔黄腻,脉弦滑数。解郁化痰适用于气郁夹痰之证,如瘰疬、肉瘿、结块坚实,色白不痛或微痛,伴有胸闷憋气、性情急躁等。养营化痰适用于体虚夹痰之证,如瘰疬、流痰后期,形体消瘦、神疲肢软者。

(七) 理湿法

理湿法是用燥湿或淡渗利湿的药物,祛除湿邪的治法。湿邪停滞,能阻塞气机,病难速愈。一般来说,在上焦宜化,在中焦宜燥,在下焦宜利。湿邪致病常与其他邪气结合为患,最多为夹热,其次为夹风。因此,理湿之法不单独使用,必须结合清热、祛风等法,才能达到治疗目的。如湿热两盛,留恋气分,要利湿化浊,清热解毒;湿热下注膀胱,宜清热泻火,利水通淋;湿热蕴结肝胆,宜清肝泻火,利湿化浊。风湿袭于肌表,宜除湿祛风。燥湿健脾适用于湿邪兼有脾虚不运之证,如外科疾患伴有胸闷呕恶、脘腹胀满、纳食不佳、舌苔厚腻等。清热利湿法适用于湿热交并之证,如湿疮、漆疮、臁疮等肌肤焮红作痒、滋水淋漓或肝经湿热引发的子痈、囊痈等。祛风除湿法适用于风湿袭于肌表之证,如白驳风。

(八) 行气法

行气法是运用行气的药物,调畅气机,流通气血,以解郁散结、消肿止痛的一种治法。气血凝滞是外科病理变化中的一个重要环节,如局部肿胀、结块、疼痛都与气机不畅、血脉瘀阻有关。因气为血帅,气行则血行,气滞则血凝,故行气之时,多与活血药配合使用;又气郁则水湿不行,聚而成痰,故行气药又多与化痰药合用。疏肝解郁、行气活血法适用于肝郁气滞血凝而致肿块坚硬或结块肿痛,不红不热;或痈疽后期,寒热已除,毒热已退而肿硬不散者,伴胸闷不舒、口苦、脉弦等,如乳癖、乳岩等。理气解郁、化痰软坚法适用于肿势皮紧内软,随喜怒而消长,伴性情急躁、痰多而黏等,如肉瘿、气瘿等。

(九) 和营法

和营法是用调和营血的药物,使经络疏通,血脉调和流畅,从而达到疮疡肿消痛止的目的。外科病证中疮疡的形成,多因"营气不从,逆于肉理"而成,所以和营法在内治法中应用还是比较广泛的。和营法大致可分活血化瘀和活血逐瘀两种治法。活血化瘀法适用于经络阻隔,气血凝滞引起的外科疾病,如肿疡或溃后肿硬疼痛不减、结块、色红较淡,或不红或青紫者。活血逐瘀法适用于瘀血凝聚、闭阻经络所引起的外科疾病,如乳岩、筋瘤等。

(十) 调胃法

凡疮疡后期溃后脓血大泄,必须靠水谷之营养,以助气血恢复,加速疮口愈合;若胃纳不振,则生化乏源,气血不充,溃后难敛。凡在外科疾病的发展过程中出现脾胃虚弱,运化失司,应及时调理脾胃,不必拘泥于疮疡的后期。古人云"有胃气则生,无胃气则死",故治疗外科疾病,自始至终都要注意到胃气。调脾和胃法在具体运用时,分理脾和胃、和胃化浊、清养胃阴等法。理脾和胃、和胃化浊两法之运用,适应证中均有胃纳不佳之症,但前者适用于脾虚而运化失常,后者适用于湿浊中阻而运化失常,区分之要点在于苔腻之厚薄、舌质淡与不淡,以及有无便溏、胸闷欲呕之间。清养胃阴之法,重点在于抓住舌光质红、脉细数之象。假如三法用之不当,则更增胃浊或重伤其阴。

(十一) 补益法

凡具有气虚、血虚、阴虚、阳虚症状者,均可应用补法。补益法一般适用于疮疡中后期,皮肤病等凡有气血不足及阴虚阳微者。补益法利用补虚扶正的药物,使体内气血充足,以消除虚弱,恢复正气,助养新肉生长,使疮口早日愈合。疾病有单纯气虚或血虚、阴虚或阳虚,也有气血两虚、阴阳互伤,所以应用补法,也当灵活,但以见不足者补之为原则。此外,补法在一般阳证溃后,多不应用,如需应用,也多以养阴清热醒胃之法,当确显虚象之时,方加补益品。补益法若用于毒邪炽盛,正气未衰之时,不仅无益,反有助邪之害。若火毒未清而见虚象者,当以清理为主,佐以补益之品,切忌大补。若元气虽虚,胃纳不振者,应先以健脾醒胃为主,而后才能进补。

二、外治要点

疮疡外科除应用药物治疗外,还有许多非药物疗法,比如在疮疡成脓的时候可以采用针灸疗法刺破排脓,或用熔法促进排脓。如果疮疡属于阴证,久久不能成脓,可以用桑柴火烘烤、火罐疗法等,治法非常丰富。外治法是运用药物、手术、物理方法或配合一定的器械等,直接作用于患者体表某部或病变部位而达到治疗目的的一种治疗方法。外治法是与内治法相对而言的治疗法则,是中医辨证施治的另一种体现,同时也是外科所独具的治疗方法。

（一）外治的原则

中医外治的常用方法主要包括三个方面——药物疗法、手术疗法和其他疗法。中医外治的原则是要根据病变的具体情况来选择适当的外治方法。

1. 要根据病情阶段用药

（1）皮肤炎症在急性阶段，若仅有红斑、丘疹、水疱而无渗液，宜用洗剂、粉剂、乳剂；若有大量渗液或明显红肿，则用溶液湿敷为宜。

（2）皮肤炎症在亚急性阶段，渗液与糜烂很少，红肿减轻，有鳞屑和结痂，则用油剂为宜。

（3）皮肤炎症在慢性阶段，有浸润肥厚、角化过度时，则用软膏为主。

2. 注意控制感染　有感染时先用清热解毒、抗感染制剂控制感染，然后再针对原来皮损选用药物。

3. 用药宜先温和、后强烈　先用性质比较温和的药物，尤其是儿童或女性患者不宜采用刺激性强、浓度高的药物，面部、阴部皮肤慎用刺激性强的药物。随时注意药敏反应，一旦出现过敏现象，应立即停用，并及时处理。

4. 用药浓度宜先低后高　先用低浓度制剂，根据病情需要再提高浓度。一般急性外科疾病用药宜温和，顽固性慢性皮损可用刺激性较强和浓度较高药物。

（二）药物疗法

药物疗法是根据疾病所在的部位不同，以及病程进展变化所需，把药物制成不同的剂型施用于患处，使药力直达病所，从而达到治疗目的的一种方法。常用的有膏药、油膏、箍围药、草药、掺药等。

1. 膏类　膏类药物分硬膏与软膏两类。前者指的是膏药；后者指的是油膏。前者适用于一切外科疾病初起、成脓、溃后各个阶段；后者适用于肿疡、溃疡，皮肤病糜烂结痂渗液不多者，以及肛门病等。用法方面，二者均需注意患处皮肤是否过敏、使用时间及药膏的厚薄。

2. 箍围药　箍围药古称敷贴，是药粉和液体调制成的糊剂。箍围药具有箍集围聚、收束疮毒的作用，用于肿疡初期，促其消散；若毒已结聚，也能促使疮形缩小，趋于局限，早日成脓和破溃；即使肿疡破溃，余肿未消，也可用它来消肿，截其余毒。箍围药适用于凡外疡不论初起、成脓及溃后，肿势散漫不聚，而无集中之硬块者。阳证不能用热性药敷贴，以免助长火毒；阴证不能用寒性药敷贴，以免寒湿凝滞不化。箍围药敷后干燥之时，宜时时用液体湿润，以免药物剥落及干结板硬不舒。

3. 草药　草药又称生药，是指采集的新鲜植物药，多为野生。草药适用于一切具有红肿热痛的外科疾病之阳证、创伤浅表出血、皮肤病的止痒、毒蛇咬伤等。用鲜草药外敷时，必须先洗净，再用 1：5 000 高锰酸钾溶液浸泡后捣烂外敷，敷后应注意干湿度，干后可用冷开水时时湿润，以免患部干绷不舒。

4. 掺药　将各种不同的药物研成粉末，根据制方规律，并按其不同的作用，配伍成方，用时掺布于膏药或油膏上，或直接掺布于病变部位，谓之掺药，古称散剂，现称粉剂。掺药的种类很多，治疗外科疾患，应用范围很广，不论肿疡和溃疡等均可应用。其他如皮肤病、肛门病等也同样可以施用。由于疾病的性质和发展阶段不同，应用时要根据具体情况选择用药，可掺布于膏药上、油膏上，或直接掺布于疮面上，或黏附在纸捻上插入疮口内,或将药粉时时扑于病变部位,以达到消肿散毒、提脓去腐、腐蚀平胬、生肌收口、定痛止血、收涩止痒、清热解毒等目的。

（三）手术疗法

手术疗法是应用各种器械进行手法操作的一种治疗方法,在外科治疗中占有十分重要的位置。常用的手术方法有切开法、烙法、砭镰法、挑治法、挂线法、结扎法等,可针对疾病的不同情况选择应用。手术器械必须严格消毒,正确使用麻醉方法,保证无菌操作,并注意防止出血和刀晕等情况的发生。

1. 切开法　切开法就是运用手术刀把脓肿切开,以使脓液排出,从而达到疮疡之毒随脓外泄,肿消痛止,逐渐向愈的目的。适用于一切外疡,不论阴证、阳证,确已成脓者。运用切开法之前,应当辨清脓成熟的程度、脓肿的深浅、患部的血脉经络位置等情况,然后决定切开与否。

2. 火针烙法　古称燔针淬刺,是指将针具烧红后烫烙病变部位,以达到消散、排脓、止血,去除赘生物等目的的一种治疗方法。本法适用于甲下瘀血、四肢深部脓疡、疬、痈、赘疣、息肉以及创伤出血等。烙时,火针应避开大血管及神经,不能盲目刺入,伤及正常组织;手、足筋骨关节处,用之恐焦筋灼骨,造成残废;胸胁、腰、腹等部位不可深烙,否则易伤及内膜;头为诸阳之会,皮肉较薄,亦当禁用;血瘤、岩肿等禁用烙法;年老体弱,大病之后、孕妇等不宜用火针。

3. 砭镰法　砭镰法俗称飞针,现多是用三棱针或刀锋在疮疡患处、皮肤或黏膜上浅刺,放出少量血液,使内蕴热毒随血外泄的一种治疗方法。砭镰法有疏通经络、活血化瘀、排毒泄热、扶正祛邪的作用,适用于急性阳证疮疡。如下肢丹毒、红丝疔、疖疮痈肿初起、外伤瘀血肿痛、痔疮肿痛等。击刺时,宜轻、准、浅、快,出血量不宜过多,应避开神经和大血管,刺后可再敷药包扎。头、面、颈部不宜施用砭镰法,阴证、虚证及有出血倾向者禁用。

4. 挑治疗法　挑治疗法是在人体的腧穴、敏感点,或一定区域内,用三棱针挑破皮肤、皮下组织,挑断部分皮内纤维,通过刺激皮肤经络,使脏腑得到调理的一种治疗方法。本法有调理气血、疏通经络、解除瘀滞的作用,适用于内痔出血、肛裂、脱肛、肛门瘙痒、颈部多发性疖肿等。

5. 挂线法　挂线法是采用普通丝线,或药制丝线,或纸裹药线,或橡皮筋线等来挂断瘘管或窦道的治疗方法。其机理是利用挂线的紧箍作用,促使气血阻绝,肌肉坏死,最终达到切开的目的。挂线又能起到引流作用,使分泌物和坏死组织液随挂线引流排出,从而保证引流通畅,防止发生感染。凡疮疡溃后,脓水不净,虽经内服、外敷等治疗无效而形成瘘管或窦道者;或疮口过深,或生于血络丛处,而不宜采用切开手术者,均可使用。

6. 结扎法　结扎法又名缠扎法,是将线缠扎于病变部位与正常皮肉分界处,通过结扎,促使病变部位经络阻塞、气血不通,结扎远端的病变组织,使其失去营养而致逐渐坏死脱落,从而达到治疗目的的一种方法。对较大脉络断裂而引起的活动性出血,亦可利用本法结扎血管,制止出血。本法适用于瘤、赘疣、痔、脱疽等,以及脉络断裂引起的出血。

（四）其他疗法

其他疗法有引流法、垫棉法、药筒拔法、针灸法、熏法、熨法、热烘疗法、溻渍法、冷冻疗法和激光疗法等。其中,引流法指的是在脓肿切开或自行溃破后,运用药线、导管或扩创等使脓液畅流,腐脱新生,防止毒邪扩散,促使溃疡早日愈合的一种治法。引流法包括药线引流、导管引流和扩创引流等。药线引流适用于溃疡疮口过小,脓水不易排出者,或已成瘘管、窦道者;导管引流适用于附骨疽、流痰、流注等脓腔较深、脓液不易畅流者;扩创引流适用于痈、有头疽溃后有袋脓者,瘰疬溃后形成空腔或脂瘤染毒化脓等。垫棉法是用棉花或纱布折叠成块以衬垫疮部的一种辅助疗法。它是借着加压的力量,使溃疡的脓液不致下坠而潴留,或使过大的溃疡空腔皮肤与新肉得以黏合而达到愈合的目的。垫棉法适用于溃疡脓出不畅有袋脓者;或疮孔窦道形成脓水不易排尽者;或溃疡脓腐已尽,新肉已生,但皮肉一时不能黏合者。药筒拔法适用于有头疽坚硬散漫不收,脓毒不得外出;或脓疡已溃,疮口狭小,脓稠难出,有袋脓者;或毒蛇咬伤,肿势迅速蔓延,毒水不出者;或反复发作的流火等。针灸法中针刺适用于瘰疬、乳痈、乳癖、湿疮、瘾疹、蛇串疮、脱疽、内痔术后疼痛、排尿困难等;灸法适用于肿疡初起坚肿,特别是阴寒毒邪凝滞筋骨,而正气虚弱,难以起发,不能托毒外达者;或溃疡久不愈合,脓水稀薄,肌肉僵化,新肉生长迟缓者。熏法适用于肿疡、溃疡。熨法适用于风寒湿痰凝滞筋骨肌肉等,以及乳痈的初起或回乳。热烘疗法适用于鹅掌风、慢性湿疮、牛皮癣等皮肤干燥、瘙痒之症。溻渍法适用于阳证疮疡初起及溃后、半阴半阳证及阴证疮疡、美容保健等。其他现代技术,如冷冻疗法适用于瘤、赘疣、痔核、痣、早期皮肤癌等。激光疗法中二氧化碳激光适用于瘤、赘疣、痔核、痣,以及部分皮肤良、恶性疾病等;氦氖激光适用于疮疡初起及僵块、溃疡久不愈合、皮肤瘙痒症、蛇串疮后遗症、油风等。

第四节　外科疾病常见病证主要证候的辨治思路

一、皮肤病(斑疹、疥癣、疮疡)

皮肤病(斑疹、疥癣、疮疡)种类较多,就症状而言不胜枚举,然而其中较核心的症状不外乎痛、痒、麻、胀等,故临证中应围绕这四个主症阐明辨证思路,同时结合皮肤病的致病因素内因及外因进行综合分析判断,确定辨证要点,这样才能规范辨证论治,进而合理遣方用药。(图 5-1)

二、乳房类疾病

乳房类疾病女性发病率明显高于男性。临床上,相对于主要症状是疼痛的乳房类疾病,更多的是乳房类疾病的体征表现,如溢液、溃疡、窦道、瘘管、结节或肿块,故在临证中应围绕局部辨证结合症状,确定辨证要点,举一反三。(图 5-2)

三、瘿、瘤、岩类疾病

瘿、瘤、岩类疾病,在临床上来说,其共性特点均为以体征表现为主,伴或不伴有不同程度的疼痛。临床体征主要为结节或肿块,故在临证中围绕局部辨证结合症状,确定辨证要点,举一反三。(图 5-3)

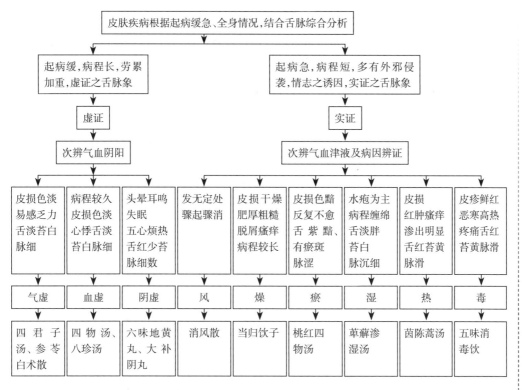

图 5-1　皮肤病主要证候的中医临证思维及代表方示意图

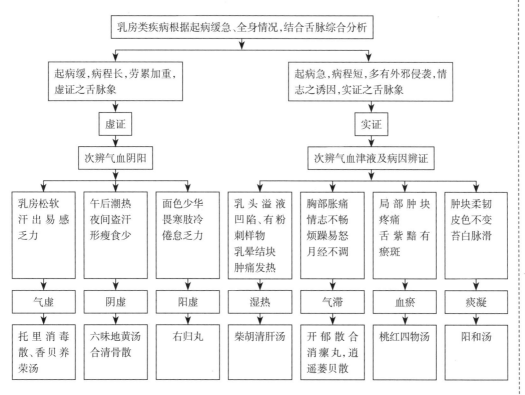

图 5-2　乳房类疾病主要证候的中医临证思维及代表方示意图

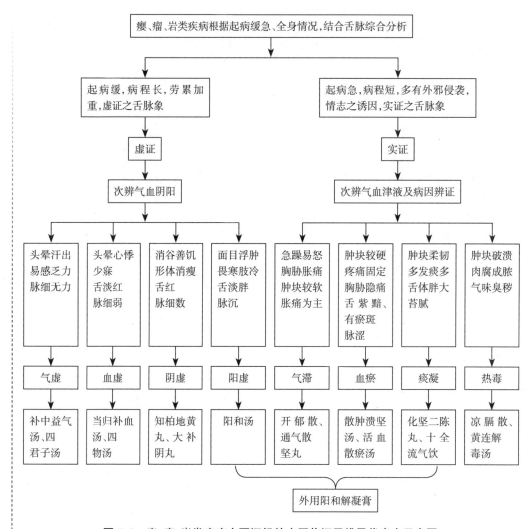

图 5-3　瘿、瘤、岩类疾病主要证候的中医临证思维及代表方示意图

四、肛肠类疾病

肛肠类疾病常见的症状有便血、肿痛、脱垂、流脓、便秘、分泌物等。临证中以辨症状及辨部位为主,结合致病因素,综合分析,确定辨证要点。(图 5-4)

五、泌尿男科类疾病

泌尿男科类疾病主要临床症状有尿频、尿急、尿痛、血尿、排尿困难、疼痛及性功能低下、不育等。围绕上述主症阐明辨证思路,分析辨证重点。(图 5-5)

六、周围血管类疾病

周围血管类疾病主要临床症状是凉、麻、痛、跛,体征主要表现为水肿、不同程度及范围的疮面。结合致病因素之内因及外因,综合主症及体征,将整体辨证与局部辨证充分有机结合,明晰辨证思路及要点。(图 5-6)

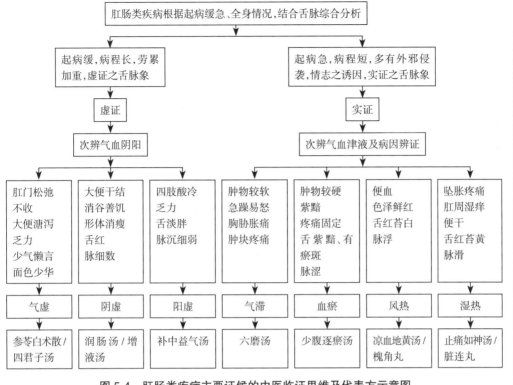

图 5-4　肛肠类疾病主要证候的中医临证思维及代表方示意图

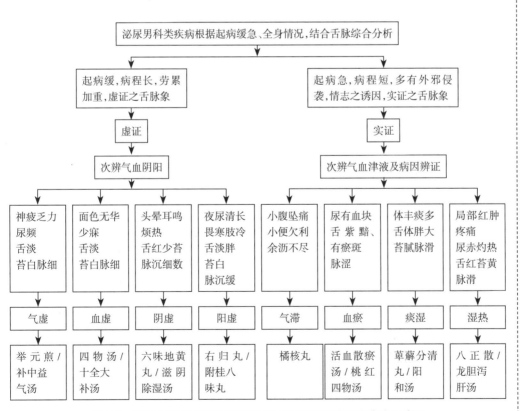

图 5-5　泌尿男科类疾病主要证候的中医临证思维及代表方示意图

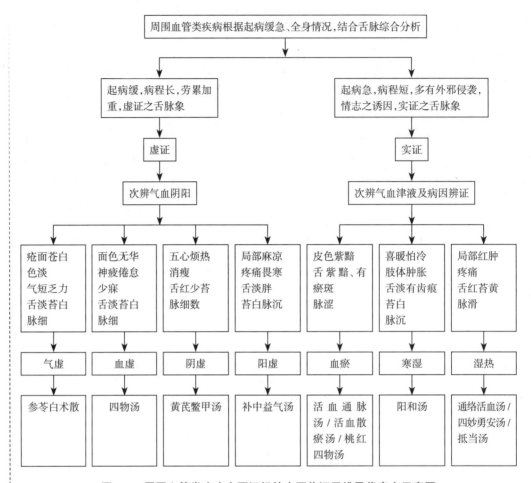

图5-6 周围血管类疾病主要证候的中医临证思维及代表方示意图

说明:

1. 以上各类病种的思维路径均非彼此孤立或矛盾,可兼而有之,即使寒热亦可同时存在,如阴阳失调、本虚标实、寒热错杂等。

2. 由各路径得到的证素需基于一条主线,有条理地整理提炼成一个个证型。如虚、寒、湿、瘀、热则可提炼成寒瘀化热、虚寒夹湿,再结合各主症的严重程度及次要症状来判断证型的主次。

3. 以上各证素和辨证要点为中医外科常见的主要内容,不能涵盖临床所有情况,临证时在此基础上发挥,如结合西医学影像学检查下的微观辨证等。

(王 雨)

 复习思考题

1. 中医外科内治三大法则的名称、定义和适应证各是什么?

2. 试述清热法的适应证。临床分别用哪些具体方药论治?

3. 如何辨别脓液的形质、色泽和气味?

4. 试述消、托、补三大治法总则的定义及适应证。

5. 试述外科疾病的致病因素以及部位辨证。

6. 何谓挂线法、结扎法、垫棉法、砭镰法。

7. 胡某，男，10 岁。颈部左侧肿块，红肿热痛 4 天，伴咽喉疼痛，口干，发热 38℃，便秘。查：左侧颈部发现约 10cm×6cm 包块，灼热、压痛、边界清楚，无波动感，舌淡、苔薄黄、脉浮数。

试给出上述病例的诊断，分析其辨证分型，给出治法、方剂。

8. 赵某，男，36 岁。既往有吸烟史 10 余年，4 年前出现右下肢发凉、怕冷、酸痛，每步行 500~1 000m 路程，即觉足掌板硬，小腿酸胀而跛行，休息 3~5 分钟后缓解，继续步行又出现上述症状。经治疗曾好转，但反复发作。现肢体疼痛加重，夜间痛难入眠。查局部皮肤干燥、颜色黯红、有轻度肌肉萎缩、趾甲变形、足背动脉搏动消失。舌质黯红、有瘀斑，脉弦涩。

要求回答问题：①诊断（中、西医病名）；②辨病分期、辨证；③治法、代表方剂。

9. 患者，男，35 岁，左侧头面有鲜红色斑片，上有成簇丘疹、疱疹 3 天，灼热刺痛，疱壁紧张，伴有口苦咽干，心烦易怒，便秘溲赤，舌红苔黄，脉弦滑数。

请写出诊断（中、西医病名）、证型、治法方药、外治方法。

10. 朱某，女，29 岁。初产哺乳 1 个月，8 天前出现左乳房红肿疼痛，曾自服鹿角粉 3 天，近 2 天疼痛加重，伴发热、口苦、口干、大便干结。体检：体温 38.5℃，左乳外上象限触及红肿结块 4cm×3cm，触痛明显，质地中央部分稍软，有应指感，左腋下淋巴结肿大。舌苔黄腻，脉洪数。

要求回答问题：①诊断（中、西医病名）；②辨病分期、辨证；③治法；④内服主方及外治方法。

第六章

妇科疾病常见病证临床诊治思维

　　女子的月经、带下、胎孕和产育等特殊功能,主要是脏腑、经络、气血等作用于胞宫的表现。胞宫是女性特有的生殖器官。冲任督三脉起于胞中,上行交会于带脉,外联十二经脉与脏腑相通,得脏腑化生气血的资助。"冲为血海",冲脉起于胞宫,成为血海蓄溢之所;任脉为"阴脉之海"、督脉为"阳脉之海",两脉起于胞宫,使之成为阴阳交合之地;带脉"约束诸经",使胞宫藏泻各依其时。冲、任、督、带四脉充盈条达,广聚脏腑之血,阴平阳秘,胞宫才具有经、孕、产、乳生理功能,反之冲、任、督、带损伤则是妇科疾病产生的病机关键,因此在妇科疾病辨证中与内科、外科等其他各科不同,要注意冲任不足、冲任阻滞、冲任不固、热扰冲任、寒伏冲任、冲气上逆、瘀阻冲任、带脉不固、带脉失约、督脉虚损之不同,审证求因,论治有据。(图 6-1)

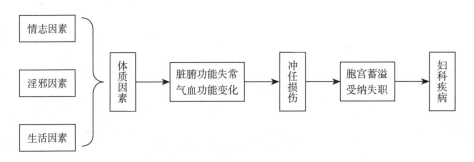

图 6-1　妇科疾病的病因示意图

第一节　月　经　病

 培训目标

1. 掌握月经病的常用辨证思维方法及辨证思路。
2. 熟悉月经病的治疗要点。
3. 了解月经的生理特点与月经病的病理特点。

一、月经的生理特点与月经病的病理特点

(一)月经的生理特点与月经病的病理特点

五脏安和,气血充沛,经脉调畅,才能使藏之于肾的生殖之精不断地得到充养。女子至二七之年,肾气充盛,藏于肾之天癸渐至成熟,冲任二脉广聚脏腑气血,在带脉约束、督脉调节下,输注于胞宫之地,从而使胞宫有节律地定期藏泻,产生月经。其中,"肾 - 天癸 - 冲任 - 胞宫"为月经产生的主要机制。(图 6-2)

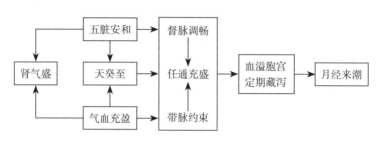

图 6-2 月经的产生机制示意图

肾为先天之本,五脏六腑之根,藏真阴而寓元阳,是人体生长发育和生殖的根本。肾气的盛衰主宰着天癸的"至与竭"、冲任的"盛与通"、月经的"行与止",在"肾气 - 天癸 - 冲任 - 胞宫"的环节中占有重要的主导地位。然而"肾者主水,受五脏六腑之精而藏之",五脏安和所化生的气血充盈调畅是"肾气盛"的基础。肝藏血,肾藏精,精血相生;心主血脉,肾司封藏,心肾相交,水火既济;脾主统血,为气血生化之源,资养肾精;肺主气而"朝百脉",使肾气、胞宫经气平和。五脏安和,冲任相资,则经事如期。若五脏不安、肾气不足、肝气郁滞、脾虚血少、心气郁结、肺气失宣等,均可引起冲任损伤,而致胞宫藏泻失职,导致月经病的产生。

(二)月经病的主要病理产物

1. 瘀血　气虚运血无力、气机郁滞、血行不畅、血被寒凝、热灼血脉、湿阻血运、外伤血溢脉外等诸多因素均可引起瘀血内停。若冲任阻滞,胞脉不畅,可致经期延长、痛经、闭经、癥瘕;瘀停胞脉,不能摄精成孕,可致不孕;瘀血内阻,血不归经,可致崩漏、经间期出血等疾病。

2. 痰饮　肺、脾、肾三脏气化失司,三焦失于通调,水湿内停,聚湿成痰,冲任不畅,胞宫藏泻失常而见月经后期、闭经、不孕等;痰饮与瘀血互结则成癥瘕。

(三)相关脏腑对月经病的影响

月经病与肾、肝、脾、心四脏的关系尤为密切。

1. 肾　肾为先天之本,主生殖和藏精,系胞络,是"元气之根"。肾有阴阳二气,为"水火之宅"。由于机体阴阳盛衰的不同,以及损伤肾气、肾精、肾阳的不同,临床上有肾气虚、肾阳虚、肾阴虚等不同证型。先天肾精不足,青春期天癸初至未充;育龄期房劳多产、失血耗精导致肾精不足;围绝经期天癸渐竭,冲任胞宫精血不足,可致月经不调、不孕、绝经前后诸证等。肾阴亏损,阴虚内热,热伏冲任,可致月经先期、崩漏等。肾阴不足,胞宫胞脉空虚,可致月经过少、不孕等。肾气的盛衰与天癸的至竭关系到

月经。肾气不足,冲任不固,封藏失职,可致月经先期、月经过多等。肾阳虚弱,不能蒸腾肾阴而化生肾气,肾气不固,封藏失职,可致月经过多、崩漏等。肾虚冲任不固,血海蓄溢失常,可致月经先后不定期。

2. 肝　肝主疏泄,喜条达而恶抑郁,体阴而用阳,具有贮藏血液和调节血液流量的生理功能。妇人以血为本,月经生理活动以血为用。若素性忧郁,或工作、生活压力导致肝气郁结,血为气滞,可致经行乳房胀痛。肝郁化火,热伤冲任,血液妄行,则出现月经先期、月经过多、崩漏等。肝血不足,血虚生风化燥,可致经行风疹。肝肾同源,精血不足,则肝阳上亢,可见经行眩晕等。

3. 脾胃　脾主运化,主统血;胃主受纳和腐熟水谷,为多气多血之腑。脾胃为后天之本,气血生化之源,一方面充养肾精,另一方面经过经络输注胞宫为生殖功能提供能源和动力。化源不足见月经过少、闭经等;脾气不足,冲任不固,血失所统可致月经先期、月经过多、崩漏等。

4. 心　心主血脉,心气有推动血液在经脉运行的作用。心气不足,运血无力,营血不能运行到胞宫,致闭经。心为阳中之太阳,心阳不足,不能温煦胞宫,胞宫失于温养,致痛经。心为君主之官,神明出焉。古籍云:"诸痛痒疮,皆属于心。""月事不来者,胞脉闭也。胞脉者属心,而络于胞中,今气上迫肺,心气不得下通,故月事不来也。"此论说明心之升降功能失常,可导致月经停闭。心气下通于肾,心肾相交,血脉流畅,月事如常。这些都说明心与月经关系密切。

二、月经病的常用辨证思维方法

月经病的辨证首先抓住妇科特征,重点分析月经的期、量、色、质及伴随月经周期出现的症状,同时结合全身证候、舌脉,运用八纲、气血、脏腑辨证之法进行诊断。例如,经量过多,多属血热或气虚;经量过少,多属血虚、肾虚或寒凝血滞;经量时多时少,多属气郁、肾虚;经色紫红或鲜红,多属血热;经色淡红,多属气虚、血虚;经色紫黯,多属瘀滞;经质稠黏,多属瘀、热;经质稀薄,多属虚、寒;夹紫黯血块者,多属血瘀。伴腰酸腿软,多属肾虚;伴胸胁、乳房胀痛,胸闷不舒,小腹胀痛,时欲叹息,嗳气,食欲不振等症状,多属肝郁。

三、月经病的治疗要点

(一) 月经病的治疗原则重在治本以调经

首审经病、他病的不同。对于妊娠类及其他系统(如血液系统、甲状腺、肾上腺)疾病引起的月经病,先治他病,经病自愈。

次辨轻重缓急的不同。若经崩暴下,急则治其标,塞流止血为先,血止后缓则治其本,以澄源复旧。

再查月经周期各时段的不同。注意经期血室正开,经后血海空虚,经前气血充盛之特点,分时论治。

(二) 月经病的治疗方法

1. 基本治疗方法　运用补肾滋肾、疏肝养肝、健脾和胃、调理气血诸法来调补冲任。调理气血之原则:病在气者,治气为主,治血为佐;病在血者,治血为主,治气为佐。

2. 周期疗法　根据月经周期各阶段的不同,以指导用药。卵泡期以滋肾养血,调理冲任,促卵泡发育为主;选方以左归丸、归芍地黄汤、养精种玉汤加减。排卵期以滋肾助阳,行气活血,促卵子排出为主;方以毓麟珠加减。黄体期以温肾补阳,疏肝调经,促黄体成熟为主;选方以二仙汤、金匮肾气丸加减。行经期活血调经,去旧布新,奠定基础;选方以桃红四物汤合逍遥散加减。在各个时期用药时,应注意经期血室正开,宜慎用大寒大热之剂;经前血海充盛,勿滥补,宜予疏导;经后血海空虚,勿强攻,宜于调补。

四、月经病的辨治思路

(一) 根据月经的期、量明确病名诊断(图 6-3)

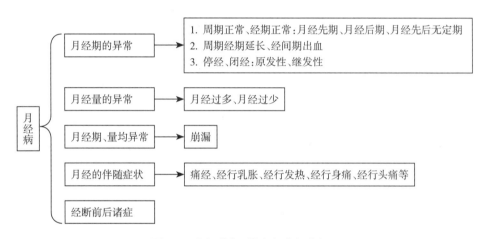

图 6-3　月经的期、量病名诊断分析图

(二) 根据经血色、质以辨寒热虚实,结合全身症状辨脏腑气血(图 6-4)

(三) 痛经病更应注意对疼痛时间、性质及部位进行辨证

若痛在少腹,病位在肝;痛连腰际,病位在肾。(图 6-5)

(四) 年龄对辨证的影响

幼女和青春期女性重视少阴肾经的作用;育龄期女性重视厥阴肝经的影响;绝经期妇女诊治重视太阴脾经的治疗。

(五) 诊治月经病的注意事项

1. 有性生活女性主诉月经异常,应行 HCG(尿或血)检查排除妊娠。

2. 育龄期女性月经不规则,首选诊刮送病理,以明确诊断。

3. 绝经后女性出现经断复来,应警惕子宫内膜癌,及时行诊断性刮宫。

4. 不规则阴道出血,应及时完善 B 超检查排除器质性病变,必要时可行宫腔镜检查。

5. 已婚女性建议常规妇科检查,排除宫颈病变造成的异常出血误作月经病治疗。

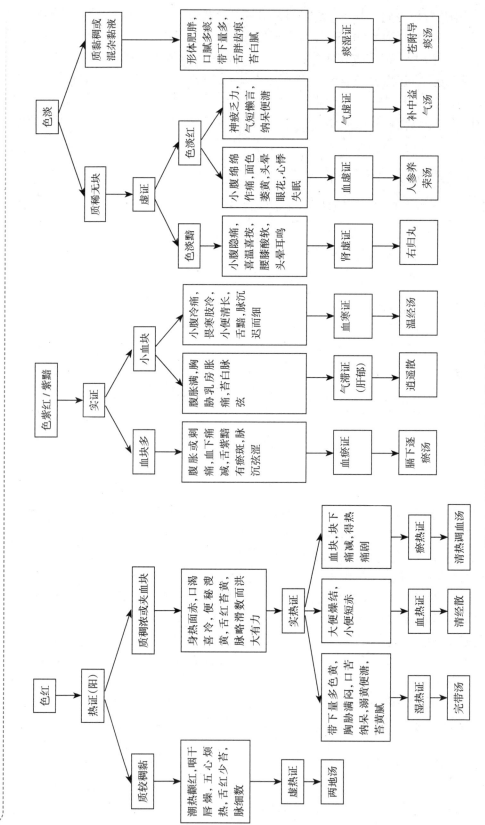

图 6-4 月经病的中医临证思维及代表方剂示意图

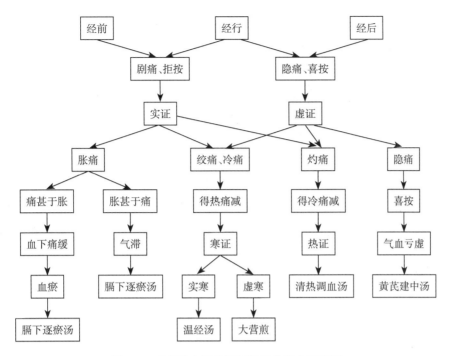

图 6-5　痛经的中医临证思维及代表方示意图

第二节　带　下　病

 培训目标

1. 掌握带下病的常用辨证思维方法及带下过多病的辨证思路。
2. 熟悉带下病的治疗要点。
3. 了解带下的生理特点与带下病的病理特点

一、带下的生理特点与带下病的病理特点

(一) 带下之意

带下有广义和狭义之分。广义带下泛指妇产科疾病,因其多发生在带脉以下的部位,故称为带下。狭义带下是指从妇女阴道内流出的液体,又有生理、病理之别。

(二) 带下的生理特点与带下病的病理特点

生理性带下是当女子肾气充盛,天癸臻熟,脾气健运,任脉通调,带脉健固,阴道内即有适量透明或色白、无特殊气味的黏性液体,在经期前后、氤氲期、妊娠期量略有增多,具有润泽阴道和阴户,防御外邪的作用。《沈氏女科辑要笺正》引王士雄语云:"带下,女子生而即有,津津常润,本非病也。"(图 6-6)

带下是任脉所司之阴精、津液下达胞宫,流于阴股而成;受阴阳气血消长影响,有周期性变化。生理性带下出现在经前、经间期、妊娠早期,为无色透明、黏而不稠、无

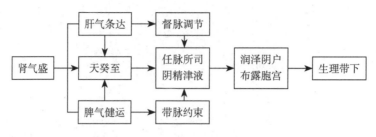

图 6-6　带下产生的生理机制示意图

特殊气味的液体。

　　若失督脉温化则成湿浊,若失带脉约束则滑脱。带下病多因带下增多求治。带下过多病不外虚实二证,虚实夹杂亦为常见。本病的主要病因是"湿"邪。由于湿邪损伤任带二脉,使任脉不固、带脉失约而发生带下病。如《傅青主女科·带下》云:"夫带下俱是湿症。而以带名者,因带脉不能约束,而有此病。"湿邪有内外之别。内湿的产生与脾肾等脏腑功能失常密切相关。脾虚失运,水湿内停;肾阳不足,气化失常,水湿不化;或肾虚封藏失职,精液滑脱;或肝经湿热下注,均可损伤任带二脉引起带下病。外湿多因久居湿地,或涉水淋雨,或不洁性交等,以致感受湿邪,且湿邪可兼夹寒、热、毒邪直犯冲任、胞宫、阴器为患,表现为带下的异常和阴道、前阴局部的坠、胀、痒、痛诸症。

　　(三)带下病的主要病理产物

　　1. 痰饮　因他病发生肺、脾、肾气化功能失常,三焦失于通调,津液输布失常,水湿停聚而成痰饮,若流注下焦,使任脉不固,带脉失约,则生带下病。痰饮亦在带下病中为主因,常致带下增多。

　　2. 瘀血　七情所伤,气机郁结,可致血脉不畅;或寒热与血搏结成瘀,瘀阻任带,使阴精津液不达阴股,常致带下过少。

　　(四)相关脏腑对带下病的影响

　　1. 肾　肾寓元阴元阳,主藏精。肾阳又称"元阳",为人体阳气根本,主温煦脏腑。素体肾虚或年老体衰,或久病及肾,肾阳虚弱,命火不足,蒸腾失司,寒湿内盛,损及任、带二脉,而为带下病。或因阳虚肾气不固,封藏失职,下元亏虚,任带亦虚,津液滑脱而为带疾,或寒湿下陷与下夺之精液合而为带浊。如《万氏女科》曰:"白带者,时常流出,清冷稠黏,此下元虚损证也。"肾阴又称"元阴",是人体阴液的根本。液为肾精所化,流于阴股为带下。带下量与肾气盛衰、天癸至竭直接相关。素体阴虚或年老真阴渐亏,或久病失养,肾阴亏耗,阴虚失守,虚火妄动,以致任带失固,津液下夺;或阴虚复感湿热之邪伤及任带而致带下病。《沈氏女科辑要笺正·带下》云:"肾家阴虚,相火鼓动而为遗浊崩带之病本是最多。"

　　2. 脾胃　脾胃化生水谷精微物质,可以充养肾精,又可输注胞宫为生殖功能提供能源和动力,同为阴精津液化生的来源。脾与胃相表里,脾气升清,胃气降浊,为气机升降之枢纽,主运化水湿;素体脾虚,或饮食所伤,或劳倦过度,或忧愁思虑,或肝病乘脾,或肾虚不温脾土,均可导致脾虚运化失职,反聚为湿,湿浊流溢下焦,伤及任、带二脉,发为带下病。如《女科经纶·带下门》引缪希雍语云:"白带多是脾虚……脾伤则湿土之气下陷,是脾精不守,不能输为荣血而下白滑之物矣。"

3. 肝　肝主疏泄,体阴而用阳。肝失条达,气郁化热,肝郁克脾,脾失健运,肝火挟脾湿下注,伤及任带,亦可发为带下病。

二、带下病的常用辨证思维方法

带下过多虽有内湿、外湿之别,总以带下之量、色、质、气味及全身伴随症状和舌脉为依据辨寒热虚实。

一般带下量多,色黄质稠,伴阴户红、肿、热、痛考虑实证、热证;带下清白量多,质稀,伴阴户阴冷,考虑多为虚证、寒证;带下赤白相间,或五色杂见,或如脓如血、奇臭难闻,多为热毒或湿毒,或恶性肿瘤。外感湿毒常在行经、产后、人工流产术后或不洁性交之时入侵阴户。内生之湿多与肝、脾、肾三脏有关。

三、带下病的治疗要点

带下病的治疗围绕肝、脾、肾三脏辨证施治。治脾宜升燥;治肾宜补涩;治肝宜疏达;治湿热宜清利为法。局部症状明显者,可配合外治法。

四、带下病的辨治思路

辨证主要依据带下的量、色、质、气味变化以辨寒热虚实,同时结合外阴、阴道的局部症状(坠、胀、热、痛)和其他全身症状及苔脉等以定脏腑辨证。脾虚证方用完带汤,肾阳虚证方用内补丸,阴虚夹湿证方用知柏地黄汤,湿热下注证方用止带方,热毒蕴结证方用五味消毒饮酌加土茯苓、薏苡仁。(图 6-7)

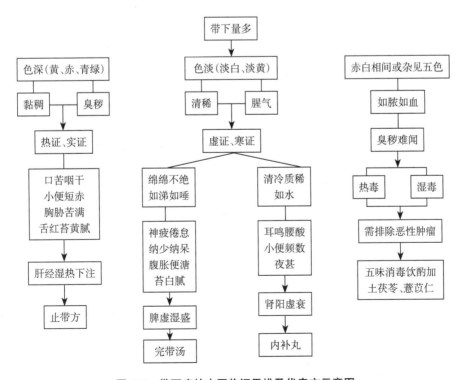

图 6-7　带下病的中医临证思维及代表方示意图

第三节　妊　娠　病

一、妊娠的生理特点与妊娠病的病理特点

(一) 妊娠的生理特点与妊娠病的病理特点

与妊娠有关或伴发的病症,称之为妊娠病,即"胎前病"。该病不但影响孕妇的身体和心理健康,也阻碍胎儿的生长发育。

结婚生育,繁衍后代是人类的生理本能。对于生命的起源,早在《黄帝内经》中就有描述:"阴阳和,故能有子。"此外,"天有阴阳,人有夫妻……地有四时不长草,人有无子,此人与天地相应也"强调了正常受孕是需要具备一定条件的。第一,"二七,而天癸至,任脉通,太冲脉盛,月事以时下,故有子"说明肾气充盛与否是受孕的先决条件;第二,"任通冲盛,女经调"和"精气溢泄,男精壮"均说明了冲任气血和经络的条达是受孕的基础条件;第三,"男精壮而女经调,有子之道也"说明了精、卵形成的质量是受孕成功与否的必要条件;第四,"氤氲之时,阴阳和"强调了受孕的最佳时机;第五,"两精相合,结胚胎"说明了男女精卵的完美结合方可顺利构成胚胎,乃受孕的关键因素;第六,"胎居子宫,逐月养"指出了胞宫是受胎之所,强调了胞宫功能的正常是受孕的根基。(图6-8)

妊娠期,母体内环境因妊娠特殊生理而改变。正如《沈氏女科辑要》所言:"妊娠病源有三大纲:一曰阴亏。人体精血有限,聚以养胎,阴分必亏。二曰气滞。腹中增一障碍,则升降之气必滞。三曰痰饮。妊娠脏腑接壤,腹中遽增一物,脏腑之机括为之不灵,津液聚为痰饮。知此三者,庶不为邪说所惑。"可见,妊娠病的特点以阴虚、气滞、痰湿为著。因此,根据妊娠期特点及脏腑辨证将妊娠病的主要病理特点归纳为以下三个方面:

1. **阴虚**　阴血素虚,孕后血聚胞宫以养胎,阴血聚于下,阳气浮于上,则阴虚阳亢,甚至气机逆乱,引发妊娠恶阻、子嗽、子晕、子痫等。

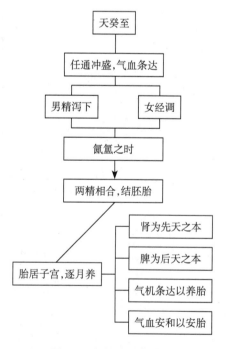

图6-8　妊娠生理示意图

2. 气滞　胎体渐长,气机升降受阻,或七情内伤致气血运行不畅,气机失调,气滞则血瘀水湿内停,引发子满、子肿、异位妊娠等。

3. 痰湿　孕后经血不泻,冲气偏盛,素体脾肾不足,或劳倦过度、房事不节伤及脾肾,则肾难以系胎、脾难以固胎,引发胎漏、胎动不安、滑胎等;脾阳不振,肾阳不足,运化无权,则聚痰生湿,水湿内停,引发子肿、子淋等。

(二) 妊娠病的主要病理产物

1. 瘀血　寒、热、湿与血相互搏结,或素性抑郁,或胎体增大阻碍气机,气血运行不畅,或孕后脾肾精亏,气虚运血无力,跌仆损伤等阻碍脉络,导致瘀血内停,阻于冲任、胞络,而致胎失所养,胎失所系,胎元不固而致病。

2. 痰饮　外感六淫之邪乘虚而入,或素性抑郁,导致气机升降失调,气化失常,水湿内停,形成痰饮,阻碍气机,气机不畅,冲任不调,胞络不通而致病。

(三) 相关脏腑对妊娠病的影响

1. 肾　肾为先天之本。肾主生殖、纳气,主藏精。“胞络者,系于肾”,肾虚则肾精匮乏,胎失所养;或肾气亏虚,胎失所系,则胎元不固。

2. 脾　脾为后天之本,气血生化之源。脾主运化、统血。脾气虚弱,气血生化乏源,胎失所养;脾虚湿盛,水湿内停,阻滞气机,气血运行不畅,则胎失所养,胎元不固。

3. 心　心藏神而主神明,为阳中之太阳。“胞脉者,属心而络于胞中”,心气郁结,气血不畅,胞脉受阻,胎失所养,则胎元不固。

4. 肝　肝主疏泄、藏血。肝气郁结,郁而化火,灼伤津液,胞宫失于血液灌溉,胎失所养;肝郁气滞,气血运行不畅,胞络受阻,则胎元不固。

二、妊娠病的常用辨证思维方法

妊娠病的辨证要点,需了解妊娠月份、胎儿情况、孕妇全身体征及舌脉,运用四诊八纲进行综合辨证分析,确定诊断。同时,借助妊娠试验、B 超检查以及相关的实验室检查等协助妊娠及妊娠病的诊断。在此过程中需注意以下两点:第一,明确妊娠部位;第二,辨别母病、子病以确定治疗主次。

三、妊娠病的治疗要点

妊娠病的治疗要遵循“有故无殒,亦无殒也”和“衰其大半而止”的理论原则,结合辨证论治,治病求本。

首先,明确子病与母病之因果。若因母病而致胎不安者,重在治病,病去则胎自安;相反,若因胎不安而致母病者,重在安胎,胎安则病自愈。

其次,辨清胎元存留与否。若胎元不正,胎堕难留,或胎死不下,或孕妇病情危重,则应速下胎以益母。

最后,主要以补先天、养后天为主。本着“治病与安胎并举”的原则,选择合理安胎之法。临床以补肾健脾、调理气血为主。补肾以固胎之本,健脾以益血之源,理气以通调气机,理血以养血为要。临床辨证中兼以清热,使脾肾健旺,气血安和,本固血充,则胎可安。同时,在整个治疗过程中,还应特别注意对妊娠期药物使用的禁忌以及“胎前三禁”用药规律。凡峻下、滑利、祛瘀、破血、耗气、散气以及有毒药品,都应慎用或禁用,以免动胎伤胎。

四、妊娠病的辨治思路

1. 明确妊娠及部位(图 6-9)

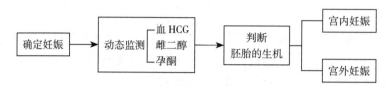

图 6-9　妊娠病胎元部位示意图

2. 宫内常见妊娠病的辨证要点(表 6-1)

表 6-1　宫内常见妊娠病的辨证要点

病名	诊断要点	辨证要点	代表方
胎漏 胎动不安	平素月经规律;有停经史 流血量少,且反复 伴腰酸腹痛	妇科检查见子宫颈口未开,胎膜未破 子宫大小与停经月份相符 尿妊娠试验阳性 B 超提示妊娠图像	寿胎丸
堕胎 小产	妊娠 12~28 周内,胎儿已 成形而自然堕胎者 有阴道出血及腹痛情况 流血在前,腹痛在后	妇科检查见阴道出血量多,宫颈口已开大, 可见胚胎组织阻塞于宫口 子宫较正常月份小 可有羊水流出或胎膜囊膨出宫口 尿妊娠试验阴性 流血多者可见贫血貌 B 超可协助检查	脱花煎

3. 异位妊娠的辨证要点(表 6-2)

表 6-2　异位妊娠的辨证要点

病名	诊断要点	辨证要点	代表方
异位妊娠	不规则的阴道出血,淋沥量 少;伴停经史;若破裂型则腹 胀痛如裂,伴恶心呕吐,肛门 坠胀感,甚至晕厥	子宫体增大如停经月份,变软;B 超可见宫腔内有妊娠囊和胚芽; 或见胎心搏动	宫外孕Ⅰ号方

第四节 产 后 病

1. 掌握产后病的常用辨证思维方法及辨证思路。
2. 熟悉产后病的治疗要点。
3. 了解产后的生理特点与产后病的病理特点。

一、产后的生理特点与产后病的病理特点

(一) 产后的生理特点及产后病的病理特点

正常产褥期一般需要 6~8 周,血性恶露持续 3~4 天干净,浆液性恶露持续 7~10 日干净,白色恶露持续 2~3 周干净。产后常见病及危重症概括为"三病""三冲""三急"。

产后病以"虚""瘀"多见,其病机特点多属"多虚多瘀"。其病因病机可分四个方面:一是阴血骤亡,虚阳上浮,或血虚火动,易致产后血晕、产后发热、产后痉证、产后大便难等;二是瘀血内阻,血不归经,血溢脉外,日久成瘀,血瘀气滞,气机不畅,气滞血瘀,或七情内伤,气机不利,瘀阻气闭,可致产后血晕、产后腹痛、产后发热、产后恶露不绝、产后情志异常等;三是元气虚损,产时用力耗气伤血,气随血脱,或产后操劳过早,气虚不固,冲任失摄,易致产后腹痛、产后发热、产后恶露不绝、产后自汗、产后乳汁自出等;四是饮食房劳、外感淫邪,产后气血均虚,腠理不固,卫表不充,致产后腹痛、产后发热、产后恶露不绝、产后痉证、产后身痛等。产后脏腑气血失摄,百节空虚,腠理卫表不调,稍有不慎即可诱发产后病。

(二) 产后病的主要病理产物

产后病瘀血最为多见。产后百脉皆虚,寒热易袭,寒凝血瘀或热结成瘀,或情志不遂,气机不利,气滞血瘀,气血运行不畅,冲任阻滞,可见产后血晕、产后发热、产后腹痛、产后情志不畅;瘀血内阻,血不归经,见产后血崩、产后恶露不绝;产后起居不慎,虚邪贼风乘虚而入,寒凝血瘀,胞脉受阻,见产后身痛。

(三) 相关脏腑对产后病的影响

1. 脾 产时、产后失血过多,脾主统血失常,冲任血虚,胞脉失于濡养,且耗气伤阴,气随血脱,气血虚弱,运行无力,血性凝滞。脾为后天之本,气血生化之源,主运化、统血,故产后补脾健运,有助于气血化生。

2. 肝 肝藏血,主筋脉,主疏泄。产时耗气伤血,肝藏血失常,肝血亏虚,筋脉骨节失于濡养,易见产后痉证。肝主疏泄功能失常,气机不畅,易致产后抑郁;气血运行不畅,气滞血瘀,易致产后恶露不绝、产后发热;产后疏肝活血化瘀,有助于调畅气机。

3. 肾 肾主封藏。肾气开阖失调,产时损伤肾气,肾阳不足,温煦失常,气化失司,膀胱气化不利,致产后小便不通。产后补肾温阳,有助于调节膀胱气化功能。

4. 心 心主血脉,主神明。产后耗气伤血,血不养心,心血不足,心神失养,易发为产后情志异常,产后抑郁。产后调和气血、补心安神,有利于心气畅通。

二、产后病的常用辨证思维方法

在四诊、体征、八纲、脏腑、气血辨证的基础上,根据新产特点,注意"三审",先审小腹痛与不痛,以辨有无恶露停滞;次审大便通与不通,以验津液的盛衰;再审乳汁行与不行和饮食多少,以察胃气的强弱。同时注意舌脉、产妇体质,结合辅助检查及妇科检查,进行全面分析,做出正确诊断。(图 6-10)

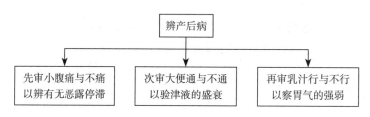

图 6-10 产后病的常用辨证思维示意图

三、产后病的治疗要点

1. 治疗原则 "勿拘于产后,亦无忘于产后。"《景岳全书》说:"产后气血俱去,诚多虚证。然有虚者,有不虚者,有全实者,凡此三者,但当随证随人,辨其虚实,以常法治疗,不得执有诚心,概行大补,以致助邪。"开郁勿过于耗散,消导必兼扶脾,祛寒勿过于温燥,清热勿过于苦寒。

2. 产后多虚,应以大补气血为主,但用药需防邪,并避免助邪之弊;产后多瘀,以活血化瘀为主,需佐以养血,以化瘀不伤血。掌握补虚不滞邪,攻邪不伤正的原则,勿犯虚虚实实之戒。

3. 掌握产后用药"三禁"——禁大汗以防亡阳,禁峻下以防亡阴,禁通利小便以防亡津液。

4. 产后危急重症(如产后血晕、产后血崩、产后痉证、产后发热等)需及时明确诊断,必要时中西医结合救治,以免贻误病情。

四、产后病的辨治思路

(一) 产后情志异常

产后多虚多瘀,故产后情志异常亦应分清虚瘀。"心血不足,心脉瘀阻"为本病病机关键,临床辨证要详辨由心涉肝、及脾、累肾、害肺之不同;细审本病多脏受累,衍生"痰、瘀、火"之轻重。(图 6-11)

(二) 产后恶露不绝

以恶露的量、色、质、气味和腹痛特点为主进行辨证,结合脏腑辨证、气血辨证。(图 6-12)

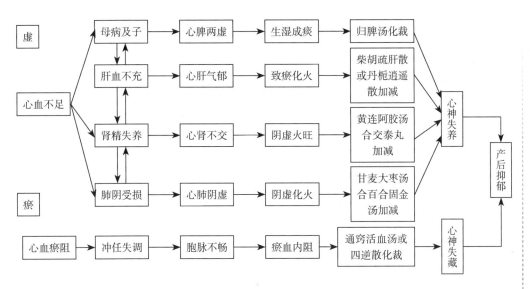

图 6-11　产后情志异常的中医临证思维及代表方示意图

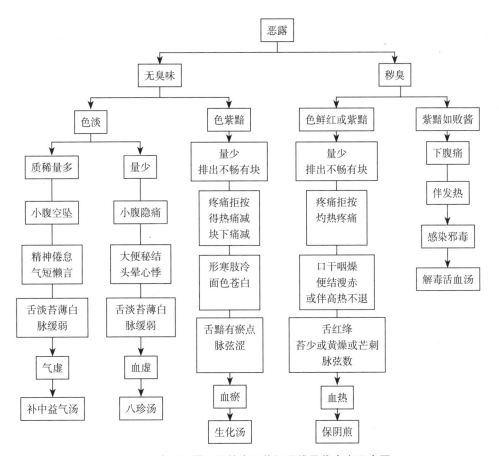

图 6-12　产后恶露不绝的中医临证思维及代表方示意图

第五节 妇 科 杂 病

培训目标

1. 掌握妇科杂病的常用辨证思维方法及辨证思路。
2. 熟悉妇科杂病的常用治疗原则与方法。
3. 了解妇科杂病的生理与病理特点

凡不属于经、带、胎、产及前阴疾病范畴,而又与女性解剖、生理特点有密切关系的疾病,称为"妇科杂病"。常见妇科杂病有不孕症、妇人腹痛、癥瘕等。

一、妇科杂病的生理与病理特点

1. 妇科杂病临床症状多变,临床证候不同,病因病机各异。
2. 外感寒热湿邪、情志所伤、生活因素、体质因素等诸多病因均可导致疾病的发生。
3. 病机主要责之肾、肝、脾功能失常,气血失调,直接或间接影响冲任、胞宫、胞脉、胞络而发生妇科杂病,因此往往多伴见女子经带胎产的异常。

二、妇科杂病的常用辨证思维方法

妇科杂病的中医辨证方法较多,根据其特点,多采用脏腑辨证和气血辨证,个别采用卫气营血辨证。

1. 辨脏腑病位 脏腑辨证以脏腑生理、病理为基础进行辨证分析。在妇科临床中,肾病辨证多为虚证,可见肾气虚、肾阴虚、肾阳虚等证型;肝病辨证多表现为实证和虚中夹实证,有肝气郁结、肝郁化火、肝经湿热等;脾病辨证多见虚证或虚中夹实证,常见脾气虚(胃虚)、脾阳虚(痰湿)等。

2. 气血辨证 气血辨证以气、血的生理、病理为基础进行辨证分析。脏腑化生气血使之运行,气血又为脏腑功能活动提供物质基础,所以脏腑病变可以影响气血,气血也可以损伤脏腑。气和血二者的病变也是互相影响,或气病及血,或血病及气。辨证分析时要分析气病为主和血病为主的不同情况。气病辨证有气虚、气陷、气滞等。血病辨证有血虚、血瘀、血寒、血热等。

三、妇科杂病的治疗要点

(一) 治疗原则

妇科杂病的病情复杂多变,治疗须以脏腑、经络、气血为核心,从整体观念出发,进行辨证施治。

(二) 治疗要点

不孕症宜温养肾气,调理冲任气血;妇人腹痛应以通调冲任气血为主;癥瘕需理气散结、破血消瘀,兼以扶正。临证需采用个性化方案,辨证论治,随症加减。

四、妇科杂病的辨治思路

1. 不孕症 女子婚后有正常性生活1年以上,配偶生殖功能正常,未避孕而未受孕者,或曾孕育过,未避孕1年以上未再受孕者,称之为不孕症。前者为原发性不孕,古称"全不产""无子";后者为继发性不孕,古称"断绪"。(图6-13)

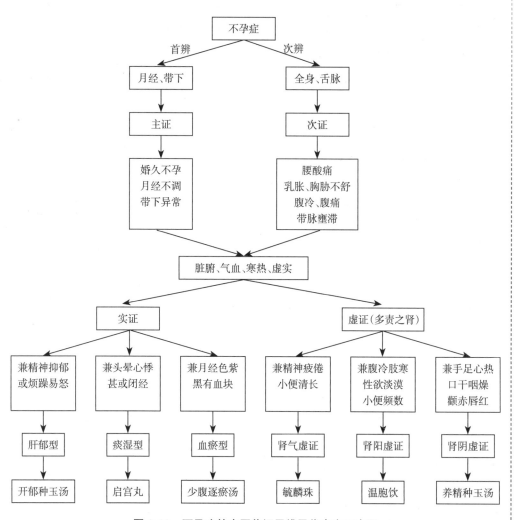

图 6-13 不孕症的中医临证思维及代表方示意图

2. 妇人腹痛 妇女不在行经、妊娠及产褥期间发生小腹或少腹疼痛,甚至痛连腰骶者,称为"妇人腹痛",又称"妇人腹中痛"。(图6-14)

3. 癥瘕 癥瘕是指妇女下腹有结块,或胀,或满,或痛者。(图6-15)

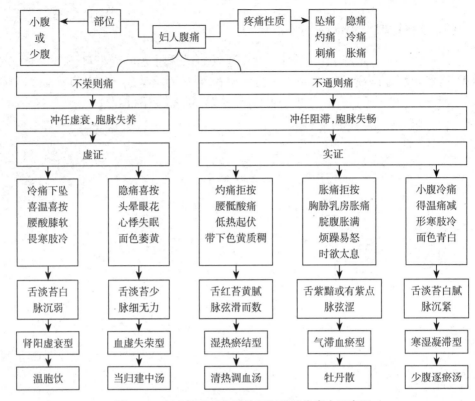

图 6-14　妇人腹痛的中医临证思维及代表方示意图

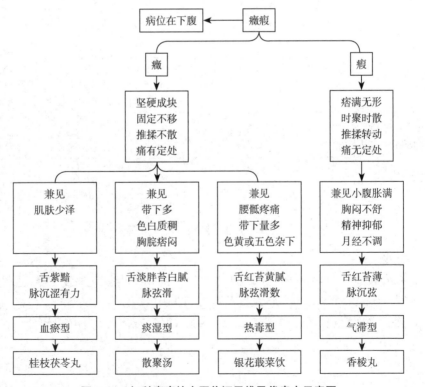

图 6-15　妇科癥瘕的中医临证思维及代表方示意图

说明：

1. 女性在脏器有胞宫，生理上有经、带、胎、产之能，病理上有经、带、胎、产、杂之变。

2. 女性疾病病位在胞宫、阴道和阴户，其病机特点与其他各科不同，必须是损伤冲任督带的功能才能使胞宫发生经、带、胎、产、杂等病。

3. 女性生理功能均以血为用，常易耗阴伤血，机体常处于阴血不足，气易偏盛的状态。

4. 妇科疾病常通过月经及带下情况辨寒、热、虚、实。

5. 以上路径均非彼此孤立或矛盾，各个病因可兼而有之，可见上热下寒、寒热错杂、本虚标实、阴阳失调等。

6. 通过各个路径得到的证，需抓住一条主线，有主次、有条理地分析，整理提炼成一个主要证型。如寒、热、湿、痰、瘀血、虚证、实证，可结合各主症的严重程度及次要症状来判断主要确定的证型。

7. 以上各证素和辨证要点为中医妇科常见的主要内容，不能涵盖临床所有情况，临证时可在此基础上发挥。

（丛慧芳）

扫一扫
测一测

案例示范
PPT

06章案例示范

？ 复习思考题

1. 试述痛经的辨证要点。

2. 试述带下病的辨证论治。

3. 试述妊娠病的治疗要点。

4. 试述产后病的病因病机。

5. 肾虚型不孕症有几个证型？试写出代表方剂。

笔记

第七章

儿科疾病常见病证临床诊治思维

 培训目标

1. 掌握儿科疾病的常用辨证思维方法及主要证候的辨证思路。
2. 熟悉儿科疾病的常用治疗原则与方法。
3. 了解小儿的生理与病理特点。

　　小儿从出生到成人，始终处于不断生长发育的过程中，因此生长发育是小儿不同于成人的最根本的生理特点。年龄越小，生长发育越快，显示出蓬勃生机，这种生机是促进机体形态增长、功能完善的原动力，亦是促进疾病康复的主力。

　　小儿五脏六腑的形态尚未成熟，各种生理功能未臻完善，易为外邪侵犯而致病。小儿五脏关联脆弱而不稳定，某一脏腑的轻微变化，易影响相关脏腑，甚至引起五脏关系的失常，导致病证的发生。

第一节　小儿的生理与病理特点

（一）小儿的生理特点

　　1. 小儿脏腑娇嫩，形气未充　《小儿药证直诀》云："小儿五脏六腑，成而未全……全而未壮。"小儿五脏六腑的形态结构和生理功能都处于稚弱阶段，其中尤以肺、脾、肾三脏不足更为突出。其随着年龄的增长而不断充盈、完善和成熟。

　　2. 小儿生机蓬勃，发育迅速　小儿对精微物质的需求较成人相对迫切，无论在形体、结构及生理功能方面都处于生长旺盛蓬勃发展的阶段，好比草木之方萌，蒸蒸日上，欣欣向荣。

　　（二）小儿的病理特点

　　1. 小儿发病容易，传变迅速　小儿发病以外感或乳食因素为多见，还有先天或意外因素，而情志致病较成人少见。小儿为"稚阴稚阳"之体，御邪能力较弱，且易调护失宜而发病，突出表现在肺、脾、肾系疾病及外感疫病。小儿感病后容易出现寒热虚实的迅速转化，从而演变为寒热错杂、虚实夹杂的复杂证候，临床辨证需特别注意。

（1）小儿肺常不足，卫外功能薄弱，易受外邪侵袭而引发感冒、咳嗽、肺炎喘嗽和哮喘等肺系病证。

（2）小儿脾常不足，运化功能薄弱，或因病证用药伤损，致脾胃损伤而引发呕吐、腹痛、泄泻、积滞、厌食、疳证等脾系病证。

（3）小儿"肾常虚"，肾气不固，肾精失充，故五迟五软、解颅、遗尿、水肿等肾系病证也较常见。

（4）另外，小儿形气未充，抗御外邪的能力低下，易为疫疠之邪侵袭而发病，临床常见麻疹、风疹、水痘、手足口病、痄腮、传染性单核细胞增多症等传染性疾病。传染病一旦发生，极易在儿童中造成流行。

2. 小儿脏气清灵，易趋康复　虽然小儿发病较成人易于传变和加重，但其病因单纯，病中少七情影响，故其病情好转的速度亦较成人为快，疾病治愈的可能性也大。正如《景岳全书》所说："其脏气清灵，随拨随应，但能确得其本而撮取之，则一药可愈，非若男妇损伤，积痼痴顽者之比。"

（三）儿科疾病的常见病理产物

1. 痰饮水湿　小儿肺脾肾三脏虚弱，致水液输布失常，水湿内停，形成痰饮，或气机运行不畅，泛溢肌肤，伏于里或上犯脑窍，而致咳痰、喘息、水肿、神昏、脘闷等。

2. 乳食积滞　小儿内伤乳食，停聚中焦，积而不化，气滞不行，可致呕吐、腹痛、泄泻、便秘、厌食等。

3. 瘀血阻滞　小儿外伤，或气血郁阻，或火热灼络，或气不摄血，或寒凝血滞，均可导致瘀血内停，出现胎黄、紫癜、癫痫、五迟五软等。

第二节　儿科疾病常见病证的常用辨证思维方法

儿科疾病的中医辨证方法较多，根据其特点主要须分清寒热虚实和脏腑盛衰，以及温病之卫气营血传变。儿科疾病的辨证以望诊为主，特别注重面部和眼、鼻、唇、咽喉等部位的证候表现，以及舌苔的有无、厚薄和苔色、津液等变化，并结合指纹和其他证候、体征，来辨别病位和属性，最后找出主要矛盾所在，从而作出正确判断。

（一）辨脏腑病位

五脏辨证，始于《黄帝内经》，倡于仲景，兴于钱乙，盛于万全和王肯堂。五脏六腑互为表里，各种辨证方法各有其应用范围和特点，但最后还是落实在脏腑的病变上。脏腑辨证是各种辨证方法的基础。

1. 小儿症见咳嗽流涕、鼻塞喷嚏、喘息气促、喉中痰鸣、咳吐痰涎等症，多为外邪犯肺，病位在肺。肺系疾病是儿科发病率最高的一类疾病。

2. 小儿症见呕吐嗳气、腹痛胃痛、厌食拒乳、腹泻便秘、面色萎黄等症，多为饮食内伤，病位在脾。脾系疾病是儿科发病率占第二位的疾病。

3. 小儿症见水肿遗尿、小便异常、骨骼脑髓发育迟缓、性发育异常等症，多为肾气不足，肾精亏虚，病位在肾。

4. 小儿症见自汗盗汗、心悸气短、胸闷胸痛、脉结代者,多为心气怯弱,心神不宁,病位在心。

5. 小儿症见好动冲动、抽动抽搐、惊厥神昏等症,多为肝风内动,病位在肝。

需要注意的是,小儿五脏强弱具有不均衡性,五脏之间的联系既密不可分,又脆弱不稳,某一脏腑的病证往往影响到其他脏腑,从而出现多脏腑功能失调,因此在辨证时,应抓住主证特点,确定病位。

(二)辨八纲属性

1. 儿科疾病当辨明表里、虚实、寒热、阴阳之八纲属性。

(1)外感初起,病位轻浅者病在表;病位深入者病在里。

(2)病程短,发病急,脉有力者,多为实证;病程长,起病缓,脉无力者,多为虚证。

(3)症见发热口渴,喜凉恶热,小便短黄,大便秘结,分泌物黏稠色深,舌红脉数者,热证居多;畏寒口不渴,喜暖恶凉,小便清长,大便溏薄,分泌物清稀色淡,舌淡脉迟者,寒证居多。

2. 疾病后期出现正气亏虚,当辨明气血阴阳何虚为主。

(1)神疲乏力,少气懒言,自汗者,气虚为主。

(2)面色苍白,头晕心悸,唇甲色淡者,血虚为主。

(3)五心烦热,便干溲黄,口渴盗汗,舌红苔花剥,脉细者,阴虚为主。

(4)畏寒肢冷,面色㿠白,大便稀溏,舌淡苔白,脉弱者,阳虚为主。

当然,气血阴阳辨证必须结合脏腑辨证才能达到更准确的诊疗效果。

值得一提的是,由于小儿"易虚易实""易寒易热"的病理特点,病证和病性常出现迅速转化,病机演变也非常复杂,临床诊察时,需根据患儿病情变化进行辨证。

(三)辨卫气营血

小儿形气未充,御邪能力低下,易为疫疠之邪侵袭而引发外感疫病。外感疫病辨证以温病卫气营血辨证为主。但因"小儿肤薄神怯,经络脏腑嫩小,不耐三气发泄,邪之来也,势如奔马,其传变也,急如掣电"(《温病条辨·解儿难》),卫、气、营、血的界限常不分明,故一旦得病,多表现卫气同病、气营同病、营血同病的病理变化。后期温热时邪耗气伤阴,患儿常常出现气阴两伤的证候,甚至发生阴阳俱损的变证。

(四)指纹诊法

小儿脉气未充,脉位偏短,寸关尺三部常无法分辨清楚,故3岁以下的幼儿常以指纹代替脉诊。陈复正在《幼幼集成》中指出指纹诊法的辨证纲要,即"浮沉分表里,红紫辨寒热,淡滞定虚实,三关测轻重"。可见,诊察指纹对疾病的辨证具有一定的参考价值,能提示脏腑气血盛衰及病证之虚实、寒热、深浅、轻重和转归。需要注意的是,当指纹与病症不符时,当舍纹从症。

在儿科疾病的辨证过程中,应特别注意小儿与成人不同,如某些主观症状(如恶寒、胸闷、心悸、腹胀、咽痒、肌肉酸痛等)表述不清或婴儿还不会开口说话,故在诊查过程中应结合其他证候综合分析。此外,小儿咳嗽多为痰咳,常见喉中痰鸣或痰声辘辘。然小儿年幼,鲜有主动咳痰,因此很难从痰色、痰量、痰的性状等方面进行病证判断,需与其他证候特点相结合加以辨证。

第三节　儿科疾病常见病证的常用治疗原则与方法

（一）用药原则

儿科疾病的治疗大法与成人基本一致,但由于小儿特殊的病理生理特点,故其治疗原则、药物选择、药物剂量、给药途径和方法,都具有一定的特点。临床应根据儿科疾病特点,针对不同病证,灵活选择切实有效的治疗方法,才能取得最佳疗效。

1. 治疗要及时、正确和审慎　小儿为稚阴稚阳之体,发病容易,传变迅速,因此及时治疗非常必要。用药时,必须做到治疗快,用药准,剂量适度,否则会造成病证发展。《温病条辨·解儿难》指出:"其用药也,稍呆则滞,稍重则伤,稍不对证,则莫知其乡,捉风捕影,转救转剧,转去转远。"

2. 处方轻巧灵活　小儿脏气清灵,随拨随应,较少陈年痼疾,对药物的反应较成人灵敏。因此,处方宜轻巧灵活,不宜呆滞,不可重浊,不得妄加攻伐。《医述·幼科集要》指出"小儿勿轻服药,药性偏,易损萌芽之冲和;小儿勿多服药,多服耗散真气",应"以中和为贵"。又小儿阴阳稚弱,脏腑娇嫩,用药需格外谨慎,否则容易损伤脏腑功能,特别是大苦、大寒、大辛、大热、大补之品,更应仔细斟酌,避免伤正。

3. 时时顾护脾胃　小儿的生长发育,全赖后天脾胃化生精微之气以充养,且疾病过程中正气的恢复也要靠脾胃健运生化。然而小儿脾常不足,易遭损伤,故儿科疾病的治疗中需处处顾护脾胃,用药勿伤脾胃,而饮食调理亦是如此。

4. 重视先证而治　小儿发病容易且传变迅速,虚实寒热变化较成人快,故应见微知著,先证而治,防止传变。

5. 掌握用药剂量　小儿阶段年龄跨度较大,生长发育迅速,故用药时必须综合考虑小儿的年龄、体重、体质、病情、药性等各种因素,恰当合理使用药物剂量。另外,小儿脏气清灵,易趋康复,对药物治疗的反应比较敏捷,治疗时应"中病即止",防止用药过度。

（二）常用内治法

内治法是儿科最常用的治疗方法。在辨清证候、审明病因、分析病机后,即可针对性采取一定的内治法。儿科内治法与成人大致相仿。根据儿科临床特点,常见的儿科内治法有以下几种:

1. 肺系疾病常用治法　肺系疾病临床以咳、喘、痰为主症,常用的治法有疏风解表法和止咳平喘法。

（1）疏风解表法:用于疾病初期的表卫证,达到疏散外邪的作用,如感冒初起,常用荆防败毒散治疗风寒感冒,用银翘散治疗风热感冒,用新加香薷饮治疗暑邪感冒等。

（2）止咳平喘法:多用于咳喘病证,在宣肃肺气的基础上,配以清肺、温肺、润肺、化痰等方法,如治疗咳嗽风热犯肺的桑菊饮,治疗哮喘风寒束肺的小青龙汤以及痰热阻肺的麻杏甘石汤等。

2. 脾系疾病常用治法　脾系疾病临床以呕吐、腹痛、腹泻、厌食等为主症,常用的治法有消食导滞法、运脾开胃法和补脾健脾法。

（1）消食导滞法：主要用于乳食积滞引起的诸证，常用代表方有保和丸、消乳丸、枳实导滞丸等。

（2）运脾开胃法：主要用于脾胃失调、纳运失司所致的病证，常用代表方有燥湿助运的不换金正气散、理气助运的木香槟榔丸、消食助运的大安丸、温运脾阳的理中汤等。

（3）补脾健脾法：主要用于脾胃虚弱证或病后体虚调养。根据气血阴阳之不足，分别加以调补，代表方有补脾气的四君子汤、异功散等，养脾血的四物汤、当归养血汤，滋脾阴的沙参麦冬汤，温脾阳的附子理中汤、干姜甘草汤等。选用此法时需牢记适当佐以运脾之品，以防碍滞脾运。

3. 肝系疾病常用治法　肝系疾病临床多见惊风、抽动、癫痫等。常用镇惊息风法、镇惊开窍法以及辟秽开窍法治疗。此法主要用于治疗小儿惊风、癫痫等病证。代表方有镇惊息风的羚角钩藤汤，镇惊开窍的紫雪丹、安宫牛黄丸，辟秽开窍的玉枢丹等。

4. 肾系疾病常用治法　肾系疾病临床以水肿、五迟五软、遗尿尿频、小便色味异常等为主症。常用治法有利水消肿法和培元补肾法。

（1）利水消肿法：主要适用于水湿内停、小便短少而水肿的患儿。阳水者多选用麻黄连翘赤小豆汤、五苓散、越婢加术汤、五皮饮等，阴水者多选用防己黄芪汤、实脾饮、真武汤等。

（2）培元补肾法：主要用于小儿胎禀不足、肾气虚弱之证，如五迟五软、遗尿、解颅等病证。代表方有补肾益阴的六味地黄丸，补肾填精的河车大造丸，温补肾阳的右归丸，阴阳并补的金匮肾气丸。

此外，儿科还有其他一些常用的内治法，如治疗各种出血证的凉血止血法，治疗各种瘀血证的活血化瘀法，治疗各种温热时疫疾病的清热解毒法，治疗小儿元阳虚脱之危重症的回阳救逆法等。总之，治法千变万化，不离辨证之宗。只有正确辨证，才能为确定治法、确保疗效奠定基础。

（三）儿科特色外治法

小儿年幼，大多不愿服药，更害怕打针，所以外治法在儿科临床上应用广泛。外治诸法，其理与内治法相通，通常按经络腧穴选择施治部位，亦需在辨证的基础上选用。小儿肌肤柔嫩，外治之法，作用迅速，能在无损伤的治疗中取得疗效。

1. 敷贴疗法　将药物制成药膏，敷贴于身体局部的一种外治法，多用于治疗哮喘、泄泻、厌食、遗尿等病证。特别是盛夏三伏天开展的冬病夏治特色敷贴，即用延胡索、白芥子、细辛、甘遂等药物，用姜汁调和成药饼，敷于患儿肺俞、膏肓、天突、大椎等穴位，治疗哮喘、反复呼吸道感染等，效果良好。

2. 推拿疗法　此法有促进气血流畅、经络通畅、神气安定、脏腑调和的作用，以轻快柔和为原则。常用手法主要有推、揉、按、摩、运、掐、搓、摇、捏、拿、拍等。儿科临床常用治脾系病证如泄泻、呕吐、腹痛、疳证、厌食等，肺系病证如感冒、发热、咳嗽、肺炎、哮喘等，杂病如遗尿、口疮、近视、痿证、痹证、惊风、肌性斜颈、脑性瘫痪、小儿麻痹后遗症等。

3. 针刺四缝　针刺四缝为儿科针法中的特色方法，可清热除烦、止咳化痰、通畅百脉、调和脏腑，常用于治疗疳证、厌食、积滞、咳喘等病证。

4. 拔罐疗法　儿科多采用小径的竹罐或玻璃罐，留罐时间较短，促进气血流畅，营卫运行,祛风散寒,舒筋止痛,常用于肺炎喘嗽、腹痛、遗尿等病证。

其他还有熏蒸疗法、泡浴疗法、脐疗、刮痧疗法、饮食疗法等,可视具体病情需要而选择运用。

第四节　儿科疾病常见病证主要证候的辨治思路

一、肺系疾病

肺为华盖,外合皮毛,开窍于鼻。小儿肺脏娇弱,肌肤不密,加之"脾常不足",脾虚则不能散精于肺,而肺气亦弱,卫外不固,故有"肺常不足"之说。小儿出生后,肺气始用,娇嫩尤甚,需在生长发育过程中,赖脾胃运化之精微不断充养;其次,小儿"心常有余",火旺烁金,肺受克伐,所以"肺常不足"。小儿"肺常不足"的生理特点,同时预示着小儿病理上容易出现感冒、咳嗽、肺炎喘嗽等肺系疾患。

（一）肺的生理与病理特点

1. 肺的生理特点　肺主气、司呼吸。肺主气包括主呼吸之气和主一身之气两个方面。通过肺的呼吸作用,不断吸进清气,排出浊气,吐故纳新,实现机体与外界环境之间的气体交换,以维持人体的生命活动。肺气的宣发与肃降作用是在气体交换过程中具体体现的。

2. 肺的病理特点　小儿脏腑娇嫩,形气未充,肺脾肾三脏不足,肺气稚弱,若感受风邪,气候变化,寒温交替,肺卫失宣可致感冒;若外邪犯肺,痰浊内生,脏腑亏虚,失于宣降,可生咳嗽;肺脏娇嫩,感受外邪,或他病及肺,肺气郁闭,发为肺炎喘嗽;若肺脾肾三脏不足,痰饮内伏,继而感受外邪,接触异物,饮食不慎,情志失调,劳倦过度,可诱发哮喘;禀赋不足,喂养不当,顾护失宜,而反复呼吸道感染。由此可见,小儿肺系疾病常因肺失宣降,肺气郁闭而致病,日久则生痰饮,从而导致病证的发生。

（二）相关脏腑对肺系疾病的影响

1. 肺与心的关系　心之血液运行与肺之呼吸运动存在着相互影响、协调共济的关系。肺主气,心主血。机体各脏腑之所以能正常工作,依赖于气血的正常运行。小儿肺常不足,常受到病邪侵袭而肺病及心,如肺炎喘嗽出现心阳虚衰之变证。反之,若心气不足,心阳不振,血行不畅,也可影响肺的呼吸功能,导致胸闷、咳喘等症。

2. 肺与肝的关系　肺主一身之气,肝主疏泄、调畅全身气机。肝气左阳升发,肺气右阴肃降。肝肺气机升降的特点在于肺气以肃降为顺,而肝气以升发为宜。肝升肺降,升降相宜,对全身气机的调畅、气血的调和起着重要的调节作用。其中肝肺病变可相互影响,如肝郁化火或肝气上逆,肝火上炎,可耗伤肺阴,造成肺失肃降,从而出现咳嗽、胸痛、面红目赤,甚则咳血等肝火犯肺证。若肺失清肃,燥热内盛,可肺病及肝而伤及肝阴,致肝阳上亢,而出现精神烦躁、头痛头晕等证候。

3. 肺与脾的关系　脾化生的水谷之精和津液,需上归于肺,通过肺气的宣降运动得以输布全身;而肺维持其生理活动所需要的水谷之精与津液,又依靠脾气运化水谷的作用得以生成。故有"肺为主气之枢,脾为生气之源"之说。就肺脾而言,肺气宣降以行水,使水液正常地输布与排泄;脾气运化,散精于肺,使水液正常地生成与输布。

若脾失健运,水液不化,聚湿生痰,而脾病及肺,肺失宣降,则致痰饮、喘咳之症,是病其标在肺,而其制在脾,故有"脾为生痰之源,肺为贮痰之器"之说。

4. 肺与肾的关系 肺肾的关系主要表现为呼吸运动、水液代谢以及阴液互资三个方面。肺司呼吸,肾主纳气。人体的呼吸运动虽然由肺所主,但需肾的纳气功能协调才能完成,即肾对肺所吸入之气有摄纳作用。故小儿咳喘日久应注重固护肺肾。肺为水之上源,肾为主水之脏,水液只有通过肺的宣发肃降才能使其布散全身,而肾中阳气对水液具有气化和升清降浊之功。二者一上一下,升降相宜,共同维持人体水液平衡。就五行属性而言,肺肾为金水相生之脏。肺阴肃降,阴液下输,滋养于肾;肾阴为人体阴液之根本,循经上资于肺,能保证肺之宣降功能正常。

(三)肺系疾病的辨证思维举例

肺炎喘嗽是小儿时期常见的肺系疾病之一,以发热、咳嗽、气促、痰鸣为主要临床特征。(图 7-1)

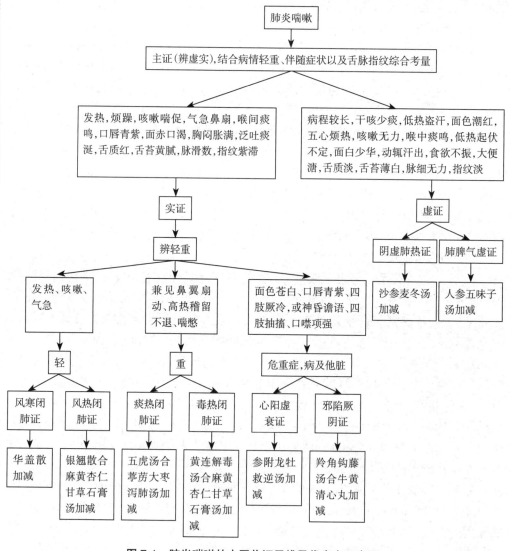

图 7-1 肺炎喘嗽的中医临证思维及代表方示意图

二、心肝系疾病

肝布胁肋,主全身血液的贮藏与调节。肝主疏泄。精神情志的调节与肝脏有密切的联系。肝性喜条达恶抑郁。小儿者,纯阳之体,肝常有余且心常有余。因其脏腑娇嫩,感受病邪可引动肝风而出现高热惊风等症,或壮热炽盛,真阴内亏,柔不济刚,筋脉失养,则易见惊厥、搐搦、昏迷,甚则角弓反张。心主血脉,主藏神,主宰人体整个生命活动,故称心为"君主之官""五脏六腑之大主"。心的生理特性是主火,为阳脏,其气宜降。心之气血,其华在面,心阳足则能温养心脉,心阴足则能滋养心阴,反之则见汗证、夜啼等病证。

(一) 心肝的生理与病理特点

1. 肝的生理特点　小儿脏腑之气娇嫩,形气未充。肝秉少阳生发之气,如草木初萌,具有生气蓬勃,欣欣向荣,发育迅速的乐观前景。这里的"肝常有余"是指小儿良好的生理功能状态,具有促进小儿生长发育的积极作用。

2. 心的生理特点　心之阳气能兴奋精神,推动和鼓舞人的精神活动,并能温养全身,维持人的生命活动。心居膈上,在上则宜降。心火必须下降于肾,温肾阳以制肾水之寒。

3. 肝的病理特点　由于有"肝常有余"的生理特性,小儿或外感六淫,或内伤情志饮食,皆易从热化,甚或引邪深入化火生风。小儿体属"纯阳",肝为刚脏,体阴而用阳,"气有余便是火",故肝病多见阳热实证。火性炎上,肝阳上逆,引动心火,风火相扇,肝风内动,故见发热、烦躁易怒、惊惕抽搐诸症。

4. 心的病理特点　小儿心常有余,若情志失调或素体热盛,盛极化火,扰动心阳,则出现心阳亢盛,躁动不安;若素体体弱,或平素易感,则易出现心气不足,心失所养诸证,如心悸、汗证等。

(二) 相关脏腑对心肝系疾病的影响

1. 心与肝的关系　心属火,肝属木,二者存在母子相生关系。心肝之间的关系主要体现在血液运行和情志调节两个方面。心主血,肝藏血。中医学认为,人体的血液产生于脾,贮藏于肝,而运行于心。肝藏血功能正常,心的运血功能才能得以保证;且心之运血功能正常,才能实现肝藏血的正常。二者相互依存、互为影响。心主情志,肝主疏泄。"心者,君主之官,神明出焉""肝者,将军之官,谋虑出焉",可见心肝二脏在调节情志方面均具有举足轻重的地位。心肝系疾病常见惊风、注意缺陷多动障碍、多发性抽动症及汗证等。

2. 心肝与脾的关系　心属火,脾属土,二者存在着火生土的母子关系。脾的转输升清作用将水谷精微运化而为气血。脾气健运,血液化生充足,以保证心血充盈。若脾失健运,化源不足,或统摄无权,均可导致血虚而心失所养。血液在脉中的正常运行,既有赖于心气推动,又依靠脾气的统摄,两脏配合协调才能使血行脉中,不会脱陷妄行,是心脾两脏的协调。同时肝脾病变互相影响,肝主疏泄,脾主运化,脾胃升降以肝之疏泄为基本条件,故脾的运化功能必须在肝的疏泄作用协调下才能实现。肝主藏血,又主疏泄,调节血量及血液运行;脾主运化,为生血之源,又主统血,使血液在脉中正常运行。二者一生一藏,共同维持血液生化与运行。若肝藏血与脾统血功能失司,则见血证。

3. 心肝与肺的关系　心属火,肺主金,二者之间存在火克金的关系,主要表现在血液运行和呼吸运动两方面。若肺气郁闭,行血无力或肺失宣肃,可影响心的行血功能,易致心血瘀阻或心气不足,心失所养,心阳不能运行输布全身,则出现心阳虚衰等证。肺肝之间的关系主要体现在气机升降和气血运行两方面。肺居膈上,在上者其气肃降;肝居膈下,在下者其气升发。肝气从左上升,肺气从右下降,升降得宜则全身气机舒展。维持全身气血的正常运行,虽依赖心所主,但也需要肝藏血、主疏泄,以及肺主气、主治节,来调节全身气血。若肝肺升降失常,或木火刑金,则见咳嗽、咳血等病证。

4. 心肝与肾的关系　心肾在五行生克制化中存在水火相克的关系。心居上焦,其性主动;肾属下焦,其性主静。心与肾之间的水火升降互济,维持了两脏之间生理功能的协调平衡。肾阴亏虚不能上济于心,则致心火亢盛,而引起心痛、胸闷等;相反,心阳虚损不能下温肾水,则致下元虚寒,可引起尿频、遗尿等。肝肾之间的关系主要表现在精血相互资生、疏泄与闭藏相互制约协调两方面。肝藏血,肾藏精,肾精可气化为血,而肾精的充足又依赖于肝血的充养。在生理上,二者相互制约、相互协调。疏泄与闭藏相济,才能达到肝血得养,肾精充足。若肾精亏损,则肝血不足,以致出现头昏目眩、耳聋耳鸣、腰膝酸软等肝肾精血两亏之证。

（三）心肝系疾病的辨证思维举例

注意缺陷多动障碍,俗称"小儿多动症",是一种较常见的儿童时期行为障碍性疾病。临床以活动过多,注意力不集中,冲动任性,自我控制能力差,情绪不稳定,动作不协调和伴有不同程度的学习困难,但智力正常或基本正常为主要特征。（图7-2）

三、脾胃系疾病

脾主运化,胃主受纳,总司人体营养物质的消化吸收。小儿脾胃虚弱,功能尚未健全,同时生机蓬勃,发育迅速,又需要大量的营养物质,加之寒暖不能自调,饮食不能自节,因而经常处于寒暖失调、负载过重的状态。因此,无论饮食、外感、内伤,还是药之不慎,均可伤及脾胃;且发病急,变化快,合并症多,往往表里兼病,寒热夹杂,虚实并见。小儿脾主运化功能稚弱,易饥易饱食,大便不调,饮食稍有不当,易患厌食、呕吐、泄泻、疳证等。脾胃失调是导致多种疾病的重要因素,故调治脾胃是治疗的关键。

（一）脾胃的生理与病理特点

1. 脾胃的生理特点　小儿脾常不足。脾为后天之本,生化之源。小儿生机旺盛,发育迅速,且脏腑功能不足,脾胃负担比成年人相对较重,加之乳食不知自节,择食不辨优劣,因此小儿脾胃功能易于紊乱,而出现脾胃病。

2. 脾胃的病理特点　小儿脏腑娇嫩,脾胃的消化功能薄弱,饮食往往不能自节,构成了小儿营养需要量大,脾胃消化负担重的矛盾,一旦冷热失调,饥饱不适,就会出现纳呆、呕吐、泄泻等脾胃病变。脾胃之气既伤,则元气不足,抗病抵抗力下降,诸病由之而生。脾胃疾病日久则气血生化无源,或生痰饮等,而抑制小儿生长发育出现五

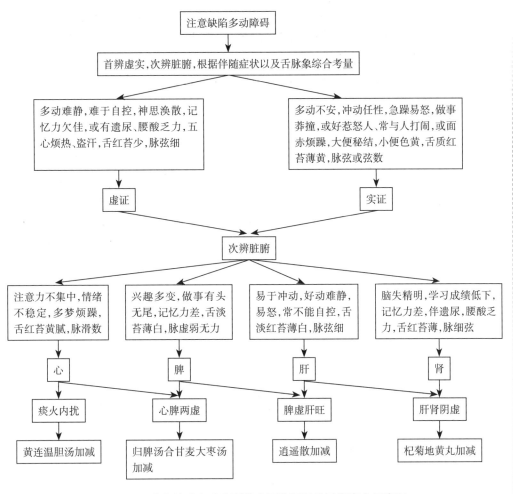

图 7-2 注意缺陷多动障碍的中医临证思维及代表方示意图

迟五软等。

（二）相关脏腑对脾胃系疾病的影响

1. 脾胃与心的关系 心位居上焦，主营血的运行与藏神。营血的化生依靠脾胃运化。脾胃健盛，饮食纳化得当，精微上输于心，故能化营血以养心。心脉得养，血脉畅通，心神才能得以藏且安。心脉营血充沛，心搏有力，上能荣唇口，中能养脾胃，下能滋肠道。上下协调，互滋互养，心脾乃健。因此，若心气不足，行血无力，或脾气虚损，统摄无权，均可导致血行失常的状态。若气虚血瘀或气虚失摄，小儿可见面色苍白、爪甲无华、紫斑紫点等；若心脾积热，则可见口疮等病证。

2. 脾胃与肝的关系 肝脾的关系主要表现在食物的消化吸收和血液的生成与贮藏两个方面。肝体健旺，则营血能藏能调，而营血畅利则脾胃得养，有利于食物的消化吸收。脾胃健运，气机通畅，则有利于肝之疏泄。肝气条达，有利于脾胃转输精微，反之滋养肝脏。若肝失疏泄，气机郁滞，易横逆克犯脾胃，致脾失健运，形成易怒、胸闷太息、纳呆腹胀、肠鸣泄泻等肝脾不调之候。

3. 脾胃与肺的关系 脾肺的关系表现为气血运行与津液生成、输布等方面。脾胃健运,气血得化,精微物质得以上输以养肺体,使气道通畅;肺气健旺,呼吸调匀,下则能助中焦脾胃气机升降。"饮入于胃,游溢精气,上输于脾。脾气散精,上归于肺;通调水道,下输膀胱。"(《素问》)肺脾两脏是保证津液正常输布与排泄的重要环节,任何一个环节出现问题,都会影响水液在体内的输布。此外,肺主一身之气,肺气虚弱则反复外感,且他病久病常累及脾胃,易引起小儿疳证、便秘等病证。

4. 脾胃与肾的关系 肾为先天之本,脾胃为后天之本,二者以经脉相连,联系密切。脾胃健盛,饮食精微能下注以滋肾脏;肾脏健盛,阴精充沛,元气充足,脾胃才能得以温养。二者相资相助,是保证人体健康关系最为密切的脏腑。若肾虚蒸化失司,水湿内蕴,脾气不升,脾阳不温,脾运化功能不足,则小儿多出现泄泻、厌食、疳证等疾病。

(三) 脾胃系疾病的辨证思维举例

1. 厌食 以较长时期厌恶进食、食量减少为特征的一种小儿常见病证。(图 7-3)

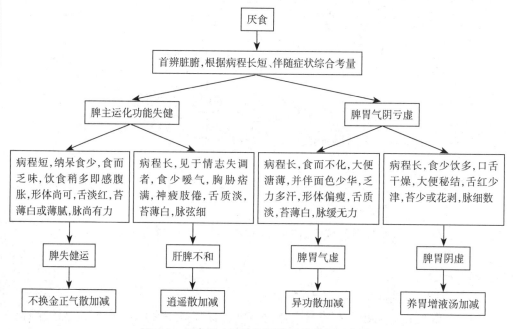

图 7-3 厌食的中医临证思维及代表方示意图

2. 疳证 是指由于喂养不当或疾病影响,导致脾胃受损、气液耗伤的慢性消耗性疾病。临床见形体消瘦、面色少华、精神饮食异常、毛发干枯、大便不调等症。(图 7-4)

四、肾系疾病

中医学认为,肾位于腰部,脊柱两侧,左右各一,故有"腰为肾之府"之说。由于肾藏先天之精,主生殖,为人体生命之本源,故称肾为"先天之本"。小儿肾常虚,故肾系疾病多见五迟、五软、性早熟、尿频、遗尿、水肿等。

(一) 肾的生理与病理特点

1. 肾的生理特点 肾主藏精、主水、主纳气,藏先天之精,主生殖。肾精和肾气随

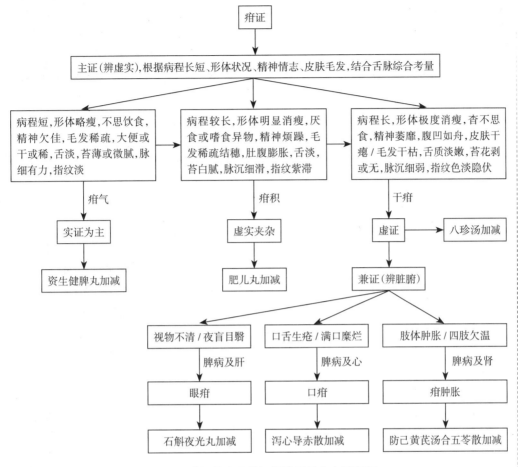

图 7-4 疳证的中医临证思维及代表方示意图

着小儿的生长发育逐渐充盛。女子二七天癸至,男子二八肾气盛。天癸至,精气溢泻。肾精化肾气,肾气含阴阳,肾阴与肾阳能资助、协调一身脏腑之阴阳。

2. 肾的病理特点 小儿脏腑娇嫩,形气未充,"肾常虚",肾气稚弱。若先天精气不足,脏气虚弱,精髓不充,筋骨肌肉失养,或外伤痰浊瘀血阻滞,可致五迟、五软;若肾精不足,阴阳平衡失调,阴虚火旺,相火妄动,肝气郁结,郁而化火,痰湿壅滞,脾虚痰结,冲任失调,可致天癸早至而发为性早熟;若三焦气化失司,膀胱约束不利,肾气不固,下元虚寒,可致遗尿;体内水液潴留、泛溢肌肤,肺脾肾对水液的输布功能失调则致水肿;肾阴亏虚,虚火上炎,迫血妄行,可见血尿;腰为肾之府,若肾精亏虚,腰府失养,则见腰痛。湿热等邪蕴结膀胱,或久病脏腑功能失调,均可导致肾与膀胱气化不利,而致淋证。

由此可见,小儿肾系疾病常肾精失充、肾气不足而致病,日久则生痰饮、瘀血、结石,从而导致病证的发生。

(二)相关脏腑对肾系疾病的影响

1. 肾与肝的关系 肝主疏泄。肝之经脉循绕阴器,抵少腹。肝经湿热,下迫膀胱,膀胱约束不利而致遗尿。肾主骨,肝主筋,人之站立行走,需要筋骨肌肉的协调运动。

肝肾不足,则筋骨肌肉失养,可致五迟五软。肝藏血,主疏泄,为调节气机之主司。小儿肝常有余,若因疾病或精神因素导致肝气郁结,郁而化火,肝火上炎,可致天癸早至而发为性早熟。

2. 肾与心的关系　心与肾水火升降互济,维持了两脏之间生理功能的协调平衡。肾阴亏损,不能上济心阴,心火偏亢,水不济火,或心火不能下温肾水,则致心肾失交,梦中小便自遗。言为心声,脑为髓海,若心气不足,肾精不充,髓海不足,则见言语迟缓、智力不聪。

3. 肾与脾的关系　肾为先天之本,脾为后天之本,脾阳根于肾阳;水液代谢,其制在脾,其本在肾。脾的运化水谷,是脾气及脾阴脾阳的协同作用,但有赖于肾气及肾阴肾阳的资助和促进始能健旺;肾所藏先天之精及其化生的元气,亦赖脾气运化的水谷之精及其化生的谷气不断充养和培育方能充盛。若脾气不足,则可见口软乏力,吮吸咬嚼困难,肌肉软弱,肢体松弛无力。脾主运化水湿及水谷精微。小儿脾常不足,长期饮食肥甘厚味,损伤脾胃,以致脾失健运,水液壅滞,日久成痰,痰湿阻络,气血运行不畅,冲任失调,天癸早至,痰阻乳房,则出现乳癖乳胀。

4. 肾与肺的关系　人体的呼吸运动,虽由肺所主,但亦需肾的纳气功能协助。肺气肃降,有利于肾的纳气;肾精气充足,纳摄有权,也有利于肺气之肃降。肺气久虚、肃降失司,与肾气不足、摄纳无权,往往互为影响,以致出现气短喘促、呼吸表浅、呼多吸少等肾不纳气的表现。肺虚治节不行,通调水道失职,三焦气化失司,则膀胱失约,津液不藏,而致遗尿。

5. 肾与膀胱的关系　肾为先天之本,司二便;膀胱主藏尿液,与肾相为表里。先天禀赋未充、后天发育迟滞,肾气不足,无以温养,导致下元虚寒,闭藏失司,不能约束水道而遗尿。

(三)肾系疾病的辨证思维举例

1. 五迟、五软　五迟、五软是小儿生长发育障碍的病证。五迟指立迟、行迟、齿迟、发迟、语迟;五软指头项软、口软、手软、足软、肌肉软。五迟、五软诸症既可单独出现,也可同时存在。(图 7-5)

2. 性早熟　性早熟是指女孩 8 岁前、男孩 9 岁前出现第二性征的内分泌疾病。一般女孩多有乳房增大,阴唇发育,阴道分泌物增加,月经提前来潮等表现;男孩多有睾丸阴茎增粗,出现阴毛腋毛,出现喉结变声,甚至遗精等表现。近年来,随着社会经济、环境的进步与改变,本病发病率呈逐年上升的趋势。(图 7-6)

五、外感疫病

疠气是有别于六淫而具有强烈致病性和传染性的外感病邪。当自然环境急剧变化之时,疠气易于产生和流行,其伤人则发为疫病。疠气可通过空气传染,多从口鼻侵入人体而致病;也可随饮食污染、蚊虫叮咬、虫兽咬伤、皮肤接触、血液传播等途径感染而发病。疾病流行期间,小儿正气虚弱之时,外邪便乘虚侵入而致病。

(一)小儿生理和病理特点与外感疫病的关系

1. 生理特点　小儿智识未开,未养成良好的卫生习惯,且脏腑娇嫩、形气未充,加

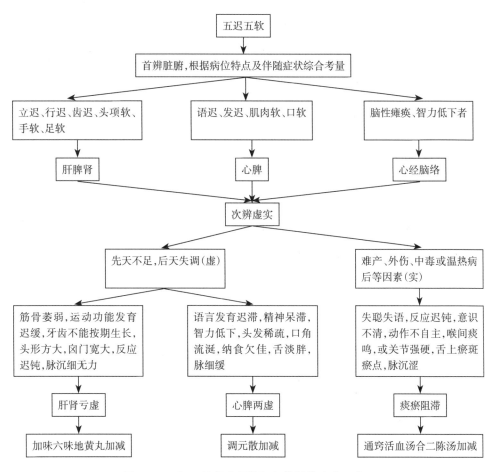

图 7-5　五迟五软的中医临证思维及代表方示意图

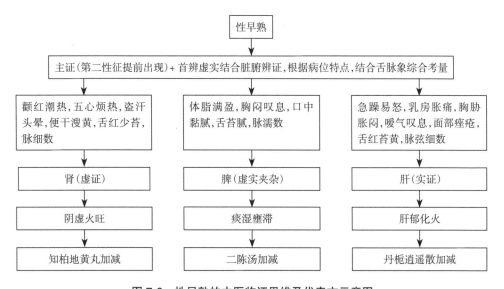

图 7-6　性早熟的中医临证思维及代表方示意图

之时邪蕴郁肺脾,湿热蕴蒸,透于肌表,或时邪病毒从口鼻而入,乘虚侵入脏腑经络致病。外感疫病具有传染性、流行性、季节性和地域性等特点,而且其病程发展具有一定规律。小儿脏腑娇嫩,易感受疫疬之邪而发病,但小儿脏气清灵、随拨随应,对药物敏感度较高,故患病及时用药后一般预后良好。

2. 病理特点　疫疬之邪是一类具有强烈传染性的病邪;其性峻烈、迅猛,具有较强的传染性,并可造成流行;其发病常有明显的季节性,多从鼻、口、肌肤而入。其证发病急骤、进展迅速,症状相似,即某种疫疬之邪会专门侵犯某脏腑经络或某一部位而发某病,某一种疫疬之邪只能引起某一种疫病,其病如暑温、痄腮、疫毒痢及麻疹等。

(二) 外感疫病的辨证思维举例

1. 痘疹病证　痘疹病证属外感疫病范畴,主要包括麻疹、幼儿急疹、风疹、猩红热、水痘、手足口病等。该类病证具有传染性,甚则影响小儿发育与健康,应当引起重视。(图 7-7)

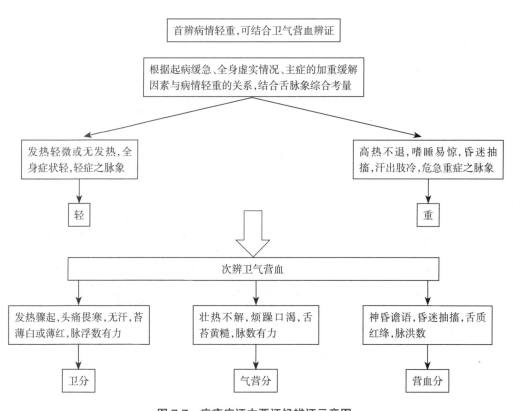

图 7-7　痘疹病证主要证候辨证示意图

2. 手足口病　手足口病是由感受手足口病时邪引起的急性发疹性传染病,临床以手掌、足趾、臀以及口腔疱疹,或伴发热为特征。(图 7-8)

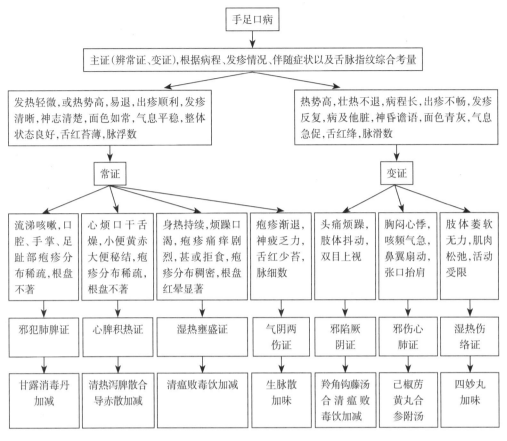

图 7-8　手足口病的中医临证思维及代表方示意图

说明：

1. 以上导图为中医儿科疾病中常见病证，也是儿科特有疾病，当需认真掌握。

2. 由各路径得到的证素需基于一条主线，有条理地整理提炼成一个个证型。可结合各主症的严重程度及次要症状来判断证型的主次。

3. 以上为儿科疫病的常见内容，不能涵盖临床所有情况，临证时可在此基础上发挥，可结合西医学的辅助检查明确诊断，以判断病情的轻重缓急。

（杨丽珍）

 复习思考题

1. 简述肺炎喘嗽风热闭肺证的病因及病机。

2. 简述外感泄泻的发病机制及治疗。

3. 简述性早熟肝郁化火证的病因病机及治法方药。

4. 李某，男，8 岁，就诊于 2000 年 7 月 21 日。患儿近 1 年来，神疲乏力，上课注意力不集中，多动不安，且动作笨拙，情绪不稳，与同学关系不融洽，偶尔亦与小朋友打架，上课经常不能回答老师提出的问题。患儿平素睡眠不熟、多梦，纳差，面色欠华,大便稀,舌质淡苔白,脉细弱。

　　试写出:证候分析、诊断、证型、治法、方剂。

　　5. 王某,女,8岁,就诊于1999年1月12日。发热、咳嗽、流涕3天,额面、躯干部发现丘疹及水疱半天。查体:体温38℃。头面、发际、胸背部有米粒大小水疱及红色丘疹,瘙痒,部分水疱破溃、结痂,舌红苔薄黄,脉数。

　　试写出:证候分析、诊断、证型、治法、方剂。

第八章

急诊危重症常见病证临床诊治思维

PPT 课件

> **培训目标**
>
> 1. 掌握急诊危重症的临证思维方法及主要证候的辨治思路。
> 2. 熟悉急诊危重症的治则治法。
> 3. 了解急诊危重症的基本思维特点及基本病机。

第一节　急诊危重症的基本思维特点和基本病机

一、急诊危重症的基本思维特点

急诊危重症病情来势凶猛,变化迅速,短时间即可致命。现代急诊及危重症医学形成了围绕患者的急性病症、伤痛和稳定患者生命体征为中心的临床思维与决策方法。其特点主要体现在:

（一）简明快捷的诊断思维模式

急诊起病到就医时间短,在病史资料不完整或缺如的情况下,需要急诊医师思维敏捷,运用比较简捷的思维方法,抓住主要问题所在,对疾病进行大的定性分类,找准大的方向,层层递进,迅速排除大多数无关疾病,选出几种可能的疾病,既避免漏诊、误诊,又高效率地得到诊断结论。

（二）救命为先的治疗策略

面对生命垂危的患者,急诊往往需要"急则治其标",尽快识别具有生命危险的患者,及早采取紧急措施优先处理危及生命的严重问题以挽救患者生命,打断疾病发展的恶性循环,为原发疾病的进一步全面诊断和治疗赢得时间。

二、急诊危重症的基本病机

中医对急危重症的诊治也需要按照上述模式同时用中医思维方法确定基本病机及主要矛盾,并尽快制订最适当的治疗策略。近年来,中医急危重症学科以"实用""高效"为目的,提出了"正气虚于一时,邪气暴盛而突发"的急诊危重病病机纲领,以及"两纲三态六要论治"的中医诊治思维体系。

中医学认为,急危重症是在人体正气内虚、抗病能力衰退的情况下,病邪乘机与正气相搏而发病。急危重症的发生发展变化决定于正气和邪气双方斗争的结果。正邪斗争以及它们之间力量的对比影响着疾病的转归和预后。对于急危重症,中医学在重视邪气的同时,更着重维护人体抗病的正气,一旦邪盛而正气危亡,则往往以正气为先,先保人命再抗邪,这与西医急症始终强调攻邪的思维有天壤之别。在正气尚存时,也须注意危重急症中邪气是发病的必要条件,积极祛邪,以邪去而正安。

第二节　急诊危重症的常用辨证思维方法

八纲辨证是最基本的辨证方法。在急危重症领域,八纲辨证简明而切实有效。在中医急危重症领域,八纲辨证需要按照一定的方法和思路分步进行。首先辨明阴阳两纲,第二步以虚实为核心进行"虚态""实态""虚实互存态"三类状态辨析,继而全面归纳总结以虚实、表里、寒热组合的证候,为临床救治及时提供准确的治则治法。即先辨阴阳,次辨虚实三态,再辨表里、寒热。

一、辨识阴阳两纲:急危重症的临证思辨总纲

面对急危重症紧急、复杂的临床表现,"察色按脉,先别阴阳",故首先应将患者的病证划分阴阳两类,以阴阳两纲辨析阴证、阳证,重点要判别是否存在阴脱、阳脱的情况。

（一）阴证与阳证

阴证与阳证的鉴别重在中医四诊资料的综合分析,可从表8-1辨别。

表8-1　阴证与阳证的鉴别要点

	阴证	阳证
望诊	精神萎靡不振,面色苍白或黯淡,舌质淡而胖嫩等	面色潮红或通红,喜凉,狂躁不安,口唇燥裂,舌质红绛等
问诊	纳呆,不烦不渴或喜热饮,小便清长等	大便或硬或秘或有奇臭,口干、烦渴引饮,小便短赤等
切诊	腹痛喜按或有结块,身寒足冷,脉象沉微细涩、弱迟无力等	腹痛拒按,身热,脉象浮洪数大滑实有力等

原则上,机体功能偏于亢进的为阳证,如发热、喜凉、亢奋、舌红、脉大有力等;机体功能偏于不足的为阴证,如恶寒、喜温、虚弱、舌淡、脉弱无力等。

（二）阴脱与阳脱

脱证即正气脱越之谓。凡人之病,无非阴阳偏盛偏衰,迨衰弱至极,阴阳相互不能维系,势将离决者,即谓脱。统而言之,脱证不越阴阳二端,曰阴脱与阳脱。阴脱为人体阴液津血的急剧丢失,而阳脱为人体阳气的急剧丢失,在阴阳互根的作用下,往往会迅速造成机体的阴阳离决而死亡。阴脱与阳脱是危重病证两类不同性质的最为

常见的危险证候,辨证稍差或救治稍迟则死亡立至。对于危重病证,重点要辨明是否存在阴脱、阳脱的情况。二者的鉴别要点可见表8-2。

表 8-2　阴脱与阳脱的鉴别要点

	阴脱	阳脱
辨汗	汗热,味咸,不黏	汗凉,味淡,微黏
辨手足温度	四肢末端温和	四肢末端厥冷
辨舌脉	舌红苔干或如镜面,脉象细数或脉大而尺脉微	舌淡白苔润,脉象微细欲绝

案例1:靳某,男,6岁,1964年2月18日诊。吐泻5日,身冷如冰,呼吸微弱,肛门如洞,不断有暗红色粪水渗出,面色如土。全家围于床前,嚎啕大哭,呼天抢地。诊之寸口无脉,跗阳脉微,知一丝胃气尚存。急予参附汤救之。

红参15g　炮附子10g　干姜5g

浓煎,不断地一滴一滴抿入口中,经半日两煎服尽,阳气竟回,身温睁目,肢体亦可移动,寸口脉虽微弱,然已可触知。继予上方加赤石脂10g,回阳救逆,固涩下元。1剂后,洞泄亦止。三诊,上方又加山萸肉15g,2剂,阴阳两兼,药尽而愈。

案例2:尹某,女,67岁,1977年5月12日初诊。病史:患者于3天前因心肌梗死并心源性休克,经西医全力抢救,血压仍在20~40/0~20mmHg。心电图检查:后侧壁广泛心肌梗死。为保证液体及药物输入的静脉通路,两侧踝静脉先后剖开,均有血栓形成而且粘连。因静脉给药困难,抢救难以继续,仅间断肌内注射中枢兴奋剂,家属亦觉无望,亲人齐聚,寿衣备于床头,以待时日,请中医会诊。

诊见:喘促气难接续,倚被端坐,张口抬肩,大汗淋漓,头面汗出如洗,面赤如妆,浮艳无根,阳脉大而尺欲绝,舌光绛无苔且干敛。中医诊为脱证,此乃阴竭于下,阳越于上。急用山茱萸45g,捡净核,浓煎频服。下午15时开始服药,当晚21时,血压升至90/40mmHg,喘势见敛。连续服药2天,共进山茱萸150g,阳脉见敛,尺脉略复,喘促大减,血压110/70mmHg。至第5天,两关脉转弦劲而数,并发胸水、心包积液,胸脘疼痛憋气,改用瓜蒌薤白白酒汤加丹参、赤芍、白芍以活血化瘀、化痰宣痹。治疗至第8天,经X线胸片检查,诊为心包积液并胸水。两寸脉弦,中医诊为饮邪犯肺。以上方加葶苈子10g、大枣7枚。服1剂,胸中豁然,再剂症消。后用养阴佐以活血化瘀之品,调理月余,病情平稳。两踝剖开处溃烂,骨膜暴露,转外科治疗4个月方愈。出院时心电图仅留有病理性Q波。

按语:以上医案均为第二届国医大师李士懋的医案。案例1属于因吐泻5日所致的阳脱证。临床首辨阴阳。根据身冷、呼吸微弱、寸口脉无,诊为亡阳证,而跗阳脉微,为胃气未绝,尚有一线生机,予以参附汤回阳救逆。

案例2属于阴脱证。根据喘促端坐、大汗如洗、面赤浮艳、舌光绛无苔且干敛、阳脉大而尺欲绝,诊为阴竭阳脱证,用大剂山萸肉乃师法张锡纯以救阴,而收敛浮越之阳气。

二、次分"虚、实、虚实互存"三态,确立急危重症正邪关系之本

人体的所有病证都是邪正斗争的结果。邪正的进退、转化决定了病证的虚、实

还是虚实夹杂。所谓三态,就是基于虚实证候为核心的"虚态""实态""虚实互存态"。三态辨证的重点在于辨别人体的正气和病邪在急危重症发生和发展过程中的关系。虚证反映人体正气虚弱而邪气也不太盛;实证反映邪气太盛而正气尚未虚衰,邪正相争剧烈;而虚实互存态则反映正气与邪气相互错杂的状态。通过动态辨识虚、实、虚实互存的三类状态,可以把握患者邪正盛衰的情况,时时以固护正气为念,确立虚则补之、实则泻之、虚实互存则攻补兼施的治则治法,促使急危重症的向愈、好转。分清虚、实和虚实互存的情况,就大体把握了大方向,不会犯虚虚实实的原则性错误。

急诊危重症"正气虚于一时,邪气暴盛而突发"的病机特点决定着虚实真假疑似的证候更为常见,而临床急危重症辨别虚实证候的真假则极为重要。急危重症虚实真假的鉴别重点在于以下四点:脉象沉取有力无力,有神无神;舌质胖嫩与苍老;言语发声的亢亮与低怯;患者既往体质的强弱等。

三、辨析六要,明确急危重症复杂病机及其动态演变的病机核心

两纲三态确立之后,即需要以虚实为主,从六要即表、里、半表半里、寒、热、寒热错杂的角度全面把握患者的复杂病机和病情的动态演变。急危重症疾病的病机复杂,经常会出现表里、寒热、虚实交织在一起的情况,如表里同病、虚实夹杂、寒热错杂等等;变化迅猛,可出现不同程度的转化,如表邪入里、里邪出表、寒证化热、热证转寒、实证转虚、因虚致实等。进行六要辨证,不仅要熟练地掌握各类证候的特点,还要注意它们之间的相兼、转化、夹杂、真假,才能正确而全面地认识疾病,诊断疾病。

(一) 表里辨证

表里辨证在急性外感病证的临床辨证中有重要的意义。表证多见于外感病的初期, 一般起病急、病程短。表证有两个明显的特点:一是外感邪气入侵人体所引起;二是病位在皮毛肌腠,病轻易治。里证多见于外感病的中、后期或内伤疾病。里证的范围甚广,表证以外的临床表现都可以纳入里证范畴。里证病位深,病情一般较重,病因复杂,病位广泛,症状繁多。表里证的鉴别要点可见表 8-3。

表 8-3 表里证的鉴别要点

	表证	里证	半表半里证
寒热	恶寒发热并见	但寒不热或但热不寒	寒热往来
兼证	多恶寒、无汗、身疼、鼻塞、喷嚏等腠理郁闭的表现	多心悸、腹痛、吐泻等脏腑失调的表现	口苦,咽干,目眩,胸胁苦满,心烦喜呕,嘿嘿不欲饮食
舌脉	舌象变化多不明显脉象多浮	舌象多有明显的变化,脉象多样	脉象多弦

(二) 寒热辨证

寒证与热证反映机体阴阳的偏盛与偏衰。对于急危重症的寒热属性,关键是要辨别寒热真假、寒热错杂与寒热转化,而以辨别寒热真假最为关键。

当寒证或热证发展到极点时,有时会出现与疾病本质相反的一些假象,如"寒极似热""热极似寒",即所谓真寒假热、真热假寒。这些假象常见于病情危笃的严重关头,需要从患者很多细微之处着眼,决定着患者证候的主要属性以及治则治法的主要方向。寒热真假的误诊误治常常关系到患者的生死存亡。如真寒假热较为常见,其产生机制是阴寒内生,格阳于外而形成虚阳浮越、阴极似阳的现象,表现为身热、面色浮红、口渴、脉大等热象,但患者身虽热却反欲盖衣被,渴欲热饮而饮不多,面红时隐时现,浮嫩如妆,脉大却按之无力,或可见到四肢厥冷、下利清谷、小便清长、舌淡苔白等症状。此时应注意,其假热多出现在四肢、皮肤和面色方面;与真热不同,假热之面赤是面色白而仅在颧颊等局部出现浅红娇嫩之色,而舌象、脉象等往往反映患者证候的实质。

寒热错杂不仅要认清上下、表里等部位是否存在着寒热夹杂,还要分清寒热的多少。寒多热少者,应以治寒为主,兼顾热证;热多寒少者,应以治热为主,兼顾寒证。寒热转化反映了邪正盛衰的情况。由寒证转化为热证,是人体正气尚盛,寒邪郁而化热;由热证转化为寒证,多属邪盛正虚,正不胜邪。

案例3:马某,男,30岁,成都人,住四川省会理县北街。1920年3月患瘟疫病已七八日,延余诊视,见其张目仰卧,烦躁谵语,头汗如洗,问其所苦,不能答。脉象沉伏欲绝,四肢厥逆,遍身肤冷,唇焦齿枯,舌干苔黑,起刺如铁钉,口臭气粗。以手拭之,则觉口气蒸手。小便短赤点滴,大便燥结已数日未通。查其前服之方,系以羌活、紫苏、荆芥、薄荷、山楂、神曲、枳实、厚朴、栀子、黄连、升麻、麻黄及葛根诸药连服4剂。辛散发表过甚,真阴被劫,疫邪内壅,与阳明燥气相合,复感少阴君火,热化太过,逼其真阴外越,遂成此热深厥深、阳极似阴之证。苟不急为扑灭,待至真阴灼尽,必殆无救。拟下方治之:

大黄26g(泡水兑入),生石膏30g,枳实15g,厚朴15g,芒硝10g,知母12g,生地60g,黄连10g。

服1剂,病情如故。服2剂后大便始通,脉沉而虚数,但仍神识朦胧,问不能答。照方再服2剂,连下恶臭酱黑粪便,臭不可当,其后口津略生。又照原方再服2剂,大便始渐转黄而溏,舌钉渐软,唯舌中部黑苔钉刺尚硬,唇齿稍润,略识人事,始知其证,索饮而渴。进食稀粥少许,照前方去枳实、厚朴,加天冬、麦冬各15g,沙参20g,生地12g,甘草6g,并将大黄分量减半。连进4剂后,人事清醒,津液回生,苔皮渐退而唇舌已润,唯仍喜冷饮。继以生脉散加味,连服3剂而愈。

人参15g,寸冬15g,当归10g,生地15g,杭芍15g,五味子3g,生石膏10g,黄连5g,甘草6g。

本案虽然从望诊、问诊的表面(四肢厥逆、遍身肤冷)来看颇似阴证、寒证,但是从里从本(小便短赤、大便秘结、口臭气粗、口气蒸手、唇焦齿枯、舌干苔黄、起刺如铁钉)来看是内热蕴结证,脉沉浮欲绝为邪气阻滞,所以是一个真热假寒证。

(三) 寒热和表里相互联系

寒热和表里相互联系,可形成多种证候,如表寒里热、表热里寒、表寒证、表热证、里寒证、里热证等。

（四）辨识虚实与表里寒热之间的关系

在辨识表里寒热之后，应注意详加辨识虚实与表里寒热之间的关系，进行综合判断分析。虚实常通过表里寒热几个方面反映出来，形成多种证候，临床常见的有表虚、表实、里虚、里实、虚热、实热、虚寒、实寒等。

总之，在急诊危重症的诊治中，应采用最基本的八纲辨证，先辨阴阳，次辨虚实三态，再辨表里、寒热，认识到急危重症的基本病机是"正气虚于一时，邪气暴盛而突发"，遵循急则治其标原则的同时注重固护正气为先的理念，着眼于辨证的角度灵活运用祛邪与扶正相结合的方法，才能正确处理各种急危重症。

第三节　急诊危重症的治则治法

一、急诊危重症的治则

（一）明辨虚实，权治缓急

明辨虚实，权治缓急，是中医急诊危重症治疗的总则。"邪气盛则实，精气夺则虚"，"盛则泻之，虚则补之"，但在补虚泻实的具体应用方面，要掌握最佳的时机。所谓"权治缓急"，缓急有两层意思：一为病证缓解，指病证的发展速度和危害性；二为治疗缓解，指治疗应有计划、有步骤地进行，就是暴病当急不能缓，表里缓急急者先，虚实缓急据病情。周学海《医学随笔》指出："病本实邪，当汗吐下，而医失其法，或用药过剂，以伤真气，病实未除，又见虚候，此实中见虚也。治之之法，宜泻中兼补。其人素虚，阴衰阳盛，一旦感邪，两阳相搏，遂变为实，此虚中兼实也。治之之法……从前之虚，不得不顾，故或从缓下，或一下止服。"张景岳在《景岳全书》中指出："治病之则，当知邪正，当权衡轻重。凡治实者，用攻之法，贵乎察得其真，不可过也。凡治虚者，用补之法，贵乎轻重有度，难从简也。"这些观点均客观地论述了虚实补泻的用法。对于治疗先后步骤，一般按照"急则治其标，缓则治其本，标本俱急者标本同治"的原则进行治疗。

（二）动态观察，辨证救治

急危重症，传变无定，起势急骤，临证时需掌握疾病发生发展，动态观察，辨证救治，不可固守一方一法，延误治疗的最佳时机。

（三）祛除病因，促进康复

急危重症是发病急、变化迅速、危及生命的病证。其中，病因和诱因的存在是引起疾病发生甚至疾病加重的重要因素，因此及早迅速地去除病因和诱因，可使疾病向有利于机体康复的方向发展。如哮病应迅速寻找过敏原并去除过敏原；失血应迅速寻找出血原因和部位，及时有效地止血；卒心痛、急性缺血性中风应迅速开通病变血管。这些治疗原则和方法，体现了时间就是生命的理念。因此，在急诊科要建立诸如胸痛绿色通道、急性脑病绿色通道。

（四）已病防变，随证救治

"已病防变"是中医学治则中"治未病"的重要体现。临床救治过程中要真正做到"安其未受邪之地"，根据病机变化，随证救治。

二、急诊危重症的治法

(一) 祛邪法

祛邪法与扶正法共同组成中医急诊危重症急救治法的总纲。祛邪法就是祛除邪气,排除或减弱病邪对机体的侵袭和损害的治法,临床上主要用于实证,即所谓"实则泻之"之意。宣透发汗、清热解毒、通里攻下、活血化瘀等是祛邪法在临床上的具体应用。

1. 宣透发汗法　宣为通宣阴阳,顺安正气;透为通彻外泄,以导邪气由肌出表,由脏出腑,由经出络。宣透多经发汗而解,也可经战汗而解。宣透发汗法是临床急救的重要治法。

2. 清热解毒法　清热解毒法是以寒凉泄热、解毒达邪作用的药物治疗热病的一种治法。此即《素问·至真要大论》"热者寒之"之意。

(1) 清解毒热:以寒凉清泄之品,解其毒滞,折其热邪,使毒去热散而病解。但因毒结部位不同,选方用药亦异。在上者宜宣,在中者宜调,在下者宜泄。方用黄连解毒汤、普济消毒饮等。

(2) 清解气热:邪滞气分,正邪交争而气分热炽者,急宜以辛寒、甘寒之剂透解阳郁,宣泄邪滞,使邪去热减,气血调和,病解身安。方用白虎汤、竹叶石膏汤等。

(3) 清解血热:血分热聚,邪毒内伏,潜藏不发者,必以清凉泄热、透解血分毒邪之法,肃清血中邪毒。由于血热毒伏较深,故药用当重而精专,方用清营汤、犀角地黄汤等。

(4) 清解湿热:湿与热结,缠绵难解,不可速去,故标急时当选苦燥寒凉之味以燥湿泄热,待热势稍缓,再取解秽除湿、芳香透达之味,缓消湿浊。方用甘露消毒丹、三仁汤、茵陈蒿汤等。

3. 通里攻下法　通里攻下法即指以通便下积、泻实逐水作用的药物逐燥屎内结、实热水饮的一种治法。

(1) 通腑泻浊:里实热结、毒邪内滞、痰积瘀血等有形邪毒内郁而不出,急当以泻下攻逐之品疏通胃肠,泻下粪屎,因势利导。但病性有寒热之殊,故其治当分寒下、热下,方用承气汤类、大黄附子汤等。

(2) 泻下逐水:水饮内聚,泛于肌表,内滞脏腑,或停聚胸肺者,当以通便泻下的药物排出粪水,强逐水饮。但本法性峻伤正,只可用于标急者,且中病即止。方用十枣汤、舟车丸等。

4. 活血化瘀法　活血化瘀法是以透络活血、祛瘀生新的药物治疗瘀血内停证的治疗方法。

(1) 解毒活血:邪毒内炽,逆陷血络之中,使毒血相结,弥漫停积,阻内则脉络气痹,外发则高热斑疹,急宜解毒之品清肃血中热毒,活血透络之味透达络脉瘀滞。方用仙方活命饮等。

(2) 凉血活血:血与热结,内伏不透,迫血妄行,外出脉络,而见身热夜甚、肌肤发斑诸症。当以重剂清透之品疏解血热,活血化瘀之味透散瘀滞。方用犀角地黄汤等。

（3）通脉活血：脉络瘀阻，气血周流受阻，一则脏器失养而虚损，二则络脉绌急，神机失用而生疼痛，当以活血透络之品开通血脉，使瘀去脉通，补于不补之中。方用血府逐瘀汤等。

（4）化痰活血："凡痰之源，血之本也。"痰瘀互阻，脉络不通，诸证丛生。故痰病活血，血病祛痰，痰消血易活，血活痰易祛。但临床要分清痰瘀偏重程度，是以消痰为主，还是以祛瘀为要。方用导痰汤或膈下逐瘀汤等。

（5）活血止血：瘀血内阻、脉络郁闭不通，又易引发出血，当以活血透络之品祛逐痰浊，绝其出血之源，不止血而止血。方用生化汤等。

5. 吐法　吐法可引邪上越随呕吐而除。痰浊、宿食、毒物等有形实邪留滞于咽喉、胸膈、胃脘等部位，当以吐法祛邪外达。临床常用探吐、药物催吐法救治，方用瓜蒂散、盐汤探吐方或参芦饮等。

（二）扶正法

扶正法不仅广泛地运用于多种慢性虚弱性疾病，对于急危重症也很重要。所谓扶正就是辅助正气，提高机体的抗病能力，或迅速挽救人体亡失的气、血、津液。临床上主要用于急虚证、正气暴脱之证，即所谓"虚者补之"之意。益气回阳固脱、益气固阴救逆等是扶正法的具体运用。

1. 益气回阳固脱　邪炽正衰，元阳耗散，五脏元真之气衰竭，可造成气绝而亡，当急取益气回阳之味，固护元阳，使真气续而不绝，阴阳相抱。方用四逆汤、参附汤等。

2. 益气固阴救逆　亡血伤津，损液耗精，以致阴精衰耗、元阴衰脱无以敛阳，则可引发阴阳离决而猝死，宜急取敛阴生精之味固护元阴。方用生脉散、三甲复脉汤等。

（三）扶正祛邪法

临床上扶正法用于急虚证及正气暴脱之时；祛邪法用于邪气壅盛，正气不衰之时。单独的扶正法和祛邪法多用于疾病的早期、突发期。然而临床上更多疾病表现为虚实夹杂之证，此时单独使用者少，多联合使用以达到救治的目的。

1. 合并使用　扶正祛邪合并使用，体现了攻补兼施的临床救治思想，临床上最为常用。如益气回阳、解毒活血法救治瘀毒内陷的脱证等。

（1）扶正兼祛邪：用于疾病的产生在于正虚为主、因虚致实的虚实夹杂证，也就是所谓的"虚气留滞"的病理状态，因此临床救治应该以扶正为主，佐以祛邪，则正气来复，邪气自去。如阳气不足导致的痰饮内盛、瘀血内阻，治疗上应以扶正为主，佐以祛邪。

（2）祛邪兼扶正：用于疾病的产生在于邪实内盛为主、因实致虚的虚实夹杂证，以祛邪为主，兼以扶正，则邪去正自复。如痰热内盛之候，伤及气阴，临床救治当在清化热痰的同时佐以益气育阴之法。其代表方如柴胡类方。

2. 先后使用　扶正祛邪先后使用，也是中医急诊危重症的重要急救原则。临床上正确权衡正邪关系、轻重缓急，采取先攻后补或先补后攻的方法，是中医学辨证论治的重要体现。

（四）其他疗法

1. 中药保留灌肠疗法　本法是将一定量的中药通过肛管,经直肠灌入结肠,保留一段时间,治疗疾病的一种方法。灌肠疗法吸收快,起效迅速,是中医治疗急危重症的有效方法。

如关格,可用大黄 15~30g、蒲公英 30g、丹参 30g、地榆炭 30g、煅牡蛎 30g,浓煎,保留灌肠,每日 1 次,14 天为 1 个疗程。若阳虚突出,腹部畏寒者,处方可加用炮附子 15g、干姜 12g。

如高热神昏,可用安宫牛黄丸保留灌肠。

2. 针灸疗法　针刺止痛开窍,醒神救脱,疗效可靠。

高热可取少商、大椎、合谷或十宣放血。

中风神昏者,针刺十二井、十宣,放血数次;尺泽、委中,三棱针放血 10ml 以上;同时行开四关针法,取双侧合谷、太冲,强刺激用泻法;取水沟穴,向鼻中隔方向进针,强刺激至眼球流泪,以醒脑开窍。气脱证取气海、关元,针刺加灸太冲、内庭,针刺用补法,或隔附子饼灸神阙。

关格可取双侧内关、三阴交、足三里、气海、中脘。针刺用补法,留针 30 分钟,10 次为 1 个疗程。同时可用艾条灸神阙、关元,每穴约 40 分钟。

第四节　急诊危重症主要证候的辨治思路

一、外感发热类急诊危重症

外感发热是指由于感受六淫之邪或温热疫毒之气,导致营卫失和,脏腑气机功能紊乱,阳气亢盛引发的以身体灼热(病理性体温升高)、面赤、烦渴、脉数为主要表现的一种内科急症。(图 8-1)

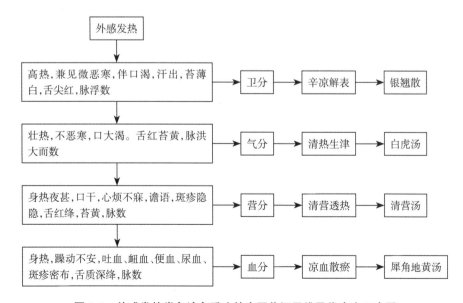

图 8-1　外感发热类急诊危重症的中医临证思维及代表方示意图

二、中风神昏类急诊危重症

中风以猝然昏仆、半身不遂、口舌歪斜、言语謇涩或不语、偏身麻木为主症。根据临床表现是否存在意识障碍与病情轻重程度,可分为中经络、中脏腑。中风神昏是中风中的急危重症,为存在意识障碍的中风,即中风急性期的中脏腑,病位深,病情重,变化迅速,预后不良。西医学急性脑血管病可参考本病证进行诊治。(图8-2)

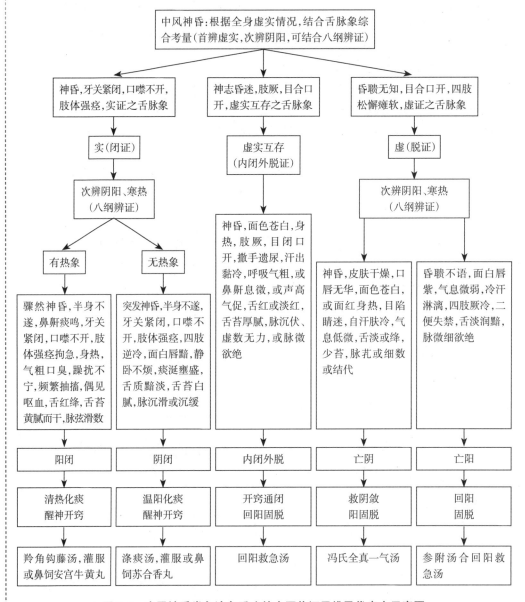

图 8-2　中风神昏类急诊危重症的中医临证思维及代表方示意图

三、真心痛类急诊危重症

真心痛是胸痹心痛进一步发展的严重病证。本病特点为疼痛剧烈,持续不解,可伴面色苍白、心悸、四肢厥冷、大汗淋漓、水肿、喘促等,病情急重,可危及生命。《素问·厥病》所论"真心痛,手足青至节,心痛甚,且发夕死,夕发旦死",提示真心痛,心痛剧烈,预后不良。西医学心肌梗死可参考本病证诊治。(图 8-3)

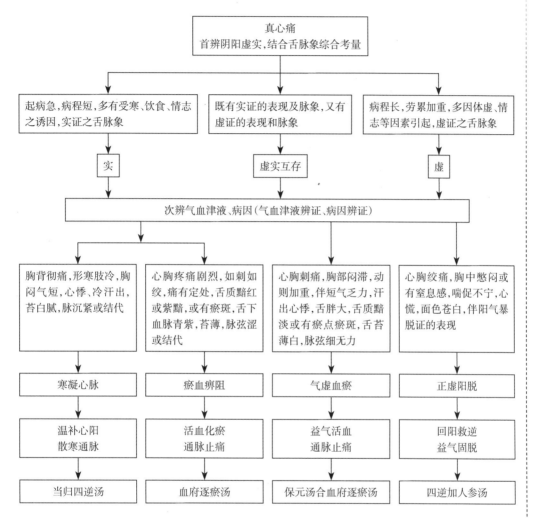

图 8-3　真心痛类急诊危重症的中医临证思维及代表方示意图

四、关格类急诊危重症

关格是肾系久病,肾元虚衰,气化不利,湿浊邪毒内停,阻滞气机升降出入而导致以呕逆与大小便不通并见为典型表现的病证。关格多见于肾风、尿血、水肿、淋证、癃闭等疾病失治误治,渐积而成。重症患者,虚损劳衰不断加重,则可继发心悸、喘脱以及呕血、便血、痉厥、神昏等,可直接危及患者生命。关格的临床辨证主要应分清本虚标实的主次。本虚主要是脾肾阴阳虚衰,标实主要是血瘀湿浊。关格的病位在脾肾心肝。治疗当遵循"治主当缓,治客当急"的原则。西医学慢性肾衰竭、尿毒症可参考本病证进行诊治。(图 8-4)

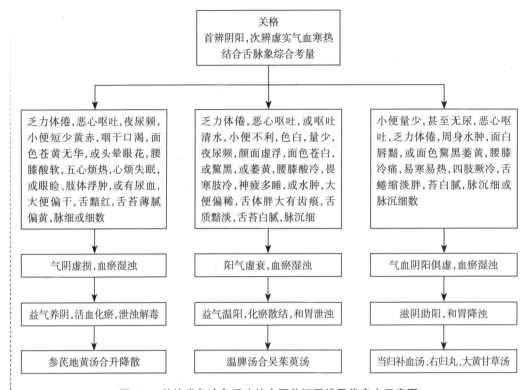

图 8-4　关格类急诊危重症的中医临证思维及代表方示意图

说明:

1. 以上路径均非彼此孤立或矛盾,可兼而有之,即使虚实亦可同时存在而表现为虚实夹杂,临床可辨证合并用药。

2. 以上辨证要点为急危重症的常见主要内容,不能涵盖临床所有情况,临床可在此基础上发挥,如结合西医学的生化指标、影像学检查等进行特色辨证。

3. 以上病证皆病情危重,需要中西医结合治疗。如中风神昏需要尽早确定是出血性中风还是缺血性中风,针对病因对症治疗。真心痛应在密切监护下,迅速完善相关检查,尽早进行再灌注治疗,及时处理及控制并发症。关格需要纠正水电解质紊乱、酸碱失衡等,必要时配合透析治疗。

（张守琳）

扫一扫
测一测

案例示范
PPT

？ 复习思考题

1. 如何理解虚、实、虚实互存三态辨证在中医急诊学中的重要性?

2. 怎样鉴别寒热真假?

3. 中风神昏阳闭与阴闭的症状、治法有何不同?

4. 王某,男,58 岁,干部。既往有冠心病心绞痛病史 2 年,近 1 周胸闷、胸痛加重,发作次数增加。1 小时前忽然出现胸痛彻背,痛无休止,心悸,憋闷,大汗淋漓,四肢厥冷,面色苍白,唇甲淡白或青紫,舌淡白或紫黯,脉微细。心电图示 ST 段弓背向上抬高,心肌酶谱显著增高。

　　写出:病名、证型、病机关键、治法和代表方。

　　5. 周某,女,35岁,农民。主诉:颜面下肢浮肿15天,伴呕吐少尿10天。现病史:面色晦滞,腰酸乏力,畏寒肢冷,下肢轻度水肿,四肢不温,纳差,恶心,呕吐清水,大便干结,小便短少,舌质淡,苔白滑,脉沉弱。

　　写出:病名、证型、治法、代表方。

第九章

五官科疾病常见病证临床诊治思维

第一节　耳　科　病　证

培训目标

1. 掌握耳科病证的常用辨证思维方法及主要证候的辨证思路。
2. 熟悉耳科病证的治疗要点。
3. 了解耳的生理特点与耳科病证的病理特点。

　　耳为清窍之一,位于头部两侧,司听觉、主平衡。耳之所以能正常发挥作用,与五脏六腑产生的气血津液及经络之气正常输布密不可分。若脏腑失调,经络闭阻,清阳不升,则耳的功能失常,引起相关病证,如耳聋、耳鸣、耳痛、眩晕等。因此,耳科病证辨证时,应注重其他脏腑对耳的影响以及清浊升降失常的原因。

一、耳的生理特点与耳科病证的病理特点

（一）耳的生理特点及耳科病证的病理特点

　　1. 耳的生理特点　耳司听觉、主平衡,是清阳之气上通之处,为清窍之一,虽属局部器官,但由于全身各脉络会聚于耳,使耳与全身各部及脏腑有密切联系,故不可脱离整体而孤立地发挥作用。耳的病变可波及所属脏腑,而脏腑的生理病理变化也常反映于耳。

　　2. 耳科病证的病理特点　耳科病证是由于致病邪气侵犯,机体正常生理功能失调所致,是五脏六腑失调的结果。致病外邪多是风、热、湿邪侵犯耳窍,滞留不散,以致气血凝滞,症见耳聋、耳鸣、耳痛等;或侵犯脏腑,以致肝胆湿热上蒸,循经搏结耳窍,症见耳疖、耳疮等;湿邪困脾,脾气虚弱,以致清阳不升,症见耳脓、耳部皮肤湿烂等;热毒内犯心经,心火上炎,症见耳脓增多;肾精亏虚,耳失濡养,外邪滞留于耳,亦可见上述诸症。耳科病证的病理产物主要有痰湿和瘀血,二者均可困结于耳或阻碍清窍脉络,致清阳不升、浊阴不降而致病。

笔记

（二）相关脏腑对耳科病证的影响

耳与肾、心、肝胆、脾等脏腑关系密切。

1. 肾　耳为肾之外窍，为肾之官。《灵枢·五阅五使》说："耳者，肾之官也。"肾藏精，肾之精气充沛，上通于耳窍，则听觉聪敏，平衡正常。若肾精亏损，精气不能上达于耳，则致耳聋、耳鸣；若肾阳不足，寒水上泛，可致眩晕。

2. 心　心藏神，心为神之舍，耳的听觉为心神活动的体现，故耳司听觉之功能与心神密切相关。若忧思愁虑则伤心，心虚血耗以致耳聋耳鸣。《证治准绳·杂病》说："肾为耳窍之主，心为耳窍之客。"心主火的功能与肾主水、藏精功能密不可分。只有心肾相交，水火既济，才能使清阳上达清窍，从而听觉聪敏。

3. 脾　脾主运化、主升清，为气血生化之源。清阳上达耳窍，则听觉聪敏，平衡正常，因此脾的功能与耳密切相关。若脾气虚，气血生化乏源，耳失濡养，或湿困于脾，脾失健运，以致清浊升降失常，从而出现耳鸣、耳聋、耳胀等。

4. 肝胆　肝气通于耳，故肝受损，气上逆而冲两耳。肝胆互为表里，胆经循行于耳窍。若肝胆气机升降有序，运转正常，则耳能正常发挥作用；若胆气不降，郁而化火，胆火上炎，则致耳痛、脓耳等。（图 9-1，图 9-2）

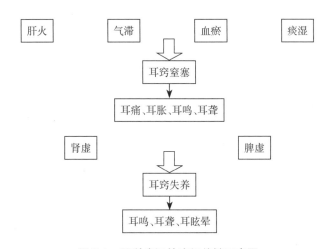

图 9-1　耳科病证的病机关键示意图

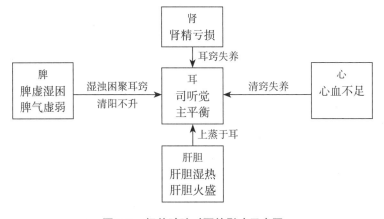

图 9-2　相关脏腑对耳的影响示意图

二、耳科病证的常用辨证思维方法

(一)辨虚实

新病多实,久病多虚。体壮多实,体弱多虚。舌红苔厚多实,舌淡苔少多虚。脉象有力多实,脉象无力多虚。

(二)辨升降

耳科病证多见升降失常。有因清阳不升致浊阴不降者,有因浊阴不降致清阳不升者。清阳不升多虚,浊阴不降多实,可与辨虚实相参。

(三)辨脏腑病位

五脏六腑病变都可引起耳病。临床上,以肾、肝胆、脾胃病变引发耳病者居多。通常,耳病新发、实证多见肝胆病变,久发、虚证多见肾病。新、久及虚实病证皆可见于脾胃病变。临床上,可结合脏腑辨证进行辨析。

三、耳科病证的治疗要点

耳科病证的常用治法有疏风清热法、补肾填精法、泻火解毒法、升清降浊法、健脾化湿法、理气活血法等。

1. 疏风清热法　常配合通窍药物使用。用于疾病初起,邪在肌表。宜辛凉解表,疏风清热。方用银翘散、桑菊饮加减等。

2. 补肾填精法　补肾需分肾阴、肾阳,有针对性地进行补益。若肾阴亏虚,可用味甘微寒的滋阴药物以滋补肾阴,方用六味地黄丸、左归丸加减;若虚火上炎较重,则宜配合润燥降火药;若肾阳亏虚,应用温补肾阳、散寒通窍之药,如补骨脂、附子、肉桂等。

3. 泻火解毒法　需分脏腑,主要涉及心、肝两脏;泻肝又分为泻肝火、清肝经湿热及平肝阳等,有针对性地清泻。若肝胆火盛为主,宜清肝泻火,药如黄芩、黄连、蒲公英、龙胆等;若以肝旺风动或阴虚肝阳上亢为主,宜平肝息风、滋阴潜阳,方用天麻钩藤饮、杞菊地黄丸加减等;若以肝胆湿热为主,宜清泻肝胆、解毒利湿,方用龙胆泻肝汤加减;若邪犯心经,心火炽盛,宜清营凉血,方用清瘟败毒散加减;若以热毒为主,宜清热解毒,方用五味消毒饮加减。

4. 升清降浊法　此法常与健脾化湿法配合使用。耳科病证常因脾失健运,不能运化水湿,久之则内生痰湿,以致清阳不升、浊阴不降,故治疗上应升举脾阳之气,降湿浊和痰浊。若以脾虚湿困为主,宜健脾祛湿、化浊通窍,方用参苓白术散加减;若以痰浊中阻为主,宜燥湿健脾、涤痰止眩,方用涤痰汤加减。

5. 理气活血法　此法需分治气、治血主次。若邪毒壅滞耳窍,气机不畅,宜行气通窍、辛散辟邪,方用通气散加减;若因气滞而致血瘀者,宜活血化瘀、行气通窍,方用通窍活血汤加减;若因气虚血运无力而致血瘀者,宜益气活血、化瘀通络,方用补阳还五汤加减。

四、耳科病证主要证候的辨治思路

临床上,耳科病证的最常见症状是耳鸣、耳聋、眩晕、耳痛、耳脓等,通常使用脏腑辨证法即可辨出虚实、升降及病位。(图9-3)

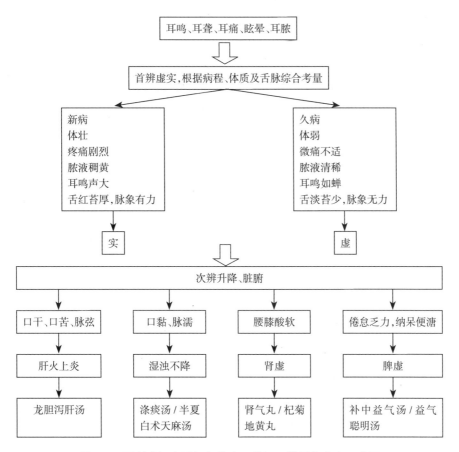

图 9-3　耳科病证主要证候的中医临证思维及代表方示意图

第二节　鼻 科 病 证

> **培训目标**
>
> 1. 掌握鼻科病证的常用辨证思维方法及主要证候的辨证思路。
> 2. 熟悉鼻科病证的治疗要点。
> 3. 了解鼻的生理特点与鼻科病证的病理特点。

　　鼻位于面部正中,为呼吸、嗅觉之门户。其正常功能的发挥有赖于脏腑功能活动产生的清阳之气上达,若脏腑功能失常,清阳不能上达于鼻,可致鼻塞、鼻涕、鼻衄、嗅觉异常等。因此,鼻科病证辨证时,尤其要掌握清阳之气从鼻窍出入这一生理特点,以及其他脏腑对鼻的影响。

一、鼻的生理特点与鼻科病证的病理特点

（一）鼻的生理特点与鼻科病证的病理特点

1. 鼻的生理特点　鼻主呼吸、司嗅觉、助发音、司清化,为气体出入之门户,属清

窍之一,为肺系所属。头面为诸阳所聚,鼻位于面中、为阳中之阳,是清阳交会之处。

2. 鼻科病证的病理特点　鼻科病证的发生与外邪侵袭、阴阳失调、脏腑耗伤有关,致病外邪多为风、寒、湿、热。风热外邪侵犯鼻窍,内传于肺,肺失清肃,或风寒袭肺,肺气郁闭不宣,可见鼻塞、流涕、鼻衄等;若邪热内犯胆腑,或胆火上炎,蒸灼鼻窍,可见鼻流黄涕、嗅觉减退等;若脾胃湿热,清浊升降失常,以致湿热上壅鼻窍,可见鼻部皮肤红肿痛痒、鼻流浊涕等;若久病体虚,或外邪侵袭不散,以致肺气虚弱、脾虚湿聚或肾元亏损,均可见喷嚏、鼻流清涕等。鼻科病证的病理产物主要有湿浊和瘀血,二者均可壅阻鼻窍脉络而致病。

(二) 相关脏腑对鼻科病证的影响

鼻的功能与肺、脾、胆、肾、心等脏腑关系密切。

1. 肺　肺开窍于鼻,鼻为肺之官。肺气宣降,鼻窍通利。若邪气侵袭或壅滞,肺气宣降失常,浊气不降,以致鼻窍功能障碍,可致鼻塞、流涕、嗅觉减退等。

2. 脾　脾胃为后天之本,气血生化之源,一身气机升降枢纽。鼻的生理功能有赖于脾所化生的清阳之气上达才能实现。脾胃强健,气血充沛,清升浊降,则鼻窍功能正常。若脾气虚弱,生化乏源,升降失常,则鼻窍失养或窒塞,可致鼻干、鼻塞、流涕、嗅觉减退等;若脾胃湿热上壅,可致外鼻红肿或鼻塞、流涕等。

3. 胆　胆经之气上通脑、下联鼻。胆气平和,鼻窍功能正常。若胆热上犯,胆火郁脑,可灼伤津液,下犯鼻颏,可致鼻流浊涕、头痛等;若胆火不降,还可迫血妄行致鼻衄。

4. 肾　肾为气之根。鼻所吸入之气经肺之肃降下纳于肾。肾气充沛,则鼻窍功能正常。若肾气不足,不能纳气归肾,则鼻窍失养,可致喷嚏、流涕等。

5. 心　心藏神,主血脉,鼻司嗅觉,嗅觉乃心神所变现,故心主嗅。心肺协和,则鼻窍功能正常。若心火上炎、心血瘀阻,则可发为鼻衄、鼻塞等;若心血不足,血不养神,则致嗅觉异常等。(图 9-4,图 9-5)

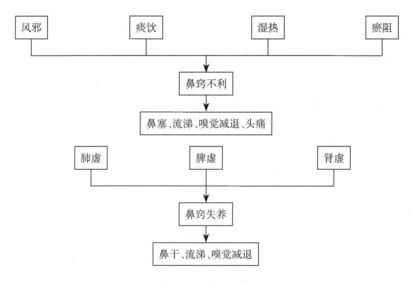

图 9-4　鼻科病证的病机关键示意图

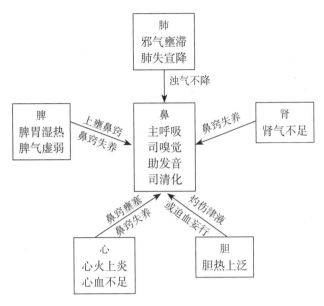

图 9-5　相关脏腑对鼻的影响示意图

二、鼻科病证的常用辨证思维方法

（一）辨寒热虚实

新病多实、多寒，久病多虚实夹杂、多热或寒热夹杂；涕浊多实、多热，涕清多虚实夹杂、多寒。

（二）辨升降

鼻塞、流涕，有因清阳不升致浊阴不降者，有因浊阴不降致清阳不升者。通常舌红、苔浊、脉实者，主因浊阴不降；舌淡、苔薄、脉虚者，主因清阳不升。

（三）辨脏腑病位

五脏六腑病变都可引起鼻病。临床上，以肺、脾、胆、肾的病变引起鼻病者居多。通常，实证多见肺、胆病变，虚证多见肺、脾、肾病变。临床上，可结合脏腑辨证进行辨析。

三、鼻科病证的治疗要点

鼻科病证的常用治法有通窍法、疏风解表法、泻火解毒法、升清降浊法、补益法、行气活血法等。

1. 通窍法　常用芳香通窍药和升阳通窍药，清除壅滞鼻窍之邪，以通利鼻窍。常用方剂如苍耳子散加减，药如苍耳子、辛夷、藿香、白芷、石菖蒲等。此法常与他法配合使用，不可过用、滥用。

2. 疏风解表法　用于鼻病初起，邪在卫表，需分风热与风寒。若外感风热之邪，宜辛凉解表，方用银翘散加减；若外感风寒之邪，宜辛温解表，方用荆防败毒散加减。

3. 泻火解毒法　需分泻肝火、泻心火。若肝郁化火，循经上炎，灼伤鼻络，宜清肝泻火，方用龙胆泻肝汤加减；若心火亢盛，迫血妄行，宜清心泻火、凉血止血，方用泻心汤加减;若火毒壅盛,邪毒内陷,宜用寒凉药,清里热,解毒邪,方用黄连解毒汤加减;若病在初起,邪在卫表,常与疏风解表药同用。

4. 升清降浊法 此法多着眼于脾胃,但与五脏有关。若脾失运化,湿浊内停,湿郁化热,以致清阳不升,浊阴不降,宜健脾清利湿热,方用萆薢胜湿汤加减;若肺经郁热,肃降失职,上犯鼻窍,宜清宣肺气,通利鼻窍,方用辛夷清肺饮加减。

5. 补益法 常用于补肺脾、补肝肾,需有针对性地进行补益,同时注意补不助邪。若久病体弱,耗伤肺气,致肺气虚弱,或病后失养损伤脾胃,致脾胃虚弱,宜补益肺脾,散邪通窍,以肺气为主者可选温肺止流丹加减,以脾气为主者可用补中益气汤加减;若久病伤阴,肺阴不足,鼻失滋养,甚则肺虚及肾,肺肾阴虚,虚火上炎,灼伤鼻络,宜滋养肺肾,生津润燥,方用百合固金汤加减。

6. 行气活血法 若邪毒久留不去,壅滞鼻络,气血运行不畅,宜行气通络、活血祛瘀以通窍,方用通窍活血汤、当归芍药汤加减。

四、鼻科病证主要证候的辨治思路

临床上,鼻科病证的最常见症状是鼻塞、流涕、鼻痒、喷嚏、鼻衄、嗅觉异常等,通常使用脏腑辨证法即可辨出其虚实、寒热、升降及病位。(图9-6)

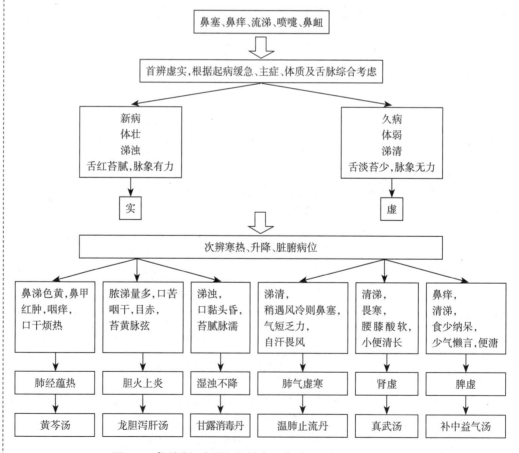

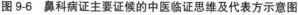
图9-6 鼻科病证主要证候的中医临证思维及代表方示意图

第三节 咽喉科病证

培训目标

1. 掌握咽喉科病证的常用辨证思维方法及主要证候的辨证思路。
2. 熟悉咽喉科病证的治疗要点。
3. 了解咽喉的生理特点与咽喉科病证的病理特点。

咽喉居颈部,司呼吸,主升降,是经脉循行交会之所,且脏腑所化生的清阳之气由此上达清窍,因此咽喉宜通不宜滞。咽喉功能的正常发挥有赖于脏腑功能的推动,故咽喉科病证辨证时尤需注重咽喉与脏腑在生理功能和病理变化上的相互影响。

一、咽喉的生理特点与咽喉科病证的病理特点

(一) 咽喉的生理特点及咽喉科病证的病理特点

1. 咽喉的生理特点 咽属胃系,是气息出入及饮食水谷的共同通道,有司饮食吞咽、助语言、御外邪的功能。喉属肺系,有行呼吸、发声音、护气道的功能。二者共同司呼吸、主升降,既是经脉循行交会之要冲,又是饮食呼吸之门户,与五脏六腑关系密切。

2. 咽喉科病证的病理特点 咽喉科病证的病理变化多表现为火热上炎,其发生多因外邪侵袭及脏腑功能失调所致。外因多为风、寒、湿、热、疫毒侵犯,内因多为肺、脾胃、肝、肾失调。若风热或风寒犯肺,肺气不宣,则见风热或风寒表证;若邪热壅盛于脾胃,上炎于咽,则见咽干、咽痛等症;若情志不畅,内伤于肝,肝失疏泄,则见咽干咽梗、发音不畅等症;若素体虚弱或久病耗伤,则致肺脏虚损、肾阴亏耗,可见咽微红、微痛、声嘶、干痒等症。咽喉科病证的病理产物主要是痰凝和瘀血,皆因气机不畅,气滞痰凝,气滞血瘀或脾虚生痰,久病生痰,痰瘀互结,脉络闭阻而为病。

(二) 相关脏腑对咽喉科病证的影响

咽喉与脾胃、肺、肾、肝等脏腑关系密切。

1. 脾胃 咽属胃系,与胃相通。咽的功能正常,有赖于胃气和降、脾气升清、胃健脾运。咽喉的生理功能健旺,饮食呼吸调畅,也有助于胃纳脾运。若脾胃功能失和,咽喉失养,可致咽干、声嘶等症;若火热炎上,可致咽痛、声嘶等。

2. 肺 喉属肺系,与肺相通。肺气充沛,宣降正常,喉行呼吸、发声音的功能才能正常。喉的功能正常,也有助于肺主气功能的正常。若肺气不足,或肺失宣降,则可致咽喉干燥、声音嘶哑等。

3. 肾 足少阴肾经"循喉咙夹舌本",可见咽喉与肾在经络上有直接联系。肾精充沛,咽喉得养而功能正常。若肾虚失养,或虚火上炎,则可致咽喉干燥、声音嘶哑等。

4. 肝 足厥阴肝经"循喉咙之后,上入颃颡",可见咽喉与肝在经络上也有直接联系。肝主疏泄功能正常,气血和畅,则咽喉功能正常。若肝主疏泄失常,气血不畅,则可致咽干、咽部异物感、声音嘶哑等。(图 9-7,图 9-8)

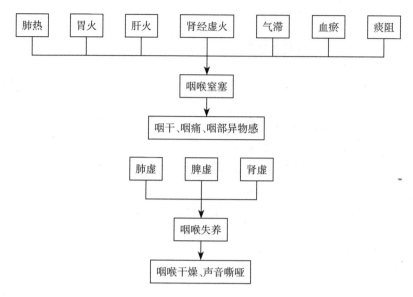

图 9-7 咽喉科病证的基本病机关键示意图

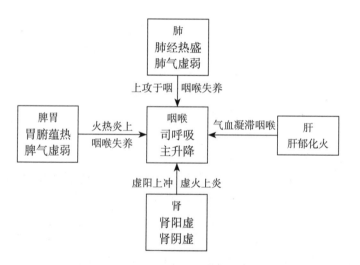

图 9-8 相关脏腑对咽喉的影响示意图

二、咽喉科病证的常用辨证思维方法

(一) 辨虚实

咽喉肿胀、疼痛较剧、发病迅速多属实,久病咽喉微红微肿多属虚;脓液稠黄多属实,脓液清稀或污秽多属虚;舌红苔腻多实,舌淡苔少多虚;脉象有力多实,脉象无力多虚。

(二) 辨寒热

病证突发每有寒闭,病证日久每兼郁热;咽喉红、肿、疼痛多属热证,咽喉淡红、不肿、微痛多属寒证;口淡、便稀多寒,口干、便干多热;脉弦、脉紧多寒,脉洪、脉数多热。

（三）辨脏腑病位

五脏六腑病变都可引起咽喉科病证。临床上,以肺、脾胃、肾、肝病变引起咽喉科病证者居多。通常,实证多见肺、胃、肝病变,虚证多见肺、脾、肾病变。辨证时可结合脏腑辨证进行辨析。

（四）辨升降

肺气不宣、肺气不降、脾气不升、胃气不降都可引发咽喉病变,直接关系到治疗用药的升与降。应根据寒热、虚实、脏腑病位的辨别进一步辨出病机的升降,进而指导处方用药。

三、咽喉科病证的治疗要点

咽喉科病证常用治法有疏风解表法、清热解毒法、解郁散结法、化痰法、补益法等。

1. 疏风解表法　需分辛温、辛凉,但需注意配伍,防其化热结于咽喉。若风寒外袭,肺气失宣,宜疏风散寒,宣肺开音,方用三拗汤加减;若风热外袭,肺失清肃,宜疏风清热,利喉开音,方用疏风清热汤加减。

2. 清热解毒法　清热需定病位,有清肺胃、清心脾之别,注意是否需兼解毒。若外邪不解,壅盛传里,肺胃蕴热,宜泄热解毒,利咽消肿,方用清咽利膈散加减;若脏腑蕴热内生,心脾积热,上炎口腔,宜清心泻脾,方用凉膈散加减;若热毒壅盛,热入血分,症见高热不退、神昏谵语,宜清热凉血解毒,药如牡丹皮、生地、紫草、水牛角等。

3. 解郁散结法　需分肝郁气滞和肝郁化火。若情志抑郁,肝气郁结,气机阻滞,宜疏肝理气,散结解郁,方用逍遥散加减;若肝失疏泄,气机郁滞,蕴而化火,宜疏肝解郁,清肝泻火,方用丹栀逍遥散加减。

4. 化痰法　化痰每兼散结,常与活血法同用,需分化痰瘀、化痰气、化痰火。若气滞痰凝、气滞血瘀,痰瘀互结,宜行气活血,化痰开音,方用会厌逐瘀汤加减;若肝郁日久,横逆犯脾,脾失健运,聚湿生痰,痰气互结,宜行气导滞,散结除痰,方用半夏厚朴汤加减;若邪热煎熬,炼液成痰,痰火壅结,宜泄热解毒,祛痰开窍,方用清瘟败毒饮加减。

5. 补益法　包括补肺、补脾、补肾,同时需分气虚、阴虚、阳虚,并注意有无虚火。若脾气虚弱,气血生化不足,宜益气健脾、升清降浊,或肺脾气虚,声门鼓动无力,宜补益肺脾、益气开音,方用补中益气汤加减;若脾肾阳虚,寒湿凝闭,宜补益脾肾、温阳利咽,方用附子理中丸加减;若肺肾阴虚,津液不足,宜滋养肺肾、清利咽喉,方用百合固金汤加减;若肝肾阴虚,肌膜失养,宜滋补肝肾、养阴清热,方用知柏地黄丸加减;若肾虚精亏,肾阴亏耗,宜滋阴补肾,方用六味地黄丸加减。

四、咽喉科病证主要证候的辨治思路

临床上,咽喉科病证的最常见症状是咽干、咽痛、咽痒、声嘶、咽部异物感,通常使用脏腑辨证、八纲辨证辨其寒热、虚实、升降及病位。(图9-9)

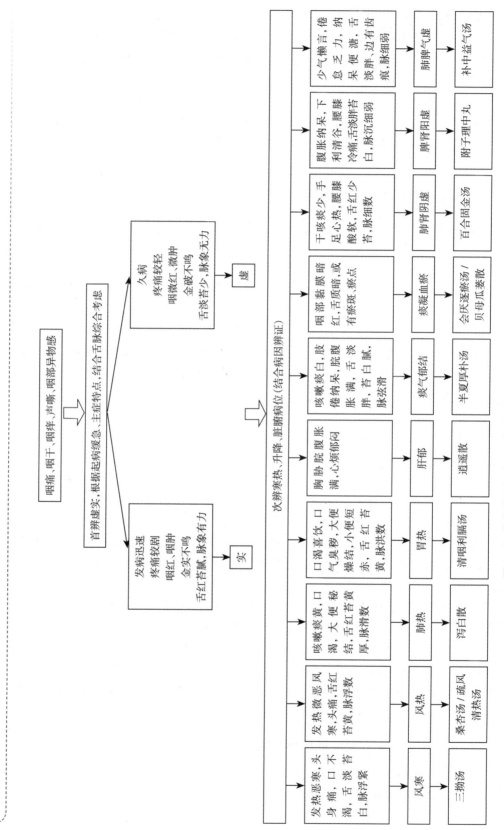

图 9-9 咽喉科病证主要证候的中医临证思维及代表方示意图

第四节　眼 科 病 证

1. 掌握眼科病证的常用辨证思维方法及主要证候的辨证思路。
2. 熟悉眼科病证的治疗要点。
3. 了解眼的生理特点与眼科病证的病理特点。

眼为五官之一,主司视觉。它与脏腑有着密切联系。若脏腑功能失调,可引起眼病。同样,眼部疾病也可影响相应脏腑。因此,眼科病证辨证时应注重局部与整体的统一,根据眼与脏腑的关系,综合分析。

一、眼的生理特点与眼科病证的病理特点

（一）眼的生理特点及眼科病证的病理特点

1. 眼的生理特点　眼主明视万物、辨别颜色,为五官之一。眼能正常发挥功能依赖于五脏六腑精气的充养。精气是视觉产生的物质基础。故眼与脏腑关系密切,更有以脏腑之精为基础的五轮学说——胞睑属脾,两眦属心,白睛属肺,黑睛属肝,瞳仁属肾。

2. 眼科病证的病理特点　眼科病证的病理变化主要为阴阳失调,升降失常,主要由于外邪侵袭,脏腑经络气血失调所致。外邪主要包括风、火、湿,脏腑多为肝、脾胃、肺、肾、心失调。风邪侵袭,易于犯上,可见羞明多泪、目涩作痒;火邪上炎,易于侵目,可见眵多黄稠、红赤焮热;湿邪侵袭,阳气困阻,可见眼睑糜烂、肿痛麻木;若肝气郁结,肝郁化火或心火内盛,上炎于目,可致目赤;若脾胃湿热,上壅胞睑,可见胞睑生疖、睑眩赤烂;若肝血亏虚、脾气虚弱、肾精亏耗或心阴亏损,以致气血不畅,升清障碍,眼目失养,均可见视物障碍。

（二）相关脏腑对眼的影响

眼与肝、脾胃、肺、肾、心关系密切。

1. 肝　肝开窍于目,且黑睛属肝,足厥阴肝经连目系。肝藏血、主疏泄功能正常,则眼受肝血濡养,气血和畅,视物功能正常。若肝气郁结,肝失疏泄或肝郁化火,气火上逆,则见目赤羞明;若肝血亏虚或气血不畅,则眼目失养,视物障碍。

2. 脾胃　眼属清窍之一。眼的功能正常,有赖于脾胃生化气化、脾气升清、脾主统血、主肌肉的功能正常。若脾虚生化不足,或升清障碍,则眼目失养,视物障碍。眼睑属脾,若脾主肌肉、脾主升清功能失常,则可出现眼睑开合障碍。

3. 肺　肺主气,主宣降。眼的功能正常,有赖于气血和畅。白睛属肺,若肺气不宣,肺失宣降,则易影响白睛。若肺火壅盛,上壅于眼,则见火疳;若燥热亢盛,灼伤肺阴,虚火上炎或久病肺气亏虚,则见白睛涩痛。

4. 肾　肾为先天之本,主藏精。眼的功能有赖于肾精充足。瞳仁属肾,若肾阴不足,目失所养,可见视物障碍;若肾阳不足,不能温化水液,致水邪上泛,可见云雾移

睛、眼底水肿等。

5. 心 诸脉属目,目为心使。眼的功能有赖于心主血脉、主神明的功能正常。若心主血脉功能失常,则眼目脉络瘀滞,可致视物障碍;若心主神明功能异常,则眼目无神,或视物失常;若心火上炎,可见羞明红赤等。(图 9-10~ 图 9-12)

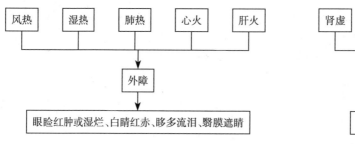

图 9-10 眼科病证的基本病机关键示意图一

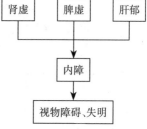

图 9-11 眼科病证的基本病机关键示意图二

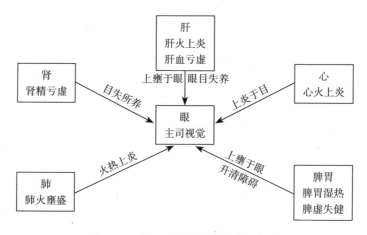

图 9-12 相关脏腑对眼的影响示意图

二、眼科病证的常用辨证思维方法

(一) 辨外障与内障

外障是外四轮(即肉轮、血轮、气轮、风轮)部位病变的总称,多为六淫外袭或外伤所致,多突然起病,发展较快,外症较明显,如肉轮红肿、睑弦赤烂、翳色黄白、大眦溢脓、上胞下垂等。

狭义内障专指瞳仁中生翳障者,广义内障泛指水轮病变,多为七情过伤或劳累过度,以致精气耗伤,脏腑功能失调,血脉阻滞,多表现视物方面的改变,外症不明显,如视瞻昏渺、青盲、瞳神干缺等。

(二) 辨虚实

外障、内障虽各有偏重,但有虚证和实证,必须以局部症状与全身表现相结合。如上胞下垂多为脾虚气陷,属虚;视物渐昏,多为肝肾亏虚、阴虚火旺或肝郁气滞,有虚有实;暴痛、持续疼痛、拒按属实,久痛、时发时止、喜按属虚。

（三）辨脏腑病位

在五官与五脏对应关系中,眼属肝窍,同时脾胃、心、肺、肾均可引起眼病。亦需注意五轮与五脏的对应关系,临床上可结合脏腑辨证进行辨析。

三、眼科病证的治疗要点

眼科病证的常用治法有疏散风热法、泻火解毒法、滋阴降火法、活血化瘀法、祛湿法、补益法、益气养血法等。

1. 疏散风热法　主要用于外感风热眼病,因风热之邪客于胞睑,滞留局部脉络,气血不畅所致,宜疏风清热,方用银翘散加减;当风热壅盛或外感风热内侵于肝,致肝经风热,宜祛风清热,方用新制柴连汤加减;若当风邪不挟热而挟寒,应注意辛温解表药的使用。

2. 泻火解毒法　需进行脏腑定位,分为泻肝胆火、泻心火、泻肺肝之火。若肝胆火炽,宜清肝泻火、退翳明目,方用龙胆泻肝汤加减;若心火上炎,灼伤睑眦,宜清心泻火,方用导赤散合黄连解毒汤加减;若肺肝火炽,上攻于目,宜清肝泻肺、退翳明目,方用修肝散或洗肝散加减;若热毒炽盛,循经上攻,宜清热解毒,方用黄连解毒汤合五味消毒饮加减。需注意本法寒凉,易伤脾胃,不易久用。

3. 滋阴降火法　需分肺经虚火、肝经虚火、肾经虚火。若肺经郁热,日久伤阴,虚火上炎,宜养阴清肺,方用养阴清肺汤加减;若肝肾阴亏,虚火上炎,宜滋阴降火,方用知柏地黄丸或滋阴降火汤加减。

4. 活血化瘀法　需辨明病因病机,分为气滞血瘀、气虚血瘀、血热瘀滞,临床上根据情况配伍行气、补气之药。若肝气郁结,气滞血瘀,宜疏肝解郁、理气活血,方用血府逐瘀汤加减;若心气亏虚,推动无力,气虚血瘀,宜补气养血、化瘀通脉,方用补阳还五汤加减;若热入血分,壅滞胞睑脉络,宜清热凉血、活血化瘀,方用归芍红花散加减;若痰凝气滞,血行不畅,则痰瘀互结,宜化痰除湿、活血通络,方用温胆汤合五苓散加减。

5. 祛湿法　需分湿热、痰湿、风湿热邪。若脾胃受损,酝酿湿热,宜清热除湿,方用三仁汤加减;若脾阳失煦,痰湿犯目,宜温阳化痰、利水渗湿,方用温胆汤合五苓散加减;若风湿郁而化热,循经上犯,宜祛风清热除湿,方用抑阳酒连散加减。

6. 补益法　需分脏腑,主要涉及肝、肾、脾、肺。若肝肾亏虚,宜补益肝肾,方用左归饮或加减驻景丸;若脾气虚弱,运化失健,宜益气健脾,方用四君子汤加减;若脾胃失调,致肺气不利,肺脾亏虚,宜益气健脾,方用参苓白术散加减。

7. 益气养血法　主要用于气血不足的眼病,益气和养血同用,需根据气血偏盛程度,有所侧重。若偏于气虚,症见眼睛乏力、常欲闭垂、舌淡脉弱,宜以益气为主;若偏于血虚,症见面色无华、头晕目眩、心悸失眠,宜以养血为主;若脾气亏虚,生化乏源,气血不足,则宜益气养血,方用八珍汤加减。

四、眼科病证主要证候的辨治思路

临床上,眼科病证的最常见症状是视物障碍、眼睑红肿、眼睑湿烂、白睛红赤、眵多、流泪等。辨证中需选用较适合的理论,如脏腑官窍辨证、病因辨证、气血津液辨证,结合全身辨证进行。(图 9-13,图 9-14)

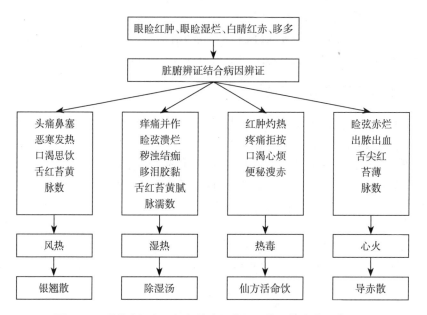

图 9-13　眼科病证主要证候的中医临证思维及代表方示意图一

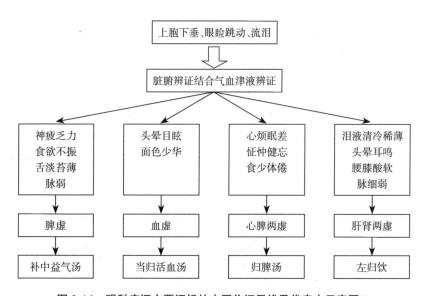

图 9-14　眼科病证主要证候的中医临证思维及代表方示意图二

说明：

1. 以上各科的临证思维路径均非彼此孤立或矛盾，可兼而有之。虚实每伴寒热；升降每兼虚实；新病暴发多寒，但每夹郁热，或及易化热；久病迁延多虚，但每夹邪实，邪实中多有郁热。辨证时需一一厘清。

2. 风邪、热邪、痰邪、毒邪是五官科疾病中最多见或最易兼杂之邪，需结合病因辨证辨明病因。清升浊降失常，涉及多个脏腑，需注意脏腑定位。

3. 以上各证素和辨证要点为五官科疾病常见的主要内容，不能涵盖临床所有情况,临证时可在此基础上发挥,结合各科常用检查法进行微观辨证。

(王彦刚)

复习思考题

1. 简述耳鸣耳聋的病因病机。

2. 鼻与肺的关系主要体现在哪几个方面?

3. 针眼如何与胞生痰核相鉴别?

4. 王某,男,19 岁,学生。

主诉:反复鼻塞、流涕 4 年,加重 2 个月。

现病史:患者 4 年来反复鼻塞、流涕,时轻时重,间断服用药物无效,近 2 个月来症状加重,涕多而白黏,偶尔色黄,常感鼻塞,用力擤出鼻涕后鼻塞可暂时减轻,头晕头胀,精神不振,记忆力减退,嗅觉迟钝,口不渴。上体育课时活动后常感体力不支,易出汗。平素食欲不佳,吃油腻食物后易出现腹胀,大便稀溏。

检查:精神疲惫状,面色不华,营养状况稍差,舌淡红,苔白微腻,脉细弱,双下鼻甲肿胀,色淡红,双中鼻甲亦肿大,呈息肉样变,双中鼻道可见白色分泌物潴留,未见新生物。鼻咽光滑,咽隐窝两侧对称,未见新生物,口咽黏膜淡红,喉咽未见异常,双外耳道及鼓膜正常。

请写出中西医诊断、证型、治法、方药。

5. 患者,女,41 岁,1 周前感冒,经治疗发热恶寒、鼻塞咽痛减轻,2 天前右眼出现碜痛,羞明流泪来诊。来诊时查:右眼胞睑轻度肿胀,抱轮红赤,黑睛荧光素液染色可见点状着色;舌红苔薄黄,脉浮数。

试作出中西医诊断、证型,列出治法及方剂。

附 篇

经典名家临床
思维介绍

张仲景临床思维简析

PPT 课件

张仲景,东汉末年著名医学家,宋以后尊称为医圣,其经典著作《伤寒杂病论》是中国第一部从理论到实践、确立辨证论治法则的医学专著,是中国医学史上影响最大的著作之一,是后学者研习中医的必备医学典籍。《伤寒杂病论》延续了《黄帝内经》阴阳六经理论,开创了六经辨证体系,首立的辨证论治法则是中医临床诊治疾病的基本原则。在方剂学方面,《伤寒杂病论》记载了大量有效方剂,其中《伤寒论》113 方已成为经方的代表。《伤寒杂病论》包括《伤寒论》与《金匮要略》两部分内容,主要分别针对外感病与内伤杂病进行论治,体现了张仲景的临床思维模式,具有重要的临床意义和价值。

(一) 临床思维主要特点

1. 辨病与辨证结合、重辨证的临床思维　张仲景遵循了"辨病脉证并治"的思辨模式,重视疾病分类中的等级概念,在临床诊疗过程中首先区分"病",在辨清"病"这一级母分类的基础上,再据脉、症进行细分类(子分类)——辨证。其思维逻辑为:先辨病后辨证,"病→脉→证→治"。值得注意的是,《伤寒论》中某某病之"病"指六经病,《金匮要略》某某病之"病"中仅部分疾病与现代中医药教科书中的疾病命名吻合,这可能给初学者带来一些困惑。治疗的法、方、药均依据于证,而着眼于病机:证有定型、治有定方,证有变化、治有变方,同病异证则治异,异病同证则治同;但证是疾病过程中的一个阶段,不同疾病某个阶段的证可能相同,而不可能所有阶段的证均相同。另外,在诊治疾病的过程中更应该强调病的治愈、缓解,而不仅仅重视证的消失、减轻。《伤寒论》虽以阐述外感病为主,但临床上也可用于杂病的治疗,此时"病"不合,但证可符;《金匮要略》以内伤杂病为主,多数病名与现代疾病命名不符合,若符合则可直接使用如水肿病,不符合时则以证为关键。《伤寒论》16 条所言"太阳病三日,已发汗,若吐,若下,若温针,仍不解者,此为坏病,桂枝不中与之也。观其脉证,知犯何逆,随证治之",最能体现辨证论治的精神。仲景同时强调抓主证,如《伤寒论》101 条所言"伤寒中风,有柴胡证,但见一证便是,不必悉具"。

2. 六经辨病辨证的临床思维　张仲景首创六经辨证论治。伤寒六经是外感病模型,以三阴三阳六个层次表述了外感病过程的阶段性,以脏腑经络的对应关系模拟了病位,又据六气为病的理论模拟了病因,以三阴三阳的多少模拟了正邪消长。三阳是传变关系,三阴是递进关系。六经病分别为太阳病、阳明病、少阳病、太阴病、少阴病、厥阴病。六经生理上相互联系,病理上相互影响。三阳三阴客观地反映了外感病由表入里、由浅入深、由轻到重、由实转虚的发展规律。六经辨证将外感病演变过程中的多种证候以阴阳为纲加以归纳,作为论治的依据:三阳病以六腑及阳经病变为基础,三阴病以五脏及阴经病变为基础。六经病证实质仍是十二经脉、五脏六腑病理变化的反映。六经辨证即是以六经之常去观察分析疾病的非常变化,即知常达变的方法。它重视辨证方法,重视疾病表现的脉、证。疾病是千变万化的,六经辨证的方法也是多元化的。在临床中运用六经,首先以六经提纲证来辨六经。

太阳统摄营卫,主一身之表,为诸经之藩篱。凡感受六淫之邪,皆自表入里,首犯太阳,故其为外感病之早期阶段,提纲证为"太阳之为病,脉浮,头项强痛而恶寒",以麻黄汤类、桂枝汤类为代表(经证)。若太阳病表现为膀胱蓄水证或下焦蓄血证,则分别以五苓散类和抵当汤类为代表(腑证)。

阳明主燥,为多气多血之经,又主津液所生之病。邪入阳明,多从热化、燥化,无论本经受邪,还是他经传来,其证多以里热燥实为主,故提纲证为"阳明之为病,胃家实是也",以白虎类、承气类为代表(经证、腑证)。

少阳主相火、主枢机,其病为少阳相火炎炎,邪正相争,枢机不利,提纲证为"少阳之为病,口苦,咽干,目眩也"。邪入少阳,病邪已离太阳之表,但又未入阳明之里,故为半表半里证,以柴胡剂为代表(经证、腑证)。

太阴为三阴之表,本湿而标阴,喜燥而恶湿。太阴为病,脾阳受损,寒湿内阻。其证属里属寒,以"太阴之为病,腹满而吐,食不下,自利益甚,时腹自痛。若下之,必胸下结硬"为提纲证,以"理中辈"为代表(脏证属虚寒者)。若出现咳逆上气、咽喉不利属虚热肺痿者,以"麦门冬汤"为代表(脏证属虚热者)。

少阴本热而标阴,手少阴心主火,足少阴肾主水,水火交泰则阴阳平衡。少阴病可外邪直中,或他经传入,以心肾虚衰、气血不足为主,故提纲证为"少阴之为病,脉微细,但欲寐也",是外感病发展的危重阶段,治疗以"四逆辈"为代表(少阴寒化证)。若少阴病从本而热化出现"心中烦,不得卧"者,治疗以"黄连阿胶汤"为代表(少阴热化证)。

厥阴风木,阴尽阳生之脏,邪至其经,既可从阴从寒,也可从阳从热,故阴阳错杂,寒热相混,厥逆胜复。提纲证为"厥阴之为病,消渴,气上撞心,心中疼热,饥而不欲食,食则吐蛔;下之,利不止",以乌梅丸为代表。临证视病情变化至阴证还是阳证,再随证变化用方。

仲景于六经之首各设提纲证以统摄之,开宗明义,以反映本经病证的脉证特点和主要病机。将疾病归分六经之后,再根据疾病的阴阳、寒热、虚实属性,和病位表里变化,分析证候特征,判断其类型、轻重,认识疾病,分析病机,随证施治。例如根据临床表现有别,太阳病又分太阳中风证与太阳伤寒证,随证遣方用药亦有不同。此外,又当明了六经传变规律,截断病势,防病为先。(附图1)

3. 方证对应的临床思维　《伤寒论》首载方证辨证,如"柴胡证""桂枝证"即是。方证仍是据理辨证,因证立法,方随法出。张仲景强调"方"一定要与"证"相合,即有是证用是方。如大青龙汤主治大青龙汤证。《伤寒论》38条:"太阳中风,脉浮紧,发热恶寒,身疼痛,不汗出而烦躁者,大青龙汤主之。若脉微弱,汗出恶风者,不可服之;服之则厥逆,筋惕肉瞤,此为逆也。"患者表现为脉浮紧、发热恶寒、身疼痛、不汗出而烦躁等,是应用大青龙汤的指证,即"外寒里热证"。外有表(实)寒,见脉浮紧、恶寒、身疼痛、不汗出;里有热,故见烦躁,这是里热的表现。此时使用大青龙汤即方证相合。再如小青龙汤证。《伤寒论》40条:"伤寒表不解,心下有水气,干呕发热而咳,或渴,或利,或噎,或小便不利、少腹满,或喘者,小青龙汤主之。"这是表寒内饮证。"心下有水气"是使用小青龙汤的关键指证,恶寒、咳嗽、心下有水气是小青龙汤证的辨证要点,而其后的或然证都不是使用小青龙汤的必有证。

4. 平脉辨证的临床思维　《伤寒论》开篇即为《辨脉法》与《平脉法》论脉专篇。

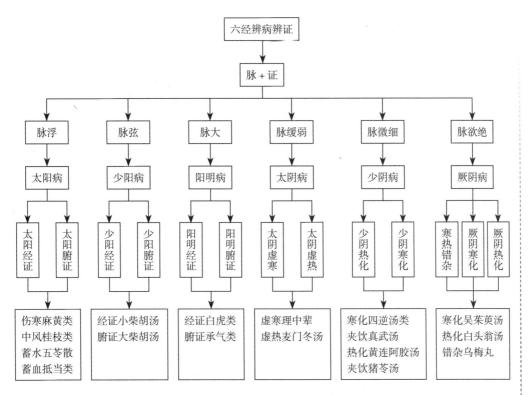

附图 1　六经辨病辨证体系示意图

《辨脉法》云:"问曰:脉有阴阳者,何谓也? 答曰:凡脉大、浮、数、动、滑,此名阳也;脉沉、涩、弱、弦、微,此名阴也。凡阴病见阳脉者生,阳病见阴脉者死。"凭脉辨证的指导思想,贯穿于《伤寒论》各篇之中。每个病都有大致相似的临床表现,但病机又各不相同,因而一病之中有若干证。证是如何确定的? 仲景谓之"脉证并治",是依脉的变化来确定证。六经病各有其主脉,如太阳病脉浮、阳明病脉大、少阳病脉弦、太阴病脉缓、少阴病脉微细、厥阴病脉微细欲绝。《伤寒论》描述了多种平脉辨证法,如一证多脉、脉似证异、证异脉同以及危重证脉等。以一证多脉为例,如桂枝汤证中有浮、缓、洪、大、虚、弱、迟、数、紧等 9 种脉象,但其临床意义不同,桂枝汤证的典型脉象为浮缓,相似脉可见浮弱、浮数、浮虚、浮,还有变异脉洪大、迟,以及禁忌脉浮紧等。

5. 条文分析体现临床思维　以太阳病证治为例,体现仲景六经辨证"辨病脉证并治"的临床思维特点。

(1) 太阳之为病,脉浮,头项强痛而恶寒。

此为太阳病提纲。外邪侵袭人体,太阳首当其冲,奋起与邪相争而导致营卫失调,卫阳不能输布肌表,营阴不能正常运行脉中。太阳病虽有发热恶寒,但早期多先见恶寒,故太阳病提纲不言发热,而云恶寒,意在告诫后世医者,见到恶寒即可诊为"太阳病"。若等待发热出现方知太阳病,可能会延误疾病。

(2) 太阳病,发热、汗出、恶风、脉缓者,名为中风。

(3) 太阳病,或已发热,或未发热,必恶寒、体痛、呕逆、脉阴阳俱紧者,名为伤寒。

逐级分类是张仲景临床思维特点的集中体现。在《辨太阳病脉证并治上》中,母分类是对太阳病的定义,而"中风""伤寒"则是太阳病的子分类。外邪侵袭机体,正邪相争,表现出两种情况:其一,卫失固密,营阴外泄。脉证特点为发热恶风,汗出,脉浮缓,为太阳中风证,又称中风表虚证。太阳主表,统摄营卫,风邪外袭,营卫失调,肌表失于温煦则恶风;阳气外浮与邪相争则发热;风邪伤表,卫外不固,营阴不能内守则汗出;风邪袭表,汗出肌腠疏松,营阴不足,故脉浮缓。其二,寒闭肌表,营阴郁滞。脉证特点为发热恶寒,无汗而喘,身疼腰痛,骨节疼痛,脉浮紧,为太阳伤寒证,又称伤寒表实证。外感寒邪,束于肌表,卫阳被郁,温煦失职,故见恶寒;卫阳被遏,势必郁滞化热,是以发热,故表伤于寒者,多恶寒发热同时并见。卫阳既遏,寒凝收引,营阴郁滞,筋骨失于濡煦,故见头项强痛,肢体骨节疼痛。至于喘促,乃为邪闭于外,肺气不利之象。

(12)太阳中风,阳浮而阴弱。阳浮者,热自发;阴弱者,汗自出。啬啬恶寒,淅淅恶风,翕翕发热,鼻鸣干呕者,桂枝汤主之。

(35)太阳病,头痛、发热、身疼、腰痛、骨节疼痛、恶风、无汗而喘者,麻黄汤主之。

太阳病治法。营卫失和,开合无序,卫阳开而不合,则汗出;卫阳闭而不开,则无汗。开则为虚,闭则为实。风为阳邪,主疏泄,故汗出者,为风邪所伤;寒主收引,主凝滞,故无汗者,为寒邪闭阻。因此,汗出者为中风表虚证,治以解肌祛风,调和营卫,方用桂枝汤;无汗者为伤寒表实证,治以发汗解表,宣肺平喘,方用麻黄汤。

(二)病案分析:六经辨证治疗伤科疾病

陈某,男,70岁,因"间歇性跛行1年余"就诊。间歇性跛行,腰痛,畏寒喜暖,神疲欲睡,但睡眠质量差,舌质淡红,苔薄白,脉沉。《伤寒论》281条:"少阴之为病,脉微细,但欲寐也。"患者脉沉、神疲欲睡,而睡眠质量差,与此条文相符,故辨证为少阴病。《伤寒论》305条:"少阴病,身体痛,手足寒,骨节痛,脉沉者,附子汤主之。"患者脉沉、腰痛、畏寒与之相符。故辨证为少阴阳虚、寒邪凝滞经脉。治以温阳散寒,附子汤加续断20g、杜仲20g。半个月后,上述症状明显缓解,间歇性跛行基本消失。[杨硕,周素芳,吴文尧,等.吴文尧对《伤寒论》中"表证"新解[J].中国中医基础医学杂志,2011,17(8):825-830.]

李东垣临床思维简析

李杲(1180—1251),字明之,晚号东垣老人。李东垣师从易水派宗师张元素先生,在张氏脏腑议病观点的启发下,结合自己的实践与研究,创立了外感与内伤脏腑辨证体系,积极倡导"脾胃学说",成为金元时期四大学派中颇有实力和影响的学派,后世称为"补土派",有"外感宗仲景,内伤法东垣"之说。著作主要有《脾胃论》《内外伤辨惑论》和《兰室秘藏》等。

(一)临床思维主要特点

1. 病因方面强调内伤脾胃,首倡脾胃三因论　李东垣在内伤病辨证中,重视内伤和外感的鉴别。辨阴证、阳证是鉴别外感与内伤的总纲。外感风寒,感受六淫之邪,有形之物受病,如风伤筋、寒伤骨,故无论中风或伤寒,即恶寒发热、筋骨疼痛。而内伤脾胃,饮食劳役所伤,无形之元气受病,如心肺之气亏损,则荣卫皮毛不能卫护其外,不任风寒;而又阴火上冲,伴见躁热、怠惰嗜卧、四肢沉困不收等。因此,凡发热之病,要审明是外伤风寒实证发热,还是内伤元气虚证。内伤病基本内容以脾胃内伤为主要内容。"脾胃三因说"源自李东垣,即饮食不节、劳役过度和情志变化。李东垣三因说属于内伤范畴,不针对外感病,与《黄帝内经》之"因时、因地、因人"三因及《金匮要略》之"内因、外因、不内外因"三因均不同,后两者均包括外感与内伤病。李东垣系统地鉴别了外感和内伤疾病,创造性地提出了内外伤辨惑论,认为"气和火失调"和"升降失常"是内伤疾病的病机关键,具有独特的临床思维特征,丰富了脏腑辨证理论体系。气火失调主要论述了元气和阴火的关系。生理上元气与阴火统一,病理上元气与阴火一胜一负,而多见阴火胜元气负;元气阴火失调,阴火上乘,阴火不能内敛,则脾胃受伤,湿浊下流。

2. 病机方面强调元气虚损及脾胃虚弱导致气火失调及气机升降失常　李东垣在《黄帝内经》《难经》等经典理论指导下,在张元素脏腑虚实寒热辨证说的启示下,尤其重视脏腑虚损病机。东垣在临床医疗实践中,认识到内伤证的研究不足,创造性提出了内伤病的脏腑辨治理论。东垣认为内伤病的形成是由元气不足引起,而元气不足实由脾胃损伤所致。关于元气的概念,李东垣认为:"真气又名元气,乃先身生之精气也。"元气在人体中功能最强大,也是唯一的生机。元气包括营气、卫气、阳气。李东垣基于对经典著作的继承和创新,独创脾胃学说,提出了"元气之充足,皆由脾胃之气无所伤,而后能滋养元气。若胃气之本弱,饮食自倍,则脾胃之气既伤,而元气亦不能充,而诸病之所由生也"。脾胃之气本弱,则元气益不能充,而百病由生。人体之五脏六腑、四肢百骸,皆赖脾胃升清降浊以濡润之,即"脾胃为后天之本"之意。

3. 治法方面重视升清与甘温补脾的临床思维　自然界存在春生、夏长、秋收、冬藏的升降关系,人体亦然。李东垣认为肝得脾胃之元气,方能主持生发之气;心得脾胃之元气,方能维持夏长之气;而肺得脾胃之元气,方可维持阳气输布宣降;肾得脾胃之元气,方能实现阳气的储藏;从四维来看,心肝皆为阳气之升,肺肾皆为阳气之降,脾土居中,以运四维之升降。心肝阳气生长与肺肾阳气收藏均与脾胃的升降枢纽不可分割。脾胃既是元气的根源,又居于四脏之中,故为一身之枢纽。李东垣《脾胃论》中根据《黄帝内经》观点,将五谷之精微通过脾胃"散肝""归心""淫筋""输精于皮毛"的生理功能与脾胃气机的升降作用紧密联系起来。他认为中焦脾胃升清降浊的有序运动是脏腑生理功能的基本表现形式。但升降之中,有主有次;升清是主要方面,降浊是次要方面,只有升清,浊气才能下降,所以李东垣重视升发脾阳气,喜用升麻、柴胡等升提清阳的药物。

李东垣认为,元气充沛则升降有序,元气虚衰下陷,中焦湿浊亦然。湿浊下降,则肝肾阴火上乘。李东垣把内伤病脾胃气虚下陷发生的火证命名为"阴火"。关于阴火的理解,朱丹溪解释:阴火好比自然界的龙雷之火,在阴霾邪气最盛的时候,如越下雨,湿浊越多,阴火越燃,雨下得越大,雷就打得越大,水越是泛滥,龙火就越是上升。要解决龙雷之火,让阴火不上乘,必须使阳气恢复,使云散天晴,太阳出来,则阳光普照,阴火自散。"阴火"与其他火不一样,其他火可以用水——滋阴来解决,即水克火,但对于阴火来说,水非但不能解决问题,反而还能助长阴火燃烧。元气不足,中焦湿浊蕴积,则阴火上乘,阴火独旺又反过来耗伤元气。"惟当以辛甘温之剂,补其中而升其阳,甘寒以泻其火则愈矣。"黄芪、党参、白术、生姜、大枣等甘温之剂补益脾胃之气,创补中益气汤等系列方,提倡"甘温除大热"理论,是李东垣的重要学术观点以及临床思维特点。

李东垣认为内伤病的表现,都源自谷气不盛,阳气下陷于阴中。《素问·至真要大论》指出"劳者温之""损者益之",其中"劳"就是劳倦、虚劳,就要温补;"损"是虚损,就要补益。故李东垣不用苦寒而用甘温来除热、升启阳气,使元气上升。黄芪、人参、甘草补脾肺之元气、升清气降阴火,是甘温除大热的主药;升麻、柴胡是点睛之药;白术、当归、陈皮则健脾和营、和胃。补中益气对于心、肺、脾、肝都有用,但对肾无用、不合适,不论肾阳虚、肾阴虚都不合适。柯琴说,肾虚不宜升,肾阴虚不能升,肾阳虚更不能升。补中益气可用于中上焦,不能用于下焦。

李东垣是易水学派大家、补土派宗师。李东垣在临床思维方面重视脾胃、内伤。脾胃健,元气充,脏腑气机升降宜;脾胃伤,元气陷,阴火上乘,气衰火炽。李东垣善用升阳泻火法,创"补中益气汤""调中益气汤""升阳益胃汤""清暑益气汤"等。附图2为其内伤病思维导图。

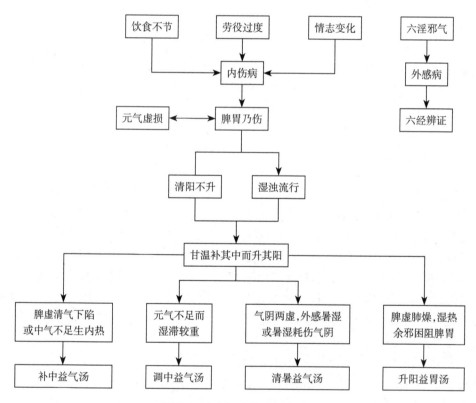

附图2　李东垣内伤病思维导图

(二)病案分析

东垣治一妇麻木,诊得六脉俱中得、弦洪缓相合,按之无力。其证闭目则浑身麻木,昼减而夜甚,觉而开目则麻木渐退,久则绝止,身体皆重,时有痰嗽,觉胸中常似有痰而不利,时烦躁,气短促而喘,肌肤充盛,饮食不减,大小便如常。李氏认为,麻木为风,皆以为然,然如久坐而起,亦有麻木。经云:开目则阳道行,阳气遍布周身;闭目则阳道闭而不行,如昼夜之分。以此知其阳衰而阴旺也,非风邪,乃气不行。遂处"补气升阳和中汤"(生甘草、酒黄柏、白茯苓、泽泻、升麻、柴胡、苍术、草豆蔻仁、橘皮、当归身、白术、白芍药、人参、佛耳草、炙甘草、黄芪)升阳助气益血,微泻阴火与湿,通行经脉,调其阴阳而愈。

按语:本案麻木乃气不行,是因阳气虚衰不能升发,湿邪停滞之故,故以补中升阳为治疗重点,而佐以祛湿调经。稍配黄柏,是针对"经脉中阴火乘其阳分"出现的烦躁见证,以泻除阴火,而助阳气升发。李氏运用补中升阳法得心应手,所治病证十分广泛。除麻木外,还常用于内伤发热、便秘、泄泻、崩漏、疮疡、翳障等。

李东垣无论在病因、病机还是治疗上都十分重视整体对局部病变的影响,对各科病证多从整体出发,重于调理脾胃,或整体综合治疗,以冀恢复本身元气,使气血升降通畅,达到治愈局部疾病的目的。

吴鞠通临床思维简析

吴鞠通(1758—1836),名瑭,江苏淮安人,是一位杰出的中医温病学家。吴鞠通是继叶天士、薛雪之后温病学派重要的代表人物。他撰写了《温病条辨》七卷,创立了温病学说三焦辨证纲领。吴鞠通治疗温热病,将三焦辨证和卫气营血辨证一炉而冶,相辅而行,补充了温病学说辨证论治的内容,完善了温病学说病证理、法、方、药理论体系。《温病条辨》具有很高的理论水平和实用价值。

吴鞠通有感于当时医师墨守伤寒治法不知变通,在北京检核《四库全书》时,得见吴又可《温疫论》,深感其论述宏阔有力,发前人之所未发,极有创见,又合于实情,便仔细研究,受到了很大启发。吴鞠通对叶天士更是推崇,但认为叶氏理论"多南方证,又立论甚简,但有医案散见于杂证之中,人多忽之而不深究"。于是他根据《黄帝内经》以上、中、下三焦划分人体上、中、下三个部位的概念,继承了《伤寒论》六经辨证和叶天士卫气营血辨证理论,结合温病发生、发展变化的一般规律,以及三焦所属脏腑的不同表现,以上焦、中焦、下焦为纲,以温病病名为目,将六经、脏腑及卫气营血辨证贯穿其中,详细论述了三焦在温病过程中的病理变化,并概括证候类型,按脏腑定位、诊断和治疗,撰写了《温病条辨》七卷,以条文和注解相结合的方式对温病加以阐述,创立了温病"三焦辨证"学说。其学术思想秉承叶天士、薛雪,临床思维不落俗套,具有开创性和革命性。

(一) 临床思维主要特点

1. 寒温辨识的临床思维　吴鞠通认为寒温是两个不同的疾病,二者病因病机不同。他认为伤寒是人体感受寒水之气,寒水属阴,同气相求,阴下寒也下,所以寒邪伤人下焦膀胱,则太阳膀胱受病,而膀胱经为人体之藩篱,布于肌表,此即伤寒;温热病感受温热邪气,温热邪气是火之气,火性炎上,火克金,所以温热邪气从上而来、入于口鼻,伤人手太阴肺,此为温病。寒与温,上与下,寒水之气下伤膀胱,温热邪气上灼手太阴肺金,本质不同。

治疗上二者也不相同。伤寒为寒邪伤人,损伤阳气,首犯部位太阳经,治以"寒者温之",宜辛温散寒,以麻桂剂为代表,保护阳气是其核心思想。温病是感受温热邪气,损伤人体阴液,首犯部位为手太阴肺经,治以"热者寒之",宜辛凉解表、甘寒养阴,以桑菊银翘剂为代表,保护津液是其核心思想。

伤寒与温病平行而列,温病是对外感热病认识的有益补充。二者是完全不同的疾病,外感病临床思维首辨阴阳寒热水火,才不至于犯虚虚实实之戒。

2. 三焦辨证的临床思维　吴鞠通全面继承了叶天士卫气营血辨证思想体系,创立了三焦辨证,这是吴鞠通临床思维最重要的特点。

(1) 三焦传变:吴鞠通将机体"纵向"分为上、中、下三焦。病在上焦以心肺为主,病在中焦以脾胃为主,病在下焦以肝、肾、大小肠及膀胱为主。三焦正常传变是由上而下"顺传"。"温病由口鼻而入,鼻气通于肺,口气通于胃,肺病逆传则为心包,上焦病不治,则传中焦,胃与脾也;中焦病不治,则传下焦。始上焦,终下焦"。"逆传"易发生于卫分证,因为心包与肺同处于上焦。

(2) 三焦与卫气营血病变:温热邪气在上焦,主要表现为温病卫分证候特征。治则为"治上焦如羽,非轻不举"。但因肺与心包相邻,若温热邪气盛和/或患者平素阴虚有热或湿热体质,则逆传心包。临床表现为高热、迅速出现神昏、谵语。

中焦温病分为阳明温病和太阴温病。阳明温病临床多见斑疹,病因为温邪,从卫分传到气分,热积于胃或少许入营。太阴温病见于发热、汗出反复发作,长期不退,表现为胸腹满闷、渴而不欲饮,或不渴,大便黏滞不爽或溏泄,病理机转为湿热蕴积。治则为"治中焦如衡,非平不安"。

下焦温病有三种情况。第一种,热邪深入下焦、灼伤真阴,表现为口干舌燥、齿黑唇裂、手足心热、脉虚大。第二种,双重伤阴(温热邪气伤阴、误汗伤阴)导致神志异常,表现为心悸、暴聋、舌绛、神昏。第三种情况,热邪深入日久,津液干涸筋脉失濡成厥,表现为昏厥、抽搐、发痉、脉结代等。治则为"治下焦如权,非重不沉"。

吴鞠通三焦温病——上焦肺与心,中焦脾与胃,下焦肝与肾。三焦温病与叶天士卫气营血温病的关系——上焦温病基本是卫分阶段,中焦温病是气营阶段,下焦温病是营血阶段。吴鞠通三焦病变有上、中、下的传变规律,但不可拘泥。温病有从中焦开始,甚至从下焦开始;有先中焦而出上焦,不全是由中焦深入下焦。疾病过程往往较为复杂,必须依据临床表现,综合判断病变属于上焦、中焦还是下焦。(附图3)

3. 清热养阴治疗温病的临床思维　吴鞠通创立了诸多治疗温病的方剂,如银翘散、桑菊饮、三仁汤、清营汤、清宫汤、加减复脉汤、三甲复脉汤等,但多数继承了叶天

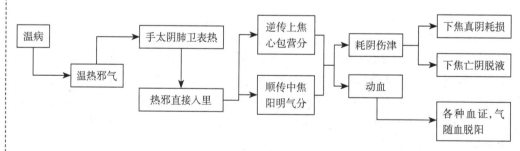

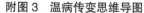

附图3　温病传变思维导图

士《临证指南医案》的经验。清热养阴法是吴鞠通提炼、总结叶天士学术思想的结果，是温病重要的治疗方法。

（1）清散表热：代表方剂银翘散、桑菊饮、白虎汤。银翘散为辛凉平剂，主治手太阴风温病、手太阴湿热病；辨证要点为不恶寒但恶热、口渴。桑菊饮为辛凉轻剂，主治手太阴风温病；辨证要点为咳嗽、身不甚热、微渴。白虎汤为辛凉重剂，主治手太阴温病；辨证要点为脉洪大、大热、大渴、大汗。

（2）清解里热：代表方剂为清宫汤、清营汤、清络饮。清宫汤主治太阴温病，辨证要点为神昏谵语。清营汤主治手厥阴暑温病，辨证要点为脉虚、夜寐不安、烦渴、舌绛、斑疹隐隐。清络饮主治太阴暑温余邪不解，辨证要点为头胀、目不了了。

（3）滋养阴液：代表方剂为一甲复脉汤、二甲复脉汤、三甲复脉汤。复脉汤主治热邪深入少阴或厥阴，为甘润存津法；辨证要点为身热面赤、口干舌燥、齿黑、手脚心热、脉虚大。一甲复脉汤主治下焦温病伴大便溏泄；二甲复脉汤主治热邪深入下焦手颤（动风）；三甲复脉汤主治下焦温病热深厥亦深（心悸、心痛）。

4.《温病条辨》条文分析体现临床思维 面目俱赤，语声重浊，呼吸俱粗，大便闭，小便涩，舌苔老黄，甚则黑有芒刺，但恶热，不恶寒，日晡益甚者，传至中焦，阳明温病也。脉浮洪躁甚者，白虎汤主之；脉沉数有力，甚则脉体反小而实者，大承气汤主之……

本条论述了上焦太阴气分热邪不解，传至中焦阳明气分的证治。《灵枢·经脉》云："肺手太阴之脉，起于中焦，下络大肠，还循胃口。"由此可知，手太阴肺与足阳明胃经脉相连，所以上焦手太阴气分的无形热邪不解，势必顺传中焦，导致足阳明胃无形热盛，故需清泄气分热邪。由于白虎汤中石膏、知母清肺胃热，所以仍用白虎汤。由此可见，白虎汤是两解太阴、阳明气分无形热邪、泄热保津的重要方剂。阳明为多气多血之经，所以阳明病多属里实热证，临床见一派高热之象，但邪在足阳明胃与手阳明大肠证治不同。如果肺胃高热不解，大汗不止，津液大伤，导致大肠燥热，传导失司，热邪与糟粕相炼成实而成有形热结，需用大承气汤釜底抽薪，急下存阴。阳明温病虽然有相同症状，但是又有无形热盛与有形热结的不同。无形热盛，里热蒸腾，"脉浮洪躁甚"，用白虎汤清泄气热；有形热结，燥屎内壅，"脉沉数有力，甚则脉体反小而实"，用大承气汤攻下热结。因此，上焦手太阴肺气分的无形热盛用白虎汤，中焦足阳明胃气分的无形热盛仍用白虎汤，而中焦手阳明大肠气分有形热结则用大承气汤。

（二）病案分析

张某，六十七岁，甲申年正月十六日，本有肝郁，又受不正之时令浊气，故舌黑苔，口苦，胸痛，头痛，脉不甚数，不渴者年老体虚，不能及时传化邪气也。诊断为风温，治宜辛凉芳香。连翘三钱，桔梗三钱，豆豉三钱，荆芥三钱，薄荷钱半，生甘草一钱，郁金二钱，元参三钱，银花三钱，藿梗三钱，共为粗末，芦根汤煎。

十七日，老年肝郁挟温，昨用辛凉芳香，今日舌苔少化，身有微汗，右脉始大，邪气甫出，但六脉沉取极弱，下虚阴不足也，宜辛凉药中加护阴法。桔梗三钱，麦冬三钱，元参五钱，甘草钱半，豆豉二钱，细生地三钱，连翘三钱，银花三钱，芦根三钱。今日一帖，明日一帖，每帖煮二杯。

十八日，老年阴亏，邪退十分之七，即与填阴，耳聋脉芤，可知其阴之所存无几，与复脉法。炙草三钱,白芍六钱,阿胶三钱,麦冬八钱,麻仁三钱,大生地八钱。

十九日,较昨日热退大半,但脉仍大,即于前方内加鳖甲六钱,以搜余邪。

二十日,脉静便溏,再于前方内加牡蛎八钱收阴,甘草三钱守中。(《吴鞠通医案》)

王清任临床思维简析

王清任(1768—1831),一名全任,字勋臣,直隶省(今河北省)玉田县鸦鸿桥河东村人。王清任是中国医学史上一位独具特色的临床大家。他一生只写了一部书——《医林改错》,不足三万字,但这部书足以使他永载史册,彪炳千秋。王清任临床思维特色鲜明,主要体现在两个方面——气血理论、病变精准定位。当然就其学术成就以及对医学发展的贡献来说,还有解剖。王氏从事医学实践初期,就非常重视解剖。"夫业医治病,当先明脏腑",指出对脏腑认识的"本源一错",在临床上就会"万虑皆失"。

(一) 临床思维主要特点

1. 治病贵在气血的临床思维　王清任认为,"治病之要诀,在明白气血"。无论外感还是内伤,最初伤人之所者,既非伤脏腑,也非伤筋骨或皮肉,无非是伤人之气血。气有虚实,实乃邪气实,虚乃正气虚。《医林改错》对气血理论作了新的发挥,列举了 25 种气虚证、52 种血瘀证供医师参考。王氏认为,血有血亏和血瘀。血亏者,必有亏血之因,或因吐血、衄血,或因溺血、便血,或因破伤流血过多,或因崩漏、产后伤血过多;若血瘀,则应有血瘀之象。根据这些认识,他在立法处方中,提出逐瘀活血、益气活血两个治疗原则,创立和修改古方剂 33 个。如逐瘀活血类通窍活血汤,以及会厌逐瘀汤、血府逐瘀汤、膈下逐瘀汤、少腹逐瘀汤、通经逐瘀汤、身痛逐瘀汤等;益气活血类补阳还五汤、黄芪赤风汤、黄芪防风汤、黄芪甘草汤、黄芪桃仁汤、急救回阳汤等。无论是逐瘀活血还是益气活血,绝大部分为后世临床医家所重复验证,往往能收奇效。

关于半身不遂,王氏所论相当精辟。《医林改错》:"或曰:君言半身不达,亏损元气,是其本源,何以亏至五成方病?愿闻其说。余曰:夫元气藏于气管之内,分布周身,左右各得其半,人行坐动转,全仗元气。若元气足,则有力;元气衰,则无力;元气绝,则死矣。若十分元气,亏二成剩八成,每半身仍有四成,则无病;若亏五成剩五成,每半身只剩二成半,此时虽未病半身不遂,已有气亏之症,因不疼不痒,人自不觉。若元气一亏,经络自然空虚,有空虚之隙,难免其气向一边归并。如右半身二成半,归并放左,则右半身无气;左半身二成半,归并放右,则左半身无气。无气则不能动,不能动,名曰半身不遂,不遂者,不遂人用也。如睡时气之归并,人不能知觉,不过是醒则不能翻身;惟睡醒时气之归并,自觉受病之半身,向不病之半身流动,比水流波浪之声尤甚;坐时归并,身心歪倒;行走时归并,半身无气,所以跌仆,人便云因跌仆得半身不遂,殊不知非因跌仆得半身不遂,实因气亏得半身不遂,以致跌仆。"上述言论认为半身不遂的根本原因在于气管内元气亏损,因此创立补阳还五汤,重用黄芪(25~250g)加活血药,而不用破气药。

2. 病变精准定位的临床思维　王清任否定三焦,认为其乃前人臆造之物,纯属虚构。他认为人体在外分为头面四肢,周身血管;在内分为膈膜上、下两段,膈膜以上有心肺咽喉,左右气门,其余之物,皆在膈膜以下。因此,创通窍活血汤,治头面四肢周身血管血瘀之症;创血府逐瘀汤,治胸中血府血瘀之症;创膈下逐瘀汤,治肚腹血瘀之症。(附图 4)

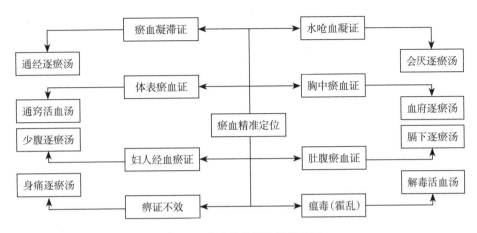

附图 4　瘀血定位证治思维导图

(二) 临证几则

1. 头发脱落　伤寒、瘟病后头发脱落,各医书皆言伤血,不知皮里肉外血瘀,阻塞血路,新血不能养发,故发脱落。无病脱发,亦是血瘀。用药(通窍活血汤)三付,发不脱,十付必长新发。

2. 胸痛　胸痛在前面,用木金散可愈;后通背亦痛,用瓜蒌薤白白酒汤可愈;在伤寒,用瓜蒌、陷胸、柴胡等,皆可愈。有忽然胸痛,前方皆不应,用此方(血府逐瘀汤)一付,痛立止。

3. 不眠　夜不能睡,用安神养血药治之不效者,此方(血府逐瘀汤)若神。

4. 痛不移处　凡肚腹疼痛,总不移动,是血瘀,用此方(膈下逐瘀汤)治之极效。(《医林改错》)

丁甘仁临床思维简析

丁甘仁(1866—1926),名泽周,江苏武进人,是孟河医派后期的领袖人物,有"孟河宿学,歇浦良医"和东南医学界"祭酒"之美誉。丁甘仁初学医于圩塘马绍成及从兄丁松溪(费伯雄之学生),后从学于精通内、外、喉科的马培之先生。学成后悬壶于苏州,后至沪上,道乃大行。1916 年与夏应堂、谢利恒等集资创办上海中医专门学校、上海女子中医专门学校,桃李遍及神州。著有《医经辑要》《药性辑要》《脉学辑要》《诊方辑要》《喉痧症治概要》《思补山房医案》等。

(一) 临床思维主要特点

丁甘仁在外感伤寒与温病的论治中,打破伤寒与温病历来对立的局面,将二家之说融会贯通,使伤寒六经辨证与温病卫气营血辨证相结合,宗《伤寒论》而不拘泥于伤寒方,宗温病学说而不拘泥于四时温病。其灵活发挥张仲景六经辨证思想,并吸取温病学派之长,经方与时方并用,提倡寒温融合。同时,丁老善用经方,主张用药和缓、轻灵,强调临证用药要先辨其性,择其要而用之。其学术思想可以概括为以下四个方面:

1. 善用经典,随证化裁效用佳　丁甘仁重视经典,于仲景学说情有独钟。正如其门弟子、已故著名中医学家秦伯未为《丁甘仁医案》作序所言:"于海上得丁师甘仁,师于黄帝、岐伯、越人、元化之书,既多心得,而尤致力于仲景古训。尝谓医有二大法门,一为伤寒之六经病,一为金匮之杂病,皆学理之精要,治疗之准则。"丁甘仁不仅于外感病辨治时尽量选用经方化裁,且于杂病辨治方面,多使用经方。每当诊治,规定六经纲要,辄思求合于古,故其医案,胸痹用瓜蒌薤白,水气用麻黄附子甘草,血证见黑色则用附子理中,寒湿下利则用桃花汤,湿热则用白头翁汤,阳明腑气不实则用白虎汤,胃家实则用调胃承气,于黄疸则用栀子柏皮,阴黄则用附子。《丁甘仁医案》所载16则伤寒病案均采用六经辨证,以经方加减治疗。至于杂病论治,在《丁甘仁医案》中尚有许多宝贵经验,如用小建中汤化裁治疗虚寒胃痛、桂枝汤化裁治疗产后汗出、四逆汤化裁治疗寒湿肿胀、温经汤化裁治疗月经闭止、麻杏甘石汤化裁治疗肺热哮喘、苓桂术甘汤化裁治疗痰饮咳嗽等辨治思路。

2. 一统寒温,六经与卫气营血辨证相结合　丁甘仁在外感热病的辨治方面,结合自身多年临证经验,开创性打破伤寒和温病的对立局面,将二家之说融会贯通。在具体应用方面,将伤寒六经辨证与温病卫气营血辨证相结合,打破常规,独出心裁。丁甘仁将伤寒、温病学说统一,将经方、时方并用以治疗急性热病的思路,开中医学术界寒、温统一论之先河。如伤寒化热伤津之时,配合使用增液汤养阴清热;风温肺胃蕴热之时,主以麻杏甘石汤宣散透邪;伤寒壮热神昏之时,不避紫雪之寒凉;风温邪陷少阴之候,急用参附之辛热。其寒温融合、灵活变通的思路,正如丁济万所言:"盖人之禀赋各异,病之虚实寒热不一,伤寒可以化热,温病亦能化寒,皆随六经之气化而定。"可谓一语中的。概括丁氏温热病使用六经辨证的思路:邪在卫分、气分,多从三阳经辨治;伴痰湿内停、湿阻中焦者,则从阳明经辨治;若湿胜阳微,多从三阴经辨治。

3. 不用峻剂,清灵和缓喜鲜药　用药清灵、和法缓治为孟河医派的遣方用药特色。丁甘仁对和缓用药有切身体会,谓"闻古之善医者,曰和曰缓,和则无猛峻之剂,缓则无急切之功。凡所以免人疑畏而坚人信心者,于是乎在此和缓之所以名,即和缓之所以为术乎"。纵观《丁甘仁医案》每味药物的用量,多集中在三分至三钱之间,少有超出上述范围者。选择药物多为轻清灵动之品,如透散祛邪多选淡豆豉、荆芥穗、薄荷叶、净蝉衣,芳香化湿多选鲜藿香、鲜佩兰、白蔻仁、鲜藿梗,清利湿热多选清水豆卷、茯苓皮、生苡仁、飞滑石;化滞调中多选紫苏梗、六神曲、炒枳壳。尽显轻可去实之风格。

4. 温病为本,卫气营血辨喉痧　喉痧是由痧毒疫疠之邪引起的急性传染病,临床表现以发热、咽喉肿痛腐烂、全身布满鲜红色皮疹、疹后皮肤脱屑为特征。本病属于"温毒"范畴,现代命名为猩红热。丁甘仁业医之季,数度经历喉痧流行,在大量临床实践基础上,指出"时疫喉痧初起,则不可不速表,故先用汗法,次用清法,或用下法,须分初、中、末三层,在气在营,在气分多,或营分多",治疗原则以"得畅汗为第一要义"。观其诊治喉痧医案,皆从温病卫气营血着手辨治。丁甘仁总结治疗喉痧的8首自拟方剂,其中解肌透痧汤、加减麻杏石甘汤、加减升麻葛根汤偏于疏表透郁热,于辛凉疏散中寓生津养液之功;加减黑膏汤、凉营清气汤、加减滋阴清肺汤偏于凉营,佐以疏透,于清解邪热的同时,生津养液;败毒汤偏于清透,治痧麻未透而邪郁于表;加减竹叶石膏汤偏于清化,治痧麻已透而痰热未清。

(二)病案分析

吴先生伤寒两感,挟滞交阻,太阳少阴同病。昨投温经达邪消滞之剂,形寒怯冷渐减,而绕脐腹绞痛,不思饮食,苔薄腻,脉象弦紧,渴喜热饮。寒邪客于厥少两经,肝脾气滞,不通则痛。仍守原意,加入理气,望通则不痛之意。

川桂枝五分,炒赤芍一钱五分,熟附块一钱,制川朴一钱,赤茯苓三钱,枳实炭一钱,仙半夏二钱,小茴香八分,福泽泻一钱五分,细青皮一钱六,神曲三钱,两头尖(酒浸、包)一钱五分,带壳砂仁(后下)八分,川郁金一钱五分。

二诊:太阳少阴之邪能渐得外达,寒热较轻而未能尽退,少腹作痛,甚则上攻胸脘,小溲短赤,不思纳谷,舌苔布腻而黄,脉象弦紧而迟。客邪蕴湿挟滞互阻,厥气乘势横逆,阳明通降失司。再拟疏邪温通,泄肝化滞。

清水豆卷四钱,紫苏梗一钱五分,金铃子二钱,延胡索一钱,赤茯苓三钱,枳实炭一钱五分,制川朴一钱,川郁金一钱五分,福泽泻一钱五分,细青皮一钱六,神曲三钱,炙枸橘一钱,带壳砂仁八分,两头尖(酒浸、包)一钱五分。

按语:本例表证挟滞未尽,患者绕脐腹绞痛,不思饮食,苔薄腻,脉象弦紧,渴喜热饮。此为寒邪客于厥少两经,气滞血瘀,方用桂枝汤解表邪,附子温少阴之阳,川朴、茯苓、枳实、半夏、六神曲、砂仁、清水豆卷和胃化湿,茴香、青皮、两头尖、郁金、泽泻疏肝暖肝、活血化瘀。二诊太阳少阴之邪渐解,湿滞血瘀依旧,守原方,去附子,解表药改豆卷、苏梗,酌加金铃子、延胡索、枸橘等理气活血化瘀之品,以冀痊愈。所用治法遵循六经辨证规律,且用药体现出轻灵和缓的特点。(《丁甘仁医案》)

蒲辅周临床思维简析

蒲辅周(1888—1975),号启宇,四川梓潼人,中医学家。其门人整理出版了《蒲辅周医案》《蒲辅周医疗经验》和《中医对儿科急性传染病的辨证论治》等著作。蒲辅周精通内科,兼擅儿妇科,尤其对温热病有独到见解,晚年侧重研究老年病。坚持"辨证论治",坚持"治病必求其本,治病以胃气为本"。处方用药,轻灵纯正,举重若轻,已达炉火纯青境界。

(一)临床思维特点

1. 重视天人相应的临床思维　蒲辅周很重视《黄帝内经》的天人相应观。他认为自然气候与疾病的发生、发展、转归关系密切,强调治病"必先岁气,重视节候",注意自然气候和季节等对疾病发生、发展、转归的影响。就感冒而言,由于季节不同而寒温有异,四季用药也不同。春季风热外感,宜辛凉解表;冬季风寒外感,需辛温解表;夏季暑热外感,宜香薷、藿香等祛暑解表之品。季节与体质也应结合,如气虚之人风寒外感,宜参苏饮加减;阴虚外感,宜加减葳蕤汤化裁;阳虚兼气虚外感,需补中益气汤、玉屏风散加附子而灵活运用。(附图5)

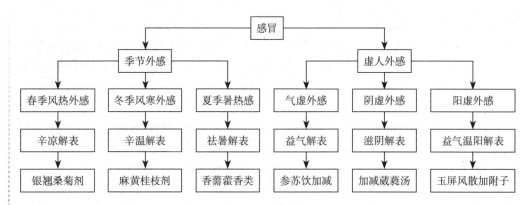

附图5 感冒思维导图

2. 强调勿伐天和、无损即养的临床思维 蒲辅周认为养生保健的真谛为"勿伐天和,无损即养",重视节欲保真。诚如《黄帝内经》所言:"以酒为浆,以妄为常,醉以入房,以欲竭其精,以耗散其真,不知持满,不时御神,务快其心,逆于生乐,起居无节,故半百而衰也。"同时,蒲辅周也强调补养的重要性——药补不如食补,食补不如精补。食补即五谷五菜五果,四时新鲜为佳。精补即精神乐观,心胸开阔,真诚善良,恬惔寡欲,心安而不惧,形劳而不倦,恬惔虚无,精神内守,则五脏协调,精力充沛,必然少病,健康长寿。

3. 重视因人制宜的临床思维 蒲辅周临证很重视个体差异,无论外感或内伤,体质不同,用药也不同。阳盛之人,感寒易热化;阳不足之人,感温亦寒化。体质是发病的内因,决定了用药的不同。体质因素与年龄、生活环境、遗传因素有关。蒲辅周言:"善治病者一人一方,千人千方。如一锁一钥,千锁千钥,务期药证相符,丝丝入扣。如见便秘即通之下之,遇遗精即涩之固之,见热退热,见血止血,执通套之方以治活人者,又岂能应临床无穷之变乎?"很是精辟。蒲辅周对小儿体质的认识也很独到:小儿稚阳未充,稚阴未长。稚阳未充,则肌肤疏薄,卫外之力弱,易于感邪,易寒易热,易夹食滞;稚阴未长,则脏腑柔嫩,易于传变,易于伤阴,易损中气,易虚易实。故而小儿用药,凡是大辛大热、大苦大寒,均宜慎用。

老年人多虚证,调理脾胃尤为重要。有胃气者生,无胃气者死,脾胃一败,百病难疗。既要知人参白术健脾,又要晓麦冬石斛养胃。脾喜刚燥,胃喜柔润。六腑以通为补,脾胃升降纳运有别,调治脾胃的名方效方甚多,宜择善而用。

4. 寒温统一、八法有别的临床思维 蒲辅周在《时病的治疗经验》一文中强调:"治疗外感热病,融会贯通'伤寒''温病'和'瘟疫'学说,方能运用自如。"伤寒、温病、温疫学说,一源三歧。蒲辅周将伤寒与温病有机结合,丰富和扩充了外感热病的辨证内容。蒲辅周治疗外感热病,经验尤其丰富。伤寒为温病之先河,温病补伤寒之未备。伤寒与温病始异(寒邪侵犯太阳经为伤寒;温邪首先犯肺卫为温病)、中同(寒邪入里化热属阳明,治以白虎、承气;温病顺传气分,治亦以白虎、承气)、终异(伤寒传入三阴宜温补;温病入营血、灼伤津液宜清润)。伤寒治以发汗解表,温病治宜透达取汗。蒲辅周治疗外感热病常常融伤寒、温病于一体,经方时方随宜而用。"寒温统一论"是蒲辅周伟大的历史功绩。

汗、吐、下、和、温、清、消、补是中医治病八法,是中医治疗大法,须谨慎思考运用。蒲辅周明确提出,善用八法者,"汗而勿伤,下而勿损,温而勿燥,寒而勿凝,消而勿伐,补而勿滞,和而勿泛,吐而勿缓"。如汗法用于外感表证,能解表透邪外出,使病早期而愈。伤寒宜辛温发汗;中风宜解肌和营;温病虽喜汗解,当辛凉透邪;湿温虽禁汗,亦要芳香宣透,不得微汗,病必难除;伏邪拂热自内外达,首贵透达。病因不同,汗法有异,混淆不明,必汗而有伤,故汗法要因人而异,汗之不及固无功,汗之太过亦伤表。(附图6)

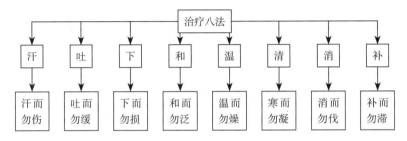

附图6　治疗八法思维导图

5. 重视辨证论治、胃气为本的临床思维观　辨证论治、治病求本是中医治疗的基本原则。蒲辅周重视无病先防,主张无病不服药。治疗上重视元气为本,强调自身抵抗力、修复力的内在作用,不可见病不视人。主张祛邪勿伤正,扶正亦能祛邪,虚实互见,攻补兼施。若只见病,单纯以祛除病邪为务而不顾正气,则失去治病求本的意义。治病求本,蒲辅周十分强调治病必先察脾胃之强弱。脾胃为后天之本,五脏六腑皆禀气于胃,胃气受戕则内伤难复,所以治疗内伤时,亦必时刻不忘胃气这一根本原则。同时,他还强调不但内伤杂病要重视胃气,外感病也须助胃气,因为卫气来源于中焦,胃气强者,卫气始固。因此,调理脾胃是外感病恢复期治疗的关键。

(二) 病案分析

张某,男,42岁,1964年5月27日出诊。1963年4月起,自觉咽喉不舒畅,渐有梗阻之象,继则食道天突穴处似有堵物,咯之不出,咽之不下,西藏数医院皆疑为肿瘤,心情更加忧郁,自觉梗阻之物增大如鸡子,大便秘结,腹胀痛,不思饮食,胸部不适,伴头晕头痛,形体渐消瘦。近4天未大便,脘腹胀满,伴嗳气厌食,得矢气较舒,小便黄,劳累后心悸,睡眠差,多梦。脉沉弦,舌质正红,苔薄黄带秽。此属气滞热郁,三焦不利,治宜开胸降逆。

处方:全瓜蒌(打)15g,薤白9g,法半夏9g,黄连2.4g,炒枳实3g,郁李仁(打)6g,川厚朴4.5g,降香3g,路路通6g,姜黄3g。3剂。

1964年6月1日再诊:服药后咽部堵塞感减轻,肠鸣矢气多,腹胀转松,食欲好转,大便每日1次,量少成形,睡眠略安,脉沉弦有力,舌质正常,秽腻苔减。续调三焦、宣通郁热,以原方加通草3g,续服5剂。

1964年6月6日三诊:服药后腹胀已除,矢气亦少,小便已不黄,饮食接近正常,唯大便干燥难解,有时见杏核大黑色粪块,咽部已觉舒畅。脉沉弦细,舌正红苔退。原方减去黄连,加柏子仁6g、火麻仁(打)9g,连进3剂。

　　1964 年 6 月 8 日四诊：大便正常、精神转佳，咽部略有阻滞感，脉缓有力，舌质正常无苔，郁热已解，肠胃渐和，宜调和肝胃，兼清余热。嘱服丸剂 1 个月，每日上午煎服越鞠丸 6g 解郁热，每晚蜂蜜 1 两冲开水和匀服以资阴液。并告知改善性情急躁，遂不再生此病。

　　该患者心情素急，容易生气，导致病之初，咽喉有如物梗阻之感，疑为肿瘤，而情绪更加抑郁，"思则气结"，病情渐增无减。盖气本无形，忧则气滞，致三焦不利，故咽阻、胸闷、脘胀、大便失调。久则必化热，热则耗津伤液。蒲老抓住气滞热郁、三焦不利的重点，用全瓜蒌开胸散结，薤白通阳行气，法半夏、黄连辛开苦泄，枳实、厚朴除痞散满，郁李仁泄肝而兼通利阴阳，以及降香解血中滞气，而路路通、姜黄皆舒畅气机之品。改变前医皆作虚证而迭进滋腻以致壅滞气机，助长郁热，而成实实之弊。服第一次药后，咽部堵塞感即觉减轻，矢气增多，腹胀转松，已见三焦气机初转之效。再诊加通草以利肺气，咽喉更觉舒畅，唯大便干燥难解，故三诊去黄连之苦燥加柏子仁、火麻仁润下，大便亦转正常，后以越鞠丸解郁热、调和肝脾，蜂蜜滋阴润燥，以善其后。(《蒲辅周医案》)

顾筱岩临床思维简析

　　顾筱岩(1892—1968)，名鸿贤，上海浦东人。其家数代业医，父云岩、兄筱云均以外科知名，治病重视整体观念，认为"脾胃气血生化之源，亦疮疡化毒之本"，善于掌握阴阳转化之理，不拘成法。晚年总结毕生临床经验，著有《疔疮走黄辨证施治》《乳部疾病谈》《委中毒的病因及治疗》《痄腮证治》《漫谈对口疽》《骨槽风临证心要》《外治疗法经验》《漫谈大头瘟的治疗》《外科外敷选方歌括》等。

　　(一) 临床思维特点

　　1. 疮疡辨证重阴阳的临床思维　顾筱岩说："疡科之病，百千万症，首当辨别阴阳。"阳证者毒浅，多见火毒为患，发于六腑；阴证者毒深，多由寒痰凝聚，阴毒深伏，发于五脏。而疮疡难见纯阳或纯阴证，多为阳中有阴、阴中有阳；真阳假阴、真阴假阳；初始阳证后转为阴证，以及初始阴证后转为阳证。如流注，急性起病，快速成脓，疼痛剧烈，皮肤灼热，溃后脓稠，为阳证的辨证要点。不可仅以肿疡皮色白，而误作阴证。再如流痰证属纯阴证，但寒凝郁久可化毒，即从阴转阳，如仍以辛热温阳之品，必致耗损阴血，从阳伤阴。顾筱岩说："方不在多，心契则灵；症不在难，意合则明。必须药证合应。"其对阴证阳证转化的思维，发展了前人对疮疡辨证的认识。(附图 7)

　　2. 疮疡"形诸外根于内"的临床思维　"诸痛痒疮，皆属于心。"顾筱岩认为："疡医务必精内，疮疡大证治内更不可缺。治外而不治其内，是舍本求末，及其所治，岂可舍于内而仅治外乎。"顾筱岩以"外之症实根于内"立论，认为疮疡无论阳证、阴证，"形诸于外，必根于内"。疔疮外证，虽现于表，起病根源实为脏腑蕴毒；流痰阴疽，证发于外，内必气血脾肾衰败。因此，痈疽既可由表及里内传脏腑，也可由脏腑毒邪外发致病。如顾筱岩治疗流痰阴疽，常用鹿角、肉苁蓉、熟地黄等益精填髓、补肾壮骨之品，以培本固原、治病求其本。

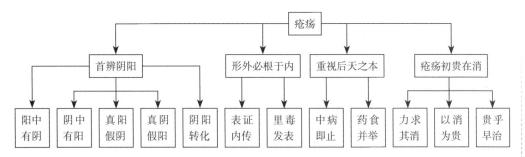

附图 7 疮疡临证思维导图

3. 疮疡之初贵在消的临床思维 "以消为贵"是历代疮疡医家的主流观点。顾筱岩也持此说:"治疡之要,贵乎早时,未成者必求其消,治之于早,虽有大证,而可消散于无形。"但顾筱岩对消法的应用甚为灵活,病因不同,消之有异。疮痈之初,阳证夹表,如风热痰毒,多用荆芥、薄荷、连翘、牛蒡子等祛风、清化痰热;产后乳痈,身热洒淅恶寒,乳房肿起疼痛,用疏散理气、散结通络消之。此证治贵早,常可消散。而阴证流痰、瘿瘤、乳癖等病,辨证属虚寒者,流痰宜温经散寒化痰,瘿瘤宜软坚化痰散结,乳癖宜调摄冲任、疏肝理气。顾筱岩认为不论阴证阳证,力求其消、以消为贵、贵乎早治的观点。实乃防微杜渐、先治未乱之识。

4. 疮疡治疗重视后天之本的临床思维 顾筱岩论治疮疡非常重视后天之本和饮食调护:"脾胃乃后天之本,脾胃旺则气血生化有源,气血乃化毒之本。"故而,脾胃、气血盛衰与疮疡顺逆转化关系密切。对于疮疡重症七恶,顾筱岩十分注重脾胃是否衰败,脾胃尚可,即"得谷者昌",病情多有转机,若后天衰败,则"绝谷者亡",预后不良。顾筱岩盛赞《外科正宗》"诸疮全赖脾土,调理必须端详"之论。疮疡剧痛伤胃气,饮食俱差,待脓毒泄、胃气回,宜适当进食。顾筱岩很是赞同先贤之说:"安身之本,必资于食。救疾之速,必凭于药。"往往药饵化毒兼提,药物与食疗并举。同时提倡火毒泄苦寒减,以防胃气受损。更忌疮疡脓成强消,肆意苦寒致冰凝气血,脾胃败伤,毒不得发而内攻成危候。

(二) 病案分析

姚先生,9 月 27 日初诊,脑疽。偏对口自溃脓少,肿势散漫,焮热疼痛,脉象弦数,舌苔薄腻。证属太阳湿热蕴结,防毒内攻,急拟托里聚毒为治。

处方:玉桔梗 2.4g,炒僵蚕 6g,生薏苡仁 9g,忍冬藤 9g,大贝母 9g,炒蒺藜 9g,炒赤芍 4.5g,橘白 2.4g,丝瓜络 9g,生甘草 1.2g。外科蟾酥丸 10 粒磨敷。

此案偏对口属实、属阳,虽溃脓少,但肿势散漫不聚,脉象弦数。数脉主热,弦脉主痛。舌苔黄腻,为湿热蕴结于太阳膀胱之脉。太阳为寒水,须防遏郁热毒,而致内攻,阳证转阴。急取仲景桔梗白散法,以桔梗、贝母祛痰、排脓、清热、解毒、散结。盖桔梗入肺,开宣肺气,肺为水之上源,肺气宣达,则水道通达,水湿之气下泄膀胱,太阳寒水得化,阴霾顿开。贝母得薏苡仁又有排脓散结之功,白蒺藜共僵蚕能祛风散结,忍冬藤、丝瓜络、生甘草清热解毒、通络,伍赤芍又能和营,橘白理气健脾、化湿和胃,而免香燥之弊。此方托毒不用山甲、角针,而用桔梗开化太阳水湿,祛痰排脓,使脓畅即毒泄、肿聚、痛减。本案外治,取外科蟾酥丸磨敷。是方出自《外科正宗》,由蟾酥、轻粉、枯矾、寒水石、铜绿、乳香、没药、胆矾、麝香、雄黄、蜗牛、朱砂修合而成。内服每次三丸,有驱毒、发汗之功。外敷有化腐,散结之用。疽毒既溃,托之、提之可也。[顾乃强,潘群,杨军.外科名医顾筱岩医案选[J].上海中医药杂志,1985(10):14-16.]

姜春华临床思维简析

　　姜春华(1908—1992),字秋实,汉族,江苏南通人,著名中医学家。从医60余年,学验俱丰,临床疗效卓著。姜春华自幼从父青云公习医,18岁到沪悬壶,复从陆渊雷先生游,20世纪30年代即蜚声医林。20世纪60年代初即提出"辨病与辨证相结合"的主张,治学勤奋,勇于探索,曾提出独创性"截断扭转"临床治疗观点,为中医和中西医结合事业做出了可贵的贡献。

　　(一)临床思维主要特点

　　1. 提出"辨病与辨证相结合"理论　姜春华在20世纪60年代初就已提出"辨病与辨证相结合"的理论,认为"既要为病寻药,又不废辨证论治,为医者须识病辨证,才能做到辨病与辨证相结合"。辨证论治是中医的精华,但并不是完美无缺的。他曾举例说,有些病,证好了,但病未愈,而又无证可辨,如慢性肾炎常可见到诸证皆愈而化验蛋白尿没有消失,就不能解决问题。再有冠心病患者,医师了解此病有冠状动脉供血不足,又结合证之阴虚,加以病证同治,常能提高疗效。因此,他主张,首先辨证论治是中医的灵魂,千万不能丢,否则将失掉中医的精神,这是肯定的;但为病寻药,专病专方专药也有其必要,二者不可偏废。单凭症状表现不足以看透疾病的本质。你所指的异病,可能其实是同病;而你所说的同病,也有可能却是异病。辨病可借助西医学检测手段,以弥补中医诊断之所不及。只有辨病与辨证相结合,方能明确诊断,使辨证切合病情,用药针对病源。

　　2. 反复挖掘验证民间方药　几十年来,姜春华临诊既注重辨证论治,又反复挖掘验证民间单方、验方和专病专药,如用黑大豆、爵床治疗慢性肾炎,马勃、天浆壳、南天竹子治疗咳嗽,佛耳草、碧桃干、老鹳草截喘,白头翁汤配合人参、大黄治痢,鱼腥草、鸭跖草治大叶性肺炎,僵蚕、蝉衣治疗乙型肝炎等,都取得较好的疗效。他治病重思路,勇探索,不拘旧说。如对黄疸的治疗,前人有"治黄不利小便非其治也"之说,而他则谓"治黄专利小便非其治也",因而他退黄之法不用茵陈、五苓,而用大黄、胆草等通下苦泄,效果尤佳。对一些顽症痼疾,他有胆有识,敢以毒峻之品顿挫其势,如治疗咳喘用紫金丹(砒石、明矾、豆豉),即刻平喘率达70%以上,并对砒霜研制方法、适应证、用药反应、剂量掌握、毒性试验做了研究报告。中药配伍中人参与五灵脂相克,他遵李中梓之说,常以此配伍治疗肝脾肿大而取显效。对某些风湿性心脏病咯血患者,施以姜、附重剂而强心止血,力挽垂危。对于顽痹之证,他多在温散蠲痹、祛风通络之中,加用大剂量生地黄以凉血清营,滋阴润络,温凉兼施,刚柔相济,使寒痹从温而通,瘀热得清而化,经络疏畅,顽痹得解。总之,姜春华治病,匠心独运,不仅对肝炎、肝硬化的治疗有丰富经验,对肾病、哮喘、风湿性心脏病、内分泌疾病、脾胃病均有深入研究,并有一定成就。

　　3. 提倡"截断扭转"的三大法宝　科学研究,贵在创新。所谓"新",势必或有异于前,或有悖于众说。姜春华勤思索,敢创新,从中医传统理论和治病经验中得到启发,于 20 世纪 70 年代初首先提出在辨病辨证基础上应掌握"截断扭转"方药的学术观点。他认为,外邪侵入人体后,如果不迅速祛除,则邪逐步深入,侵犯重要脏器,病情愈益复杂;应采取"迎面击之"之法,截病于初。他根据温病的病原特异性是以热毒为主的特点,结合吴又可《温疫论》"知邪之所在,早拔去病根为要"以及刘松峰《松峰说疫》"真知其邪在某处,单刀直入批隙导窾"的截断病源之说,将卫气营血辨证施治和截断病源辨病用药有机地结合起来,提倡"重用清热解毒""早用苦寒泄下""不失时机地清营凉血",认为对于温病(泛指各种传染病),必须抓住早期治疗,不必因循等待,必要时可以早期截断卫→气→营→血的传变。实践证明,姜春华治疗温病提倡"截断扭转"的三大法宝,即重用清热解毒,早用苦寒泄下,及时凉血破瘀,能明显提高疗效,特别是对于急性传染病和急性感染性疾病,由于病情发展快,死亡率高,疾病变化有特殊规律,用截断方药能消灭病源,从而拦截阻断疾病向恶化方向发展。这无疑是一个创新的学术思想。"截断扭转"治法还进一步得到了不少医疗单位临床疗效的验证。据首都医科大学附属北京友谊医院、上海市传染病医院(现上海市公共卫生临床中心)、南通市中医院、江苏省中医研究所(现江苏省中医药研究院)等报道,对急性肺炎、乙型脑炎、流行性出血热、肠伤寒等病分别掌握好清热解毒、苦寒泄下、凉血破瘀这 3 个截断环节,能加快控制感染进程,控制高热,防止昏迷,缩短病程,并大大降低病死率。如江苏省中医研究所用"清热解毒 4 号"为主治疗 255 例流行性出血热患者,使病死率从 12.6% 降低到 2.45%,并证明早期使用可减轻毒血症状,确能缩短热程,并能阻断病程进展,越期而过。临诊实践中运用"截断扭转"方药,不仅用于治疗温病,也常用于内科杂病。

(二)病案分析

杨某,女,38 岁。就诊日期:1980 年 9 月 18 日。

患有支气管哮喘 25 年,幼时发过湿疹,13 岁时受凉感冒后引发哮喘,以后凡受寒,吃虾蟹,情绪不愉快或嗅到煤气、汽油、柏油等气味时均可使哮喘发作,每次发作可持续 5~7 天。此次症见哮喘面赤,咳剧痰黄,咯之不爽,咽喉红痛,口干大便不畅,苔薄黄,脉浮滑数。西医诊断:支气管哮喘、支气管炎、咽炎。中医诊断:喘症(风热挟痰)。处方:佛耳草 15g,老鹳草 15g,碧桃干 15g,旋覆花(包)9g,全瓜蒌 9g,防风 9g,马勃 6g,开金锁 15g,百部 9g,南天竹子 6g,板蓝根 15g,合欢皮 15g,天竺黄 9g,象贝粉(冲)3g。上方服 5 帖后,咳嗽哮喘均得平止,咽喉红痛亦退,续服 7 帖巩固疗效,以后用知柏地黄丸常服扶正固本,截治哮喘复发。后经随访 2 年余未发作。

按语:此案为风热挟痰型哮喘。患者患病 25 年,乃沉疴急性发作,病性为虚实夹杂。因咳剧,故用自拟经验方"截喘汤"(佛耳草 15g,碧桃干 15g,老鹳草 15g,旋覆花 10g,全瓜蒌 10g,姜半夏 10g,防风 10g,五味子 6g)合"截咳方"(百部 12g,南天竹子 6g,天浆壳 3 只,马勃 3g),并加入清热化痰之品,直捣病原,快速截断,避免疾病向恶化方向发展,药证合拍,丝丝入扣,故应乎辄效。急症解除,再用知柏地黄丸善后以扶正固本,防止复发,符合中医对哮喘发则治实、不发治虚的治疗原则,也体现了姜老"沉疴需分层扭转"的观点。(《姜春华论医集》)

干祖望临床思维简析

干祖望(1912—2015),男,生于江苏省金山县张堰镇(现属上海市)。我国著名中医耳鼻喉科学家,中医现代耳鼻喉学科奠基人之一,国医大师。干祖望学验俱丰,擅治耳鼻喉科、口腔科等疑难杂病。他首先创立中医耳鼻喉科"中介"学说,脱"三因"窠臼;倡"四诊"为"五诊",调整"八纲"为"十纲",发现了"喉源性咳嗽"和"多涕症"两个新病种。在中医耳鼻喉科理论与临床方面作出了巨大贡献。干祖望一生笔耕不辍,著作达四百多万字,其中经典著作包括《中医耳鼻喉科学》《中医喉科学》《干氏耳鼻咽喉口腔科学》《干祖望中医外科》等。

(一) 临床思维主要特点

"法宗东垣,补土为本"是干祖望临证时的主要指导思想。他认为,虽然五官的归经属脏不同,但都位于人体头面部,都属于"空清之窍",有赖于人体清阳之气上升而营养之,才能发挥正常功能。脾胃为气血生化之源,脾主升,胃主降。清阳上升,浊阴下降,须依赖脾胃之运化功能。因此,干祖望认为健脾补胃、益气升阳之法是五官科的重要治疗法则。

1. 健脾燥湿治耳疾　耳虽为肾窍,但"耳者,宗脉之所聚也"(《灵枢·口问》)。"宗脉"是宗气之脉,而宗气总合水谷精微化生的营卫之气与吸入之清气而成,营卫之气又是后天之本的脾所化生,因此耳的功能与脾密切相关。正如《成方切用》益气聪明汤注所说:"耳聋耳鸣,五脏皆禀气于脾胃,以达九窍,烦劳伤用,使冲和之气不能升,故目昏而耳聋。"胃为气血生化之源,脾胃虚弱,清气不升,耳部经脉空虚,故耳鸣耳聋时作。干祖望以补中益气汤或益气聪明汤主之。脾喜燥恶湿,脾虚内湿自生,湿困中州,上蒙耳窍,故中耳炎分泌物绵绵难干。干祖望治以健脾燥湿为法。

2. 健脾化痰通鼻窍　鼻为肺窍,当然无异。面为阳中之阳,鼻居面中,一身之血运到面鼻,皆为至清至精之血。一旦脾气式微,转输精微之源不足,必然影响鼻的功能。正如《证治准绳·杂病》所说:"若因饥饱劳役,损脾胃,生化之气即弱,其营运之气不能上升,邪塞孔窍,故鼻不利,而不闻香臭也。"鼻是清阳交会之处,但属清窍。若脾阳不振,升清失常,氤氲上蒸,浊邪郁积鼻窍不降,故鼻塞不通,嗅觉减退。先生采用化湿(浊)醒脾法治之,既要利湿下行、芳香化浊,又要健脾助运、升举清阳。《素问·至真要大论》中说:"诸湿肿满,皆属于脾。"脾失健运,聚湿成痰,痰湿犯鼻,故鼻腔肌膜肿胀,浊涕量多。

3. 培土生金治咽燥　"咽主地气属脾土"(《重楼玉钥·诸风秘论》),"夫咽喉者,为脾胃之候"(《诸病源候论》),由此可以认为咽喉疾病的发生与脾胃的病理变化关系密切。正如《素问·阴阳类论》所说:"喉咽干燥,病在土脾。"所以干祖望提出"喉需液养,咽赖津濡"。咽喉干燥是咽喉病的主要症状,而干燥又与津液相关。《灵枢·营卫生会》说:"人受气于谷,谷入于胃,以传与肺,五脏六腑,皆以受气。"《素问·经脉别论》说:"饮入于胃,游溢精气,上输于脾,脾气散精,上归于肺,通调水道,下输膀胱。水精四布,五经并行。"津液产生的源泉在脾胃。若脾虚土弱,精微难化,则津液无源,又脾虚散精无能,升清无权,津液不能上承咽喉,咽喉干燥由生。若脾虚生化乏源,而致少精缺液,肺金不足,燥火上熏咽喉。一般均投养肺阴药以生津润燥,而干祖望却认为养阴润燥法乃是舍本逐末之法,治应培土生金,从津液产生之源,来求咽喉干燥证治之本。

（二）病案分析

石某,男,43岁,1983年5月30日初诊。

患者诉咽痛3年,时轻时重,或觉干燥,但不思饮。或感有痰附于喉壁间,却难咯出。饮食如故,大便微溏,曾诊断为慢性咽炎,多方医治,获益平平。检查:咽后壁淋巴滤泡增生,间隙间黏膜性肥厚,轻度弥漫性充血。舌苔薄腻、质嫩胖,脉平。

予:太子参10g,茯苓10g,白术6g,白扁豆10g,山药10g,桔梗6g,马勃3g,玄参10g,双花10g,甘草3g。

上方连进14剂,顿觉舒服异常。以后以此方为基础,约治2个月而告痊。

按语:干老治病,五诊合参,望闻问切之外,重视西医检查报告(可见患者咽后壁淋巴滤泡增生,间隙间黏膜性肥厚,轻度弥漫性充血)。其次,进行十纲辨证。首辨阴阳总纲,慢性咽炎主症为咽喉干涩、微疼,或如异物梗介,或如烟熏火灼,症状不一而足。然咽燥者,津不能濡之故,津精属阴,故本病当从阴虚治之。再辨表、里、寒、热、虚、实。干老认为,咽喉者,水谷之道路,脾胃之门户。中土一衰,内湿自生,湿郁化热,上扰清道,乃作咽中诸症。此案慢性咽炎病程长,并非外邪所伤,又以脾虚为本,当属里证;饮食如故,大便微溏,中土内衰,当属虚寒证。最后辨标、本、体、用。慢性咽炎主要属功能性病变,当属用,所谓"体病术治,用病药治",用药治之。干老辨此案之咽燥,阴津亏虚不能濡润为标,脾虚湿热上扰清道为本,辨证精准,故能收获良效。(《干祖望中医外科》)

方药中临床思维简析

方药中(1921—1995),男,生于重庆,中医世家,原名方衡,师从"京都四大名医"之一、清代著名医家陈修园的后裔陈逊斋。方药中首次全面、系统地阐述了中医学理论体系的基本内涵,精研中医气化学说,创立辨证论治五步法的新模式,创制系列肝肾病方,在中医基础理论的整理研究和内科临床工作方面有着突出成就。

（一）临床思维主要特点

1. 承前启后,创立辨证七步法　方药中在遵循中医理论体系,融汇前人辨证体系的基础上,提出了对辨证论治概念的理解和辨证论治方法步骤的新设计,在临床中建立了辨证论治七步法,倡导中医辨证论治的步骤、方法和模式,对辨证论治水平的提高和规范化的确立具有重要指导价值。第一步:脏腑经络定位;第二步:阴阳、气血、表里、虚实、风、火、湿、燥、寒、毒定性;第三步:定性与定位合参;第四步:必先五胜;第五步:各司其属;第六步:治病求本;第七步:发于机先。

2. 化繁为简,五步辨治效用佳　方药中经过若干年临床实践后,将辨证论治七步法浓缩、升华为辨证论治五步法。第一步:脏腑经络定位。根据患者发病有关各方面条件及当前临床表现,将疾病的病位确定下来。第二步:阴阳、气血、表里、虚实、风、火、湿、燥、寒、毒定性。根据患者发病有关各方面条件及当前临床表现,按照上述内容确定其性质。第三步:必先五胜。所谓必先五胜,即在分析各种发病机转时,要在错综复杂、变化万端的各种临床表现中确定其是属于哪一个脏腑,以及哪一种病理生理变化在其中起主导作用。第四步:治病求本。这一步与前面的"必先五胜"一步是相应的,即在第三步的基础上,重点治疗其原发器官及其原发病理生理变化,提出相应的治疗法则及方药。第五步:治未病。对于各个脏器的疾病不能只限于其本经本气,孤立地对待,而必须要考虑其所影响他脏他气对本身可能产生的影响,从而以全局观点来判断转归、分析病势,通过治疗未病脏腑来协助治疗已病脏腑,这就是治未病的含义。从理论上讲,辨证论治五步法是对辨证论治七步法的高度概括提炼,较之辨证论治七步法更完善、更系统,层次更为分明。这使得中医临床的辨证论治、诊断治疗更规范,也更便于临床医务工作者应用。

3. 天地运而相通,万物总而为一 方药中认为气化学说是中医理论的渊源,是中医临床诊疗因人、因时、因地的理论基础。气化学说强调了人禀天地之气而生存。"人与天地相应",即认为人与自然服从同一规律。方药中首先提出,自然气候的胜复规律,实际上是自然界的自稳调节规律。自然界由于存在着自稳调节规律,所以自然气候才能维持相对稳定,从而有利于包括人体在内的万物生存。既然人与天地服从同一规律,因而人体本身也就同样存在着自稳调节规律。也正因为人体存在着天赋的自稳调节规律,因而人体也就能自然地维持着生理及病理生理活动的相对稳定性。这种自稳调节能力,也就是中医学中所说的人体"正气"。因此,在临床诊断治疗中,正确处理好正邪之间的关系也就成为中医临床诊断治疗疾病的关键所在。这正是中医"扶正祛邪""祛邪复正",攻邪不伤正,扶正不留邪的理论基础。

(二) 病案分析

李某,男,42岁,教师。1992年9月24日初诊。

主诉:头晕耳鸣10余年。

患者于10年前,因恼怒后出现头晕眼花、耳鸣,当时测血压180/110mmHg,经服用降压药物后,症状逐渐缓解,但此后则间断性出现头晕、耳鸣、身倦乏力,血压常波动在180~220/75~98mmHg。患者目前头晕耳鸣,心悸气短,神疲乏力,四肢冷,偶有麻木感,心烦多梦,晨起时有恶心,纳差,二便调,舌质黯红,苔薄白、脉沉细。查血压184/120mmHg。西医诊断:高血压。

按照辨证论治五步分析。患者高血压病史10年,经常头晕耳鸣,心烦多梦,定位在肝,为肝气有余之病。又舌质黯红为血瘀之象,故第二步定性为肝阳上亢兼血脉瘀阻。因为本病原发在肝,未及他脏,故第三步无需分析。第四步予以平肝潜阳、疏肝活血治法。处方:丹参30g,鸡血藤30g,杭菊花15g,生地20g,当归12g,草决明10g,赤白芍各10g,生龙牡各30g,青木香15g,川芎10g,汉防己10g。服上方7剂后,晨起恶心消失,头晕耳鸣无明显减轻。血压180/120mmHg,舌质黯红,脉沉细弱。二诊时,方老认为患者高血压10余年,治当平肝潜镇为主,但单纯一味平肝不易潜镇,故开始效果不甚明显,根据五行的生克制约关系,从治未病脏腑着手,以协助对已病脏腑的治疗,应佐加益肺助脾之品,故重用黄芪30g、太子参30g以补益肺脾之气。一方面肺气得补,则制约有余之肝气(以金克木),另一方面脾气得助,则可防肝所乘,因此加用这两味药又服7剂后,头晕、耳鸣等诸症均消失,血压为150/90mmHg,患者精神良好,

无何不适。效果甚为明显,十年之顽疾,服7剂而获愈。(《辨证论治研究七讲》)

方药中在临证中,以整体观念为指导,善于根据五脏相关、脏腑制约的原则,通过加强调整未病脏腑对已病脏腑的影响,进行全身性调整,以达到帮助治疗已病脏腑的目的。这样从多方面施治,较机械地单纯从一脏一腑论治效果更好,尤其是疑难病证,其效果更为明显,充分体现了中医宏观调整辨证论治的优势所在。

(于小勇)

主要参考书目

1. 柳文,王玉光.中医临床思维[M].北京:人民卫生出版社,2015.

2. 肖林榕,陈佳,吴宽裕,等.中医临床思维[M].北京:中国医药科技出版社,2004.

3. 鲁兆麟,杨蕙芝.近代名老中医临床思维方法[M].北京:人民卫生出版社,1997.

4. 杨光华.中医临床思维研究[M].南昌:江西科学技术出版社,1992.

5. 王庆宪,王海莉,王海东.中医思维学[M].郑州:河南科学技术出版社,2014.

6. 杜元灏,董勤.针灸治疗学[M].北京:人民卫生出版社,2012.

7. 孙广仁.中医基础理论[M].北京:中国中医药出版社,2007.

8. 陈湘君.中医内科学[M].上海:上海科学技术出版社,2004.

9. 朱文锋.中医诊断学[M].北京:中国中医药出版社,2002.

10. 王永炎,鲁兆麟.中医内科学[M].北京:人民卫生出版社,1999.

11. 薛博瑜,吴伟.中医内科学[M].3版.北京:人民卫生出版社,2016.

12. 陈湘君.中医内科常见病证辨证思路与方法[M].北京:人民卫生出版社,2003.

13. 张小萍,陈明人.中医内科医案精选[M].上海:上海中医药大学出版社,2001.

14. 夏桂成.中医妇科理论与实践[M].北京:人民卫生出版社,2003.

15. 马宝璋.中医妇产科学[M].上海:上海科学技术出版社,2006.

16. 肖承悰.中医妇科临床研究[M].北京:人民卫生出版社,2009.

17. 沈又彭.沈氏女科辑要[M].陈丹华,点注.南京:江苏科学技术出版社,1983.

18. 傅山.傅青主女科[M].广州:海山仙馆,1849(道光己酉年).

19. 万全.万氏女科[M].上海:上海科学技术出版社,1986.

20. 萧壎.女科经纶[M].朱定华,整理.北京:人民卫生出版社,2006.

21. 刘敏如.中医妇科学[M].北京:人民卫生出版社,2007.

22. 罗颂平,孙卓君.中医妇科学[M].北京:科学出版社,2007.

23. 肖承悰,刘雁峰.中医妇科临床及技能实训[M].北京:人民卫生出版社,2013.

24. 国家中医药管理局专业技术资格考试专家委员.全国中医药专业技术资格考试大纲与细则:中医妇科专业(中级)[M].北京:中国中医药出版社,2016.

25. 马融,许华.中医儿科学[M].北京:人民卫生出版社,2015.

26. 王庆文,马融.今日中医儿科[M].北京:人民卫生出版社,2011.

27. 谷晓红,马健.温病学说理论与实践[M].北京:中国中医药出版社,2017.

28. 欧阳忠兴,柯新桥.中医呼吸病学[M].北京:中国医药科技出版社,1994.

29. 屈松柏,李家庚.实用中医心血管病学[M].北京:科学技术文献出版社,2000.

30. 温伟波,张超.中医肝胆病学[M].昆明:云南大学出版社,2016.

31. 李军祥,孟捷,陈润花.中医肝胆病学[M].北京:科学出版社,2017.

32. 李乾构,周学文,单兆伟.实用中医消化病学[M].北京:人民卫生出版社,2001.

33. 魏汉林,向楠,巴元明,等.中医肾病学[M].北京:中国医药科技出版社,2002.

34. 王琦.中医藏象学[M].北京:人民卫生出版社,1997.

35. 李士懋,田淑霄.相濡医集:李士懋、田淑霄临床经验集[M].北京:人民军医出版社,2005.

36. 吴佩衡.吴佩衡医案[M].北京:人民军医出版社,2009.

37. 刘清泉,张晓云,孔立,等.中医急诊学[M].北京:中国中医药出版社,2016.

38. 方邦江,张晓云,梁群,等.中医急重症学[M].北京:科学出版社,2017.

39. 陈灏珠,林果为,王吉耀.实用内科学[M].14版.北京:人民卫生出版社,2013.

40. 方邦江,刘清泉.中西医结合急救医学[M].北京:人民卫生出版社,2015.

41. 李顺保,李妍怡,张参军.中医急危重病医案选注[M].北京:学苑出版社,2016.

42. 王德鑑.中医耳鼻喉科学[M].上海:上海科学技术出版社,1985.

43. 刘蓬.中医耳鼻咽喉科学[M].北京:中国中医药出版社,2016.

44. 彭清华.中医眼科学[M].北京:中国中医药出版社,2016.

45. 熊大经.中医耳鼻咽喉科案例评析[M].北京:人民卫生出版社,2011

46. 庞荣,张彬.庞赞襄中医眼科验案精选.[M].北京:人民卫生出版社,2012.

47. 张元凯,时雨苍,杨伯棠,等.孟河四家医集[M].南京:江苏科学技术出版社,1985.

48. 丁甘仁.丁甘仁医案[M].北京:人民卫生出版社,2007.

49. 干祖望.干氏耳鼻咽喉口腔科学[M].南京:江苏科学技术出版社,1999.

50. 姜春华.伤寒论识义[M].上海:上海科学技术出版社,1985.

51. 姜春华.姜春华论医集[M].福建:福建科学技术出版社,1986.

52. 方药中.辨证论治研究七讲[M].北京:人民卫生出版社,1979.

53. 方药中,许家松.黄帝内经素问运气七篇讲解[M].北京:人民卫生出版社,1984.

复习思考题答案要点

复习思考题
答案要点